JN232469

万病を治せる妙療法

操体法

【愛蔵版】

HASHIMOTO Keizo
橋本敬三 著

農文協

操体法で健康に——まえがきにかえて

まず一番先に頭に入れておいていただきたいことは、大自然の原理として人間は誰でも健康で幸福に一生を送れるように、チャンと設計されているのだ、ということです。もしそうでなかったら、病気になったら治る見込みはないわけです。治るということは元に戻ることです。設計通りの元の体に戻ればいい。操体とは体をうまく動かして元のようにすることです。体操とは意味が違います。

現代では健康保険の制度のために、誰でも手軽に医者にかかれます。でも、医者にかからなくとも重病でないかぎり、放っておいてもたいていの病気はいつのまにかよくなることが案外多いのです。このわけはわからない。医者にかかりさえすれば、どんな病気もみなよくなるかというと、どうしてどうしてそんなわけにはゆかないことは、皆さんすでにご存知じのことです。医者もどうしたら人間が健康になれるかという理論はまだつかめないでいるのです。

レントゲンをとるとか電気で心臓の波をみるとか、脳波といって大脳の活動を電気で計るとか、たいへん理科学的な診察法が進みました。それでもたりなくて、尿とか血液とか体の中の液体を、それも子宮の中の胎児を包んでいる袋の中の水までとって調べるほどに、精密化学検査が進んできました。いろいろな検査結果を総合して考えて、診断をつける情報とします。そして、肝臓がわるい、腎臓がわるいなどと診断してくれます。医者にそういわれると、私は心臓病だ、糖尿病だなどと納得して、医者の治療にまかせることになりますが、さて思ったようにスイスイとよくなっていますか。

近ごろは、腰が痛い、肩がこる、頭が重い、体がだるいという人がふえてきました。しかし、こんな症状で医者にかかっても、医者はいろいろ診断技術の粋をつくしてしらべますが、なかなか診断のつかないばあいが多いのです。病名もハッキリしないが、治し方はなおさらだめというのが現状です。世界中の学者が〝不定な愁訴〟に対してスクラムを組んでとりくんでいますが、なかなかわかりません。とうとう昭和四十五年の「日本医師会雑誌」の元旦号に、次のように発表しました。学界では手をやいているが、第一線の開業医諸君は、日ごろ本当の病人でない、不定な愁訴（肩がこるとか、だるいとか）の多い半病人みたいな患者を取扱っているのだから、学問的には筋道がたたないとしても、なんとかうまく治す方法で骨折ってみる甲斐があるはずだと。まあ正直のところお手上げの悲鳴をあげたわけです。

私は医者になったときからさんざんこのことで苦しめられて、もう五〇年もたってしまいましたが、**何とかやっとわけがわかり、また、治し方も見当がつきました。**そのことをこれから説明し、皆さんのご協力を得て、**自分の体を自分で治し、またわるくしない方法**を展開したいと思います。

この本ができるきっかけは、〝現代医学の坂本竜馬〟橋本行則先生の導火により、「現代農業」（農文協刊）と接触したことに始まります。また、直接には農文協や温古堂ファンの茂貫雅嵩氏らの好意と情熱によります。これらの方々に心から感謝いたします。

昭和五十二年四月

橋　本　敬　三

目次

三、健康な毎日のために
——日常の操体法と健康管理——

四、操体療法の実際

写真・茂貫雅嵩
図解・竹田京一

操体の基本運動

自然体の姿勢

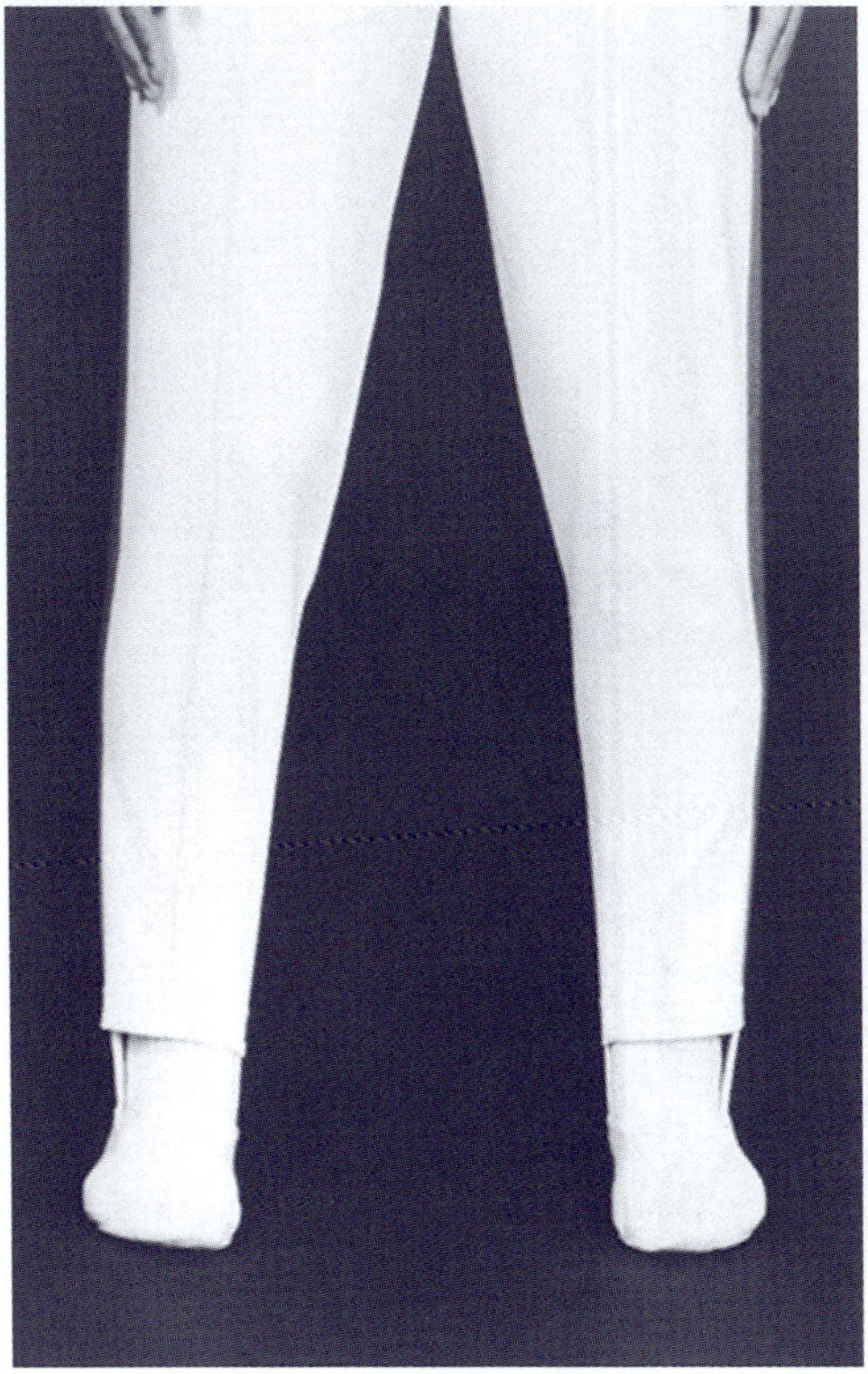

かかとから爪先は左右平行に。

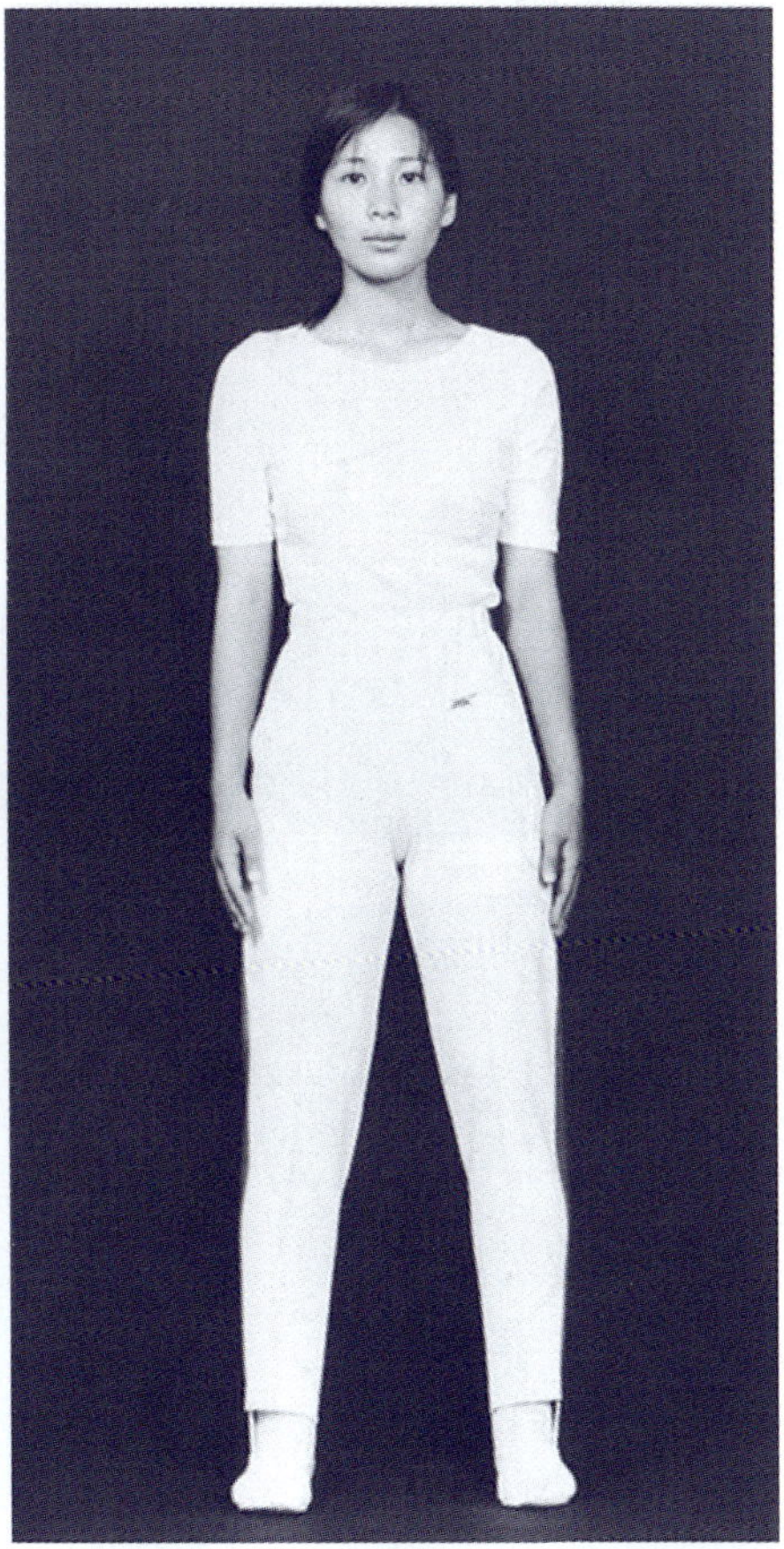

足を腰幅に開き、かかとと爪先は平行させ、視線は正面の一点に集中。腰と背骨を伸ばしてゆったり立つ。（基本運動Ⅰ・Ⅲ・Ⅳ・Ⅴ・Ⅵの初動体型）

基本運動 Ⅰ

(1)息をはきながらゆっくりと静かに両腕を水平に上げる。

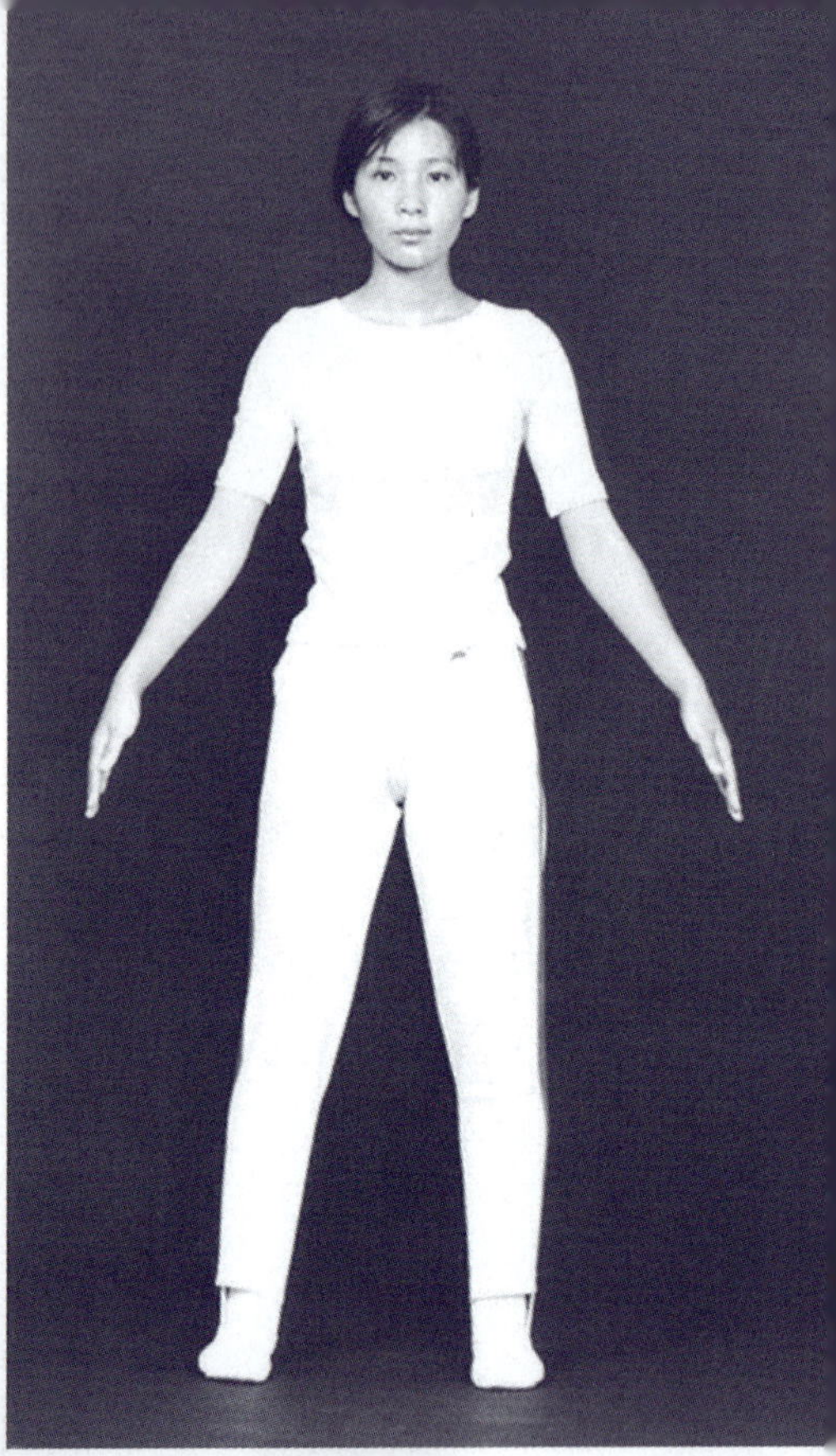

(2)水平で一呼吸。

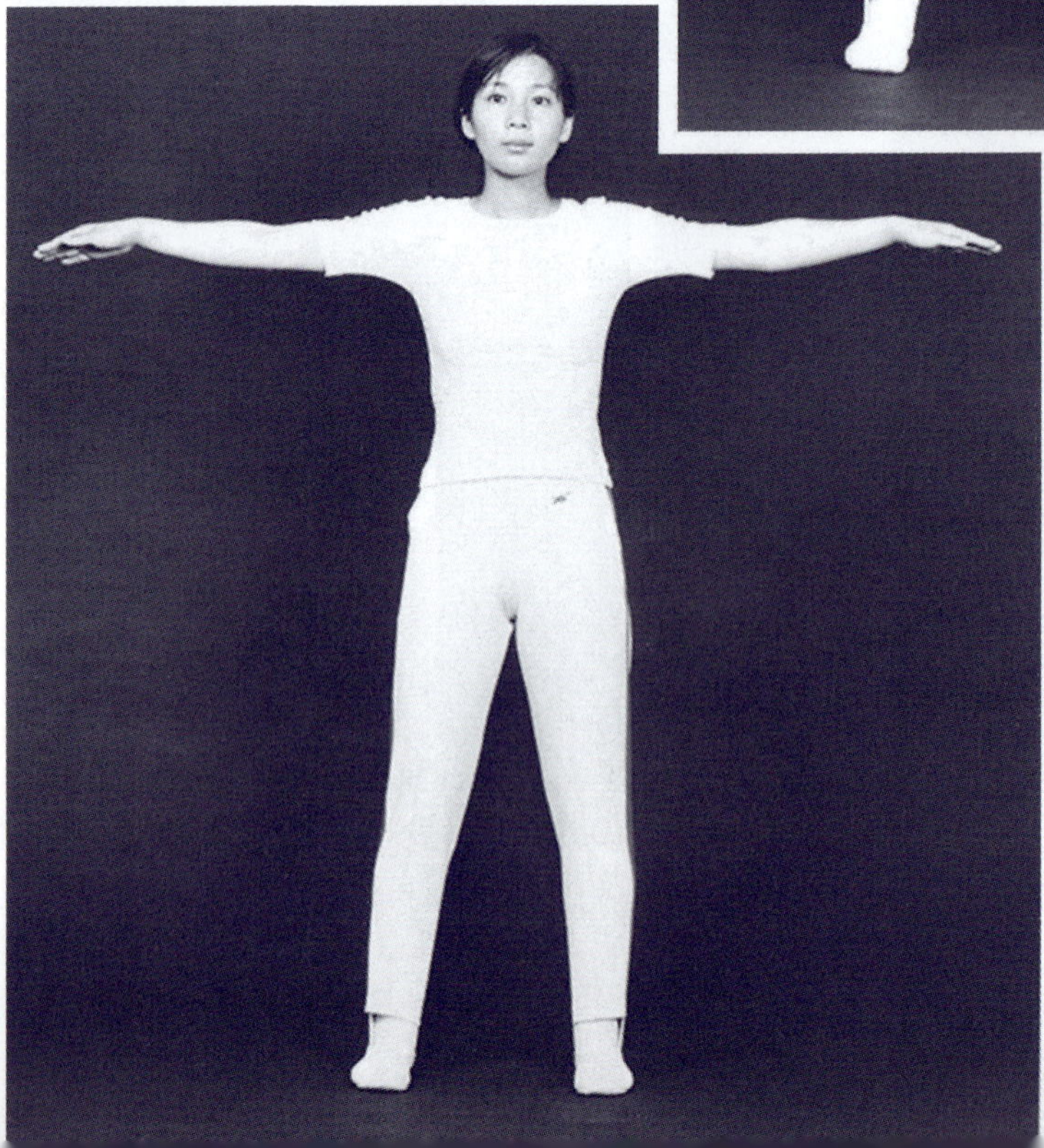

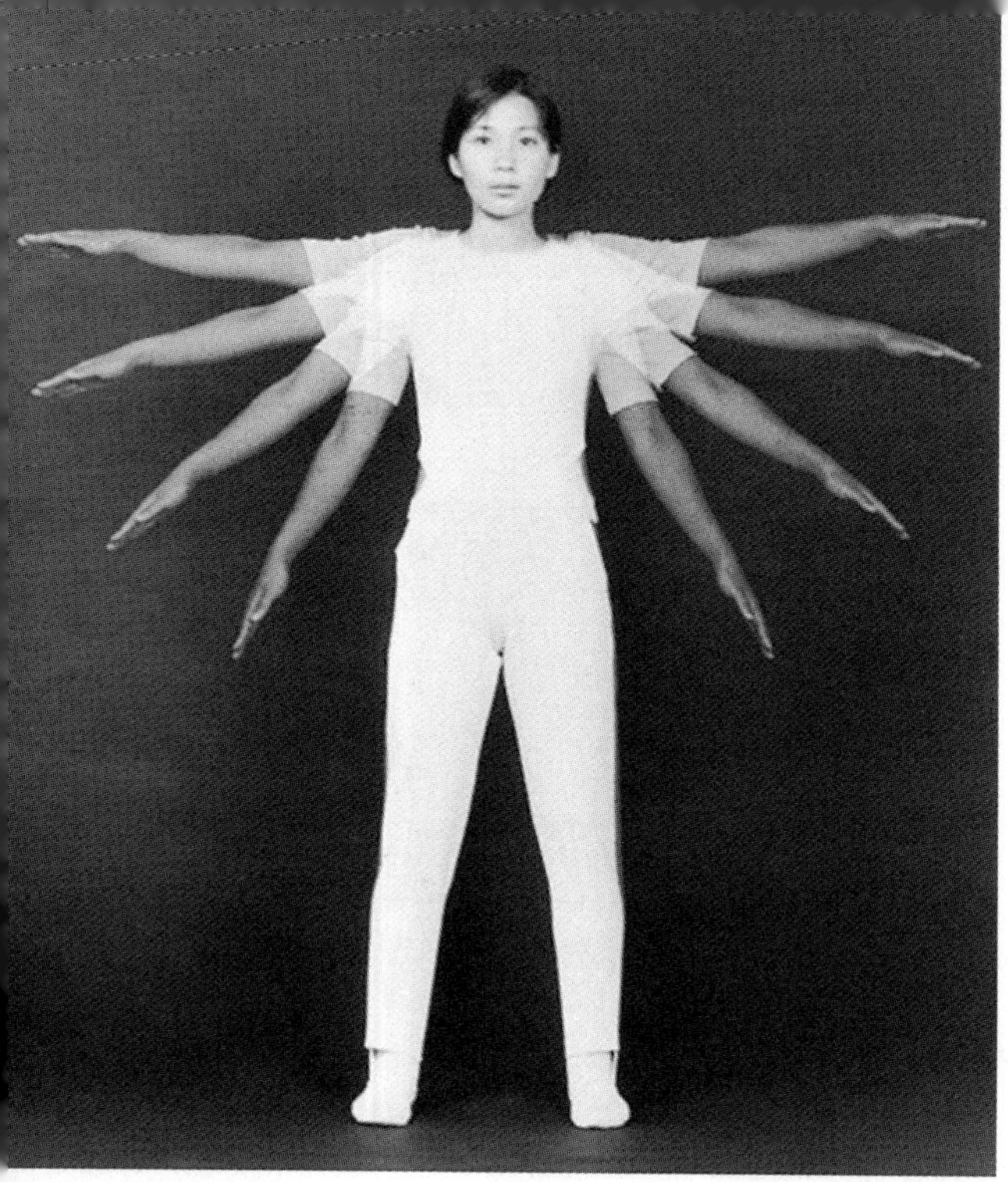

(3)一呼吸後、呼気で両腕をバサッと落とす（３～５回反復）。

(5)こんなときは上げにくいほうの足（この場合は右足）に重心をかけて上げるとスムーズに上がり、両腕が水平になる。

(4)時としていずれかに重みを感じ上げにくいことがある（この場合は右）。

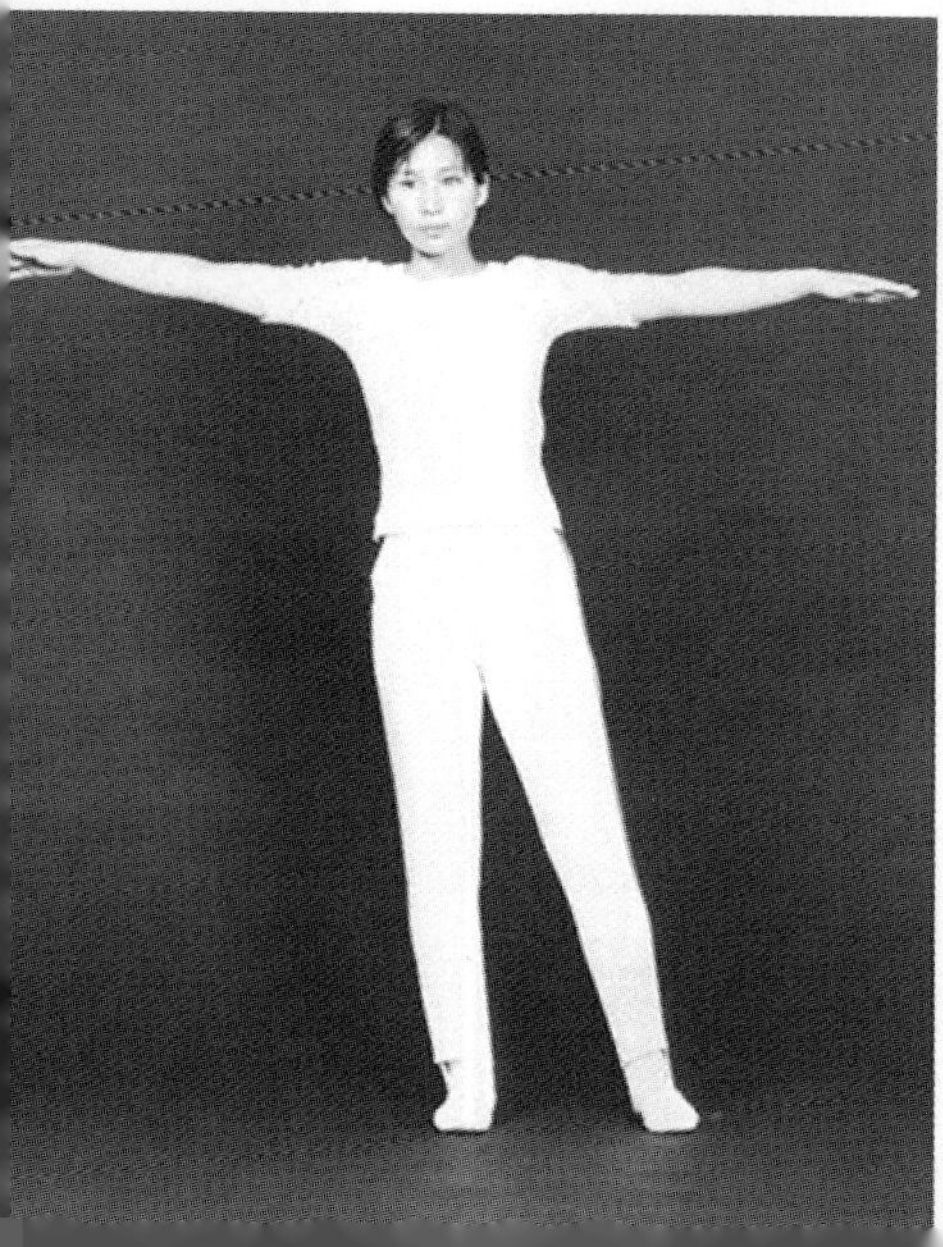

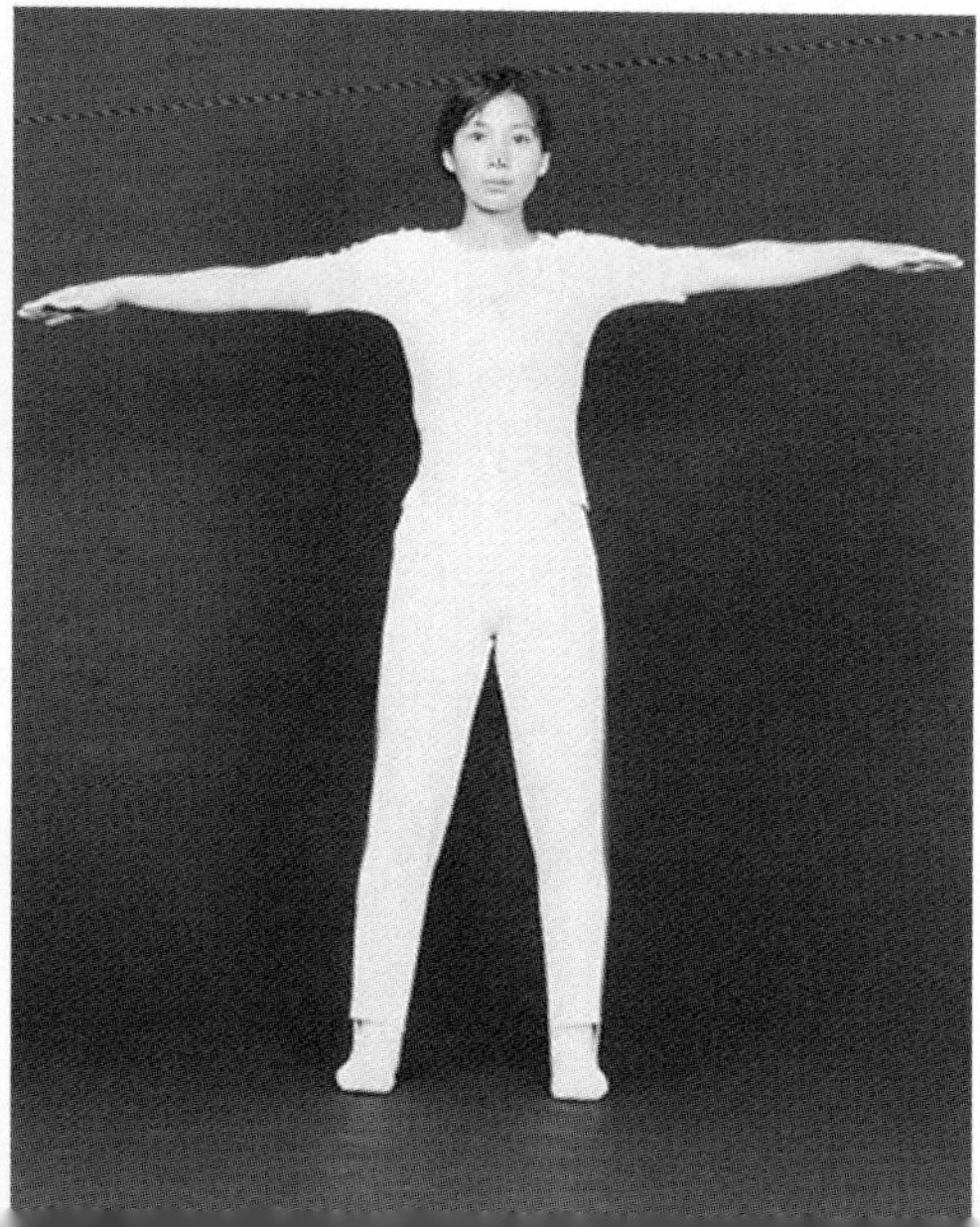

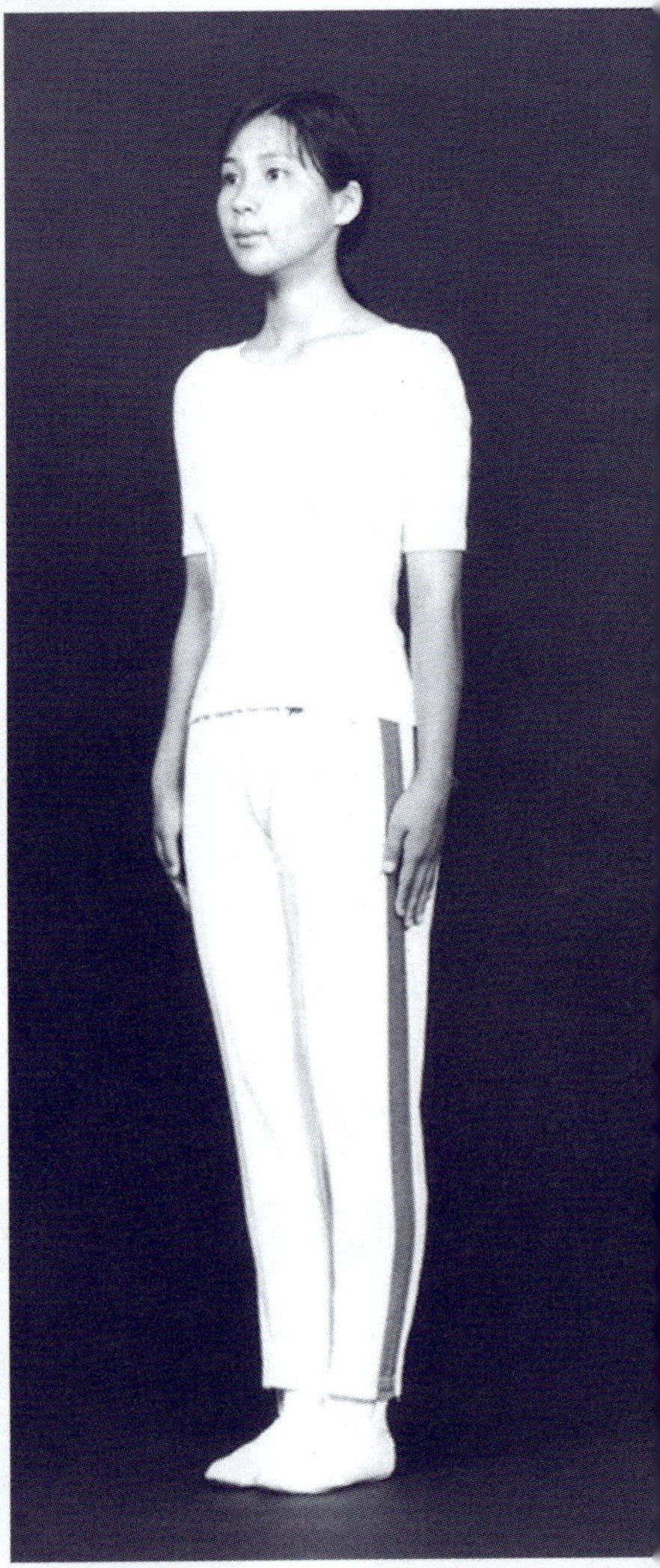

(1)視線は正面の１点に集中し、両足をピタリとそろえる。腰を引き背骨を伸ばし、心持ちあごを引く。ごく自然にこの直立体をかまえることができれば最良。

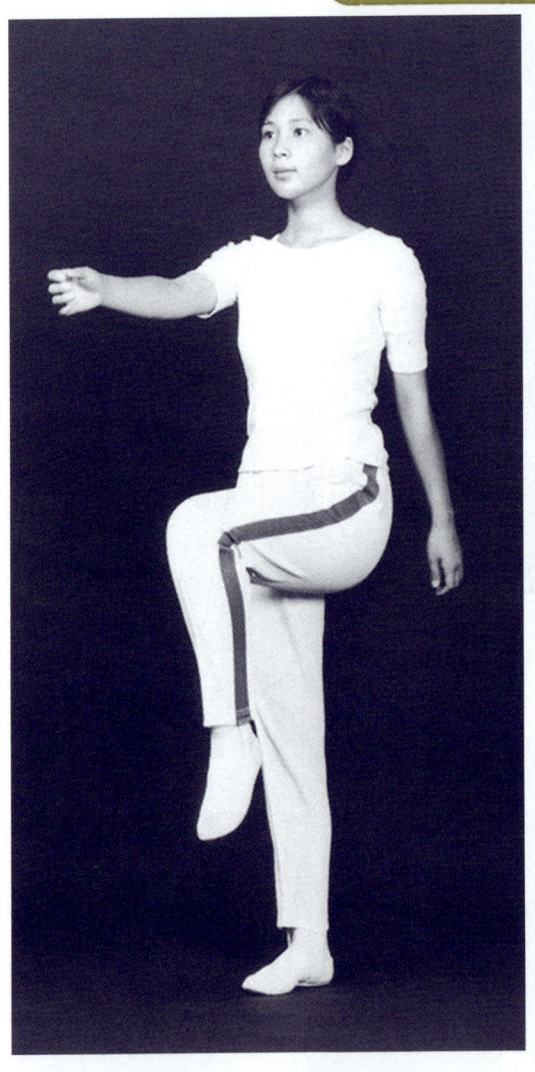

(2)大腿部は上体と直角になるくらいまで上げ、足うらが床面に完全に着地するよう力強く足踏みする。腕の高さは、目の高さか、高くても頭までとする（30～50回）。

基本運動 Ⅲ

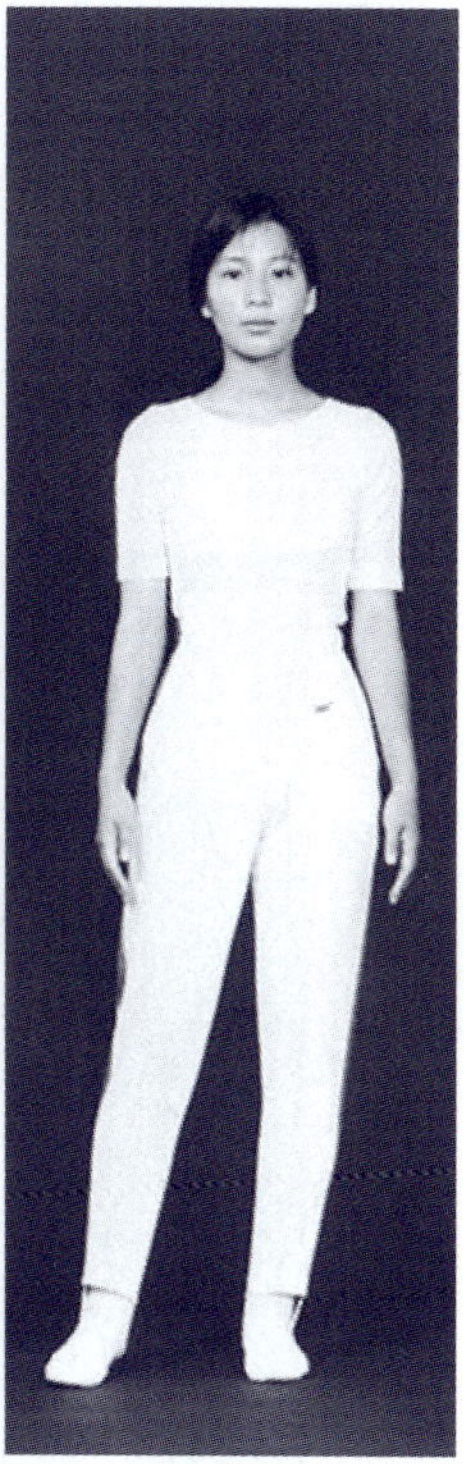

(1)自然体から、左足に重心をかける。

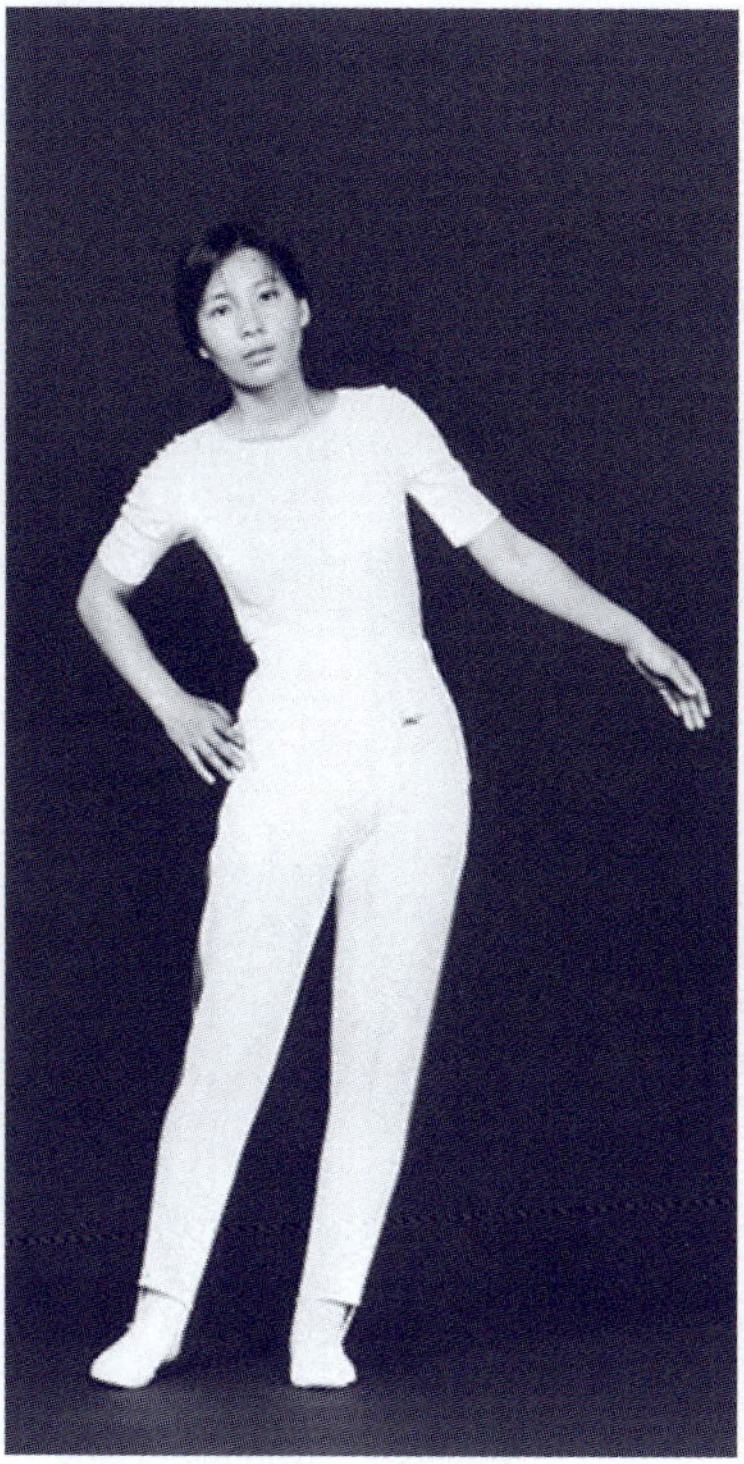

(2)さらに腰を左に移動しながら呼気で上体を右に倒すとスムーズに行なえる（右側屈をしながら腰を右に移すのではない）。このとき左腕は重心安定への補足、右腕は運動を促進することになる。

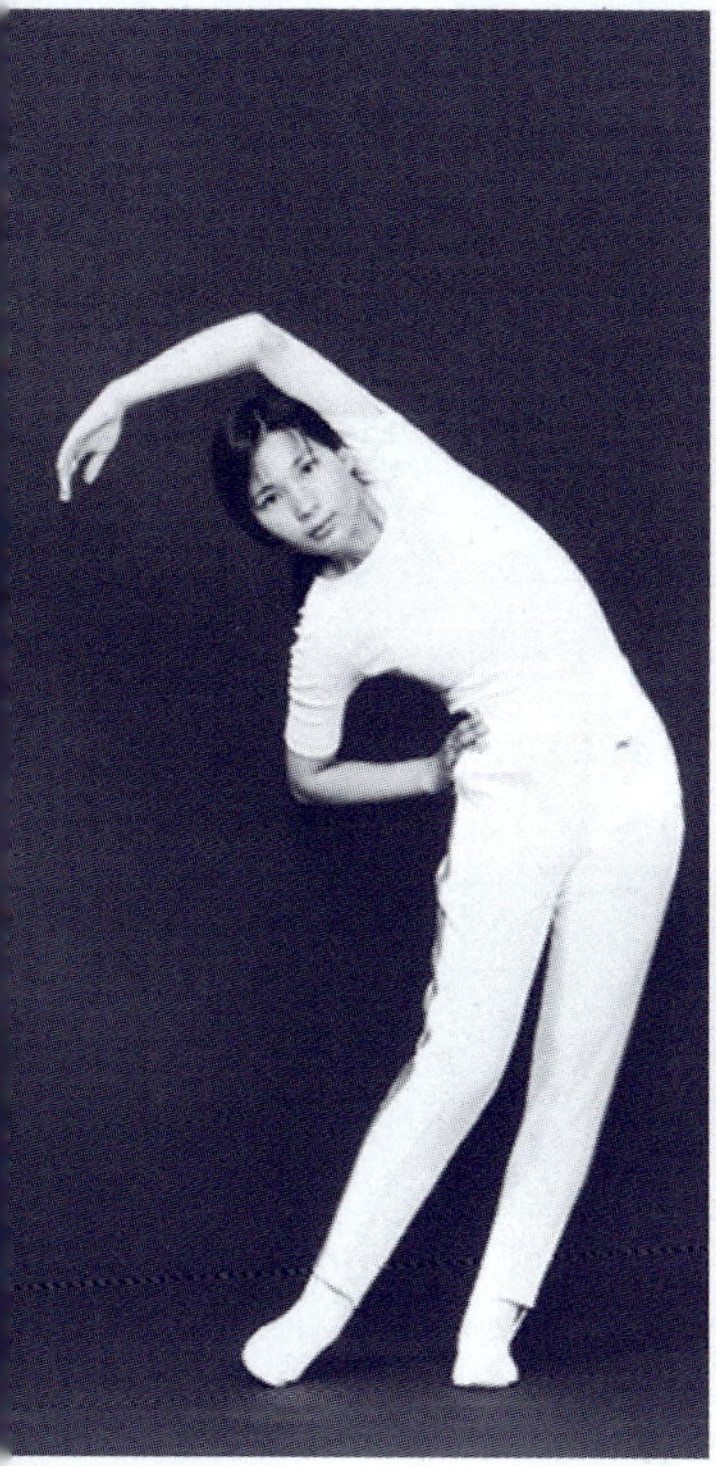

(3)左右でやってみて、圧迫・苦痛など異和感があった場合は、それと反対方向を先に２～３回強く行なえば、両方ともスムーズに行なえる（３～５回反復）。

基本運動 Ⅳ

→(1)呼気時間内で完了するようゆっくり前屈する。頭・両腕は脱力した状態でダラリとする。腰背部・下肢に緊張、苦痛感などの初期感覚が生じたら前屈を停止し一呼吸。無理はしない。

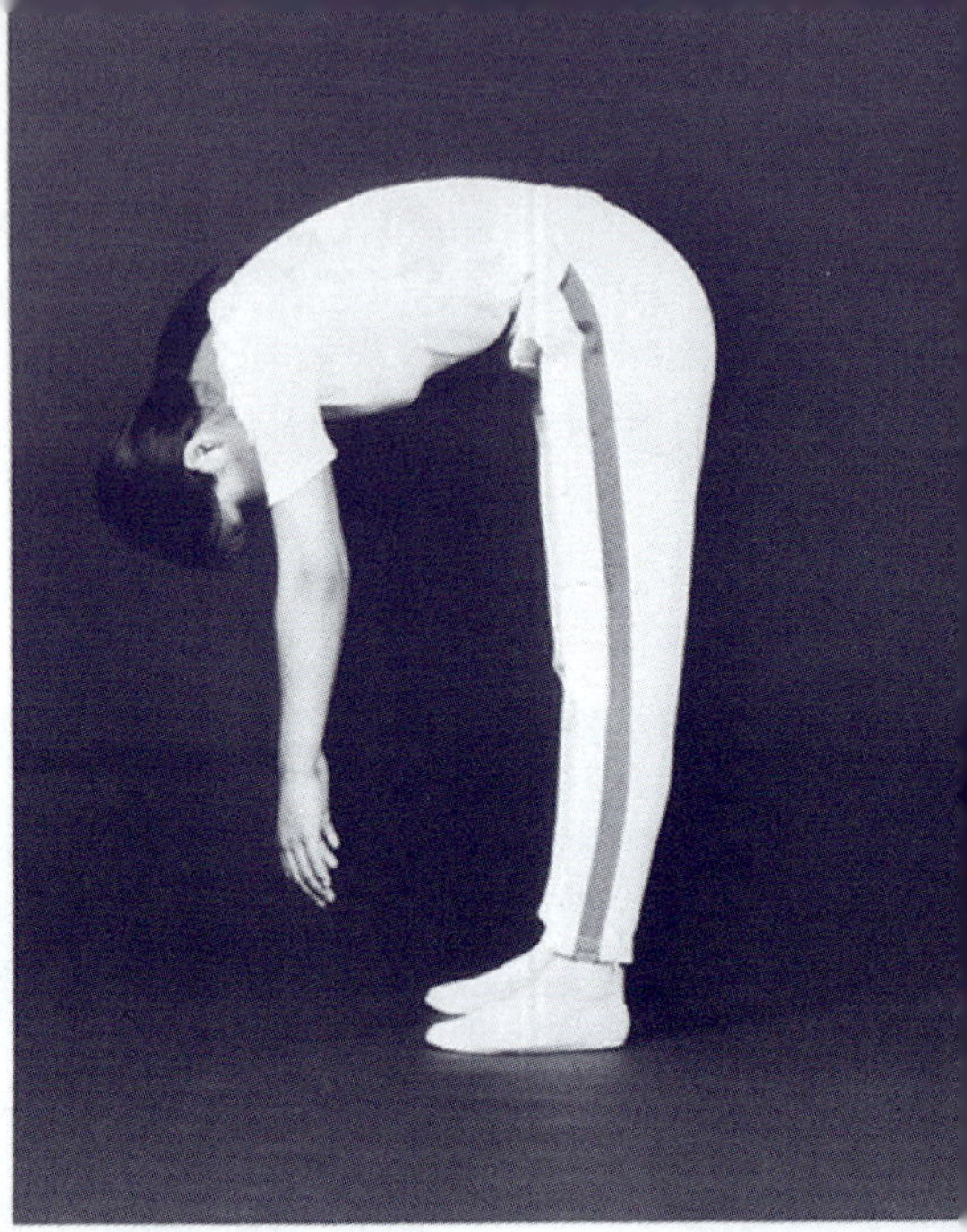

←

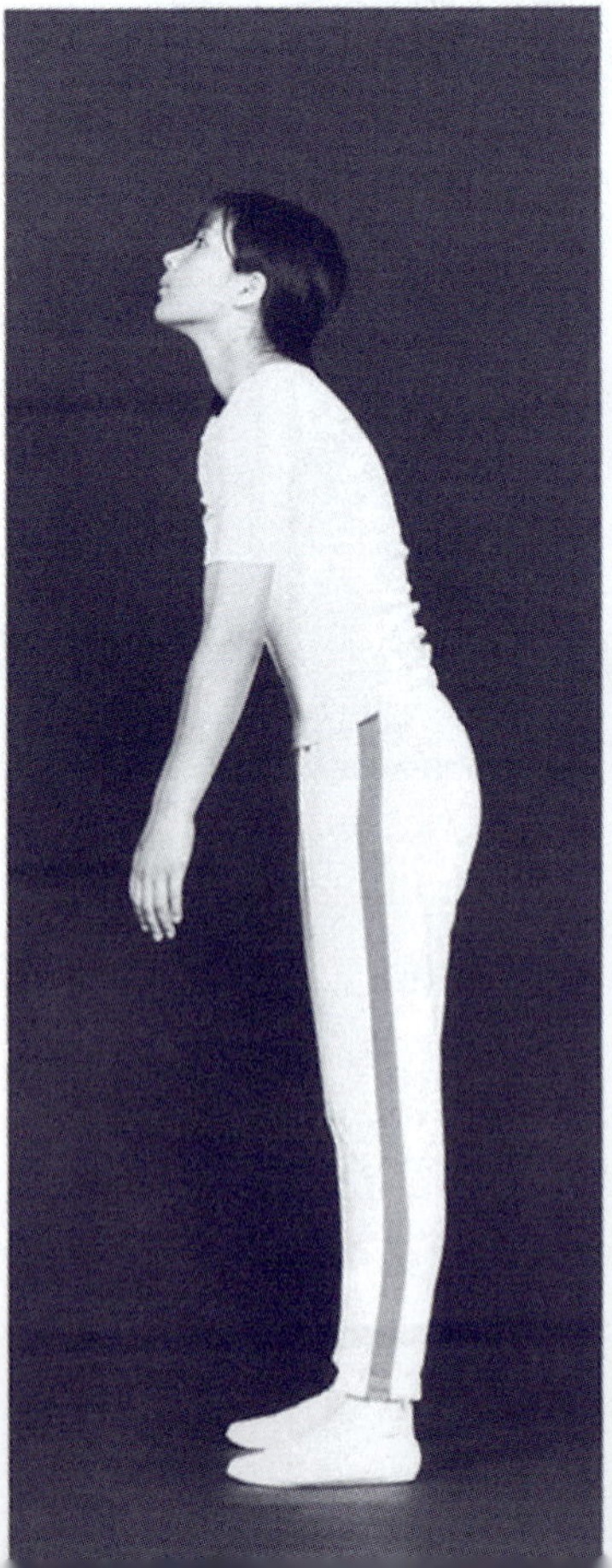

↓(2)前屈をもどすときはまず顔を起こしてから呼気でゆっくりもどる。腰に重心を集める。

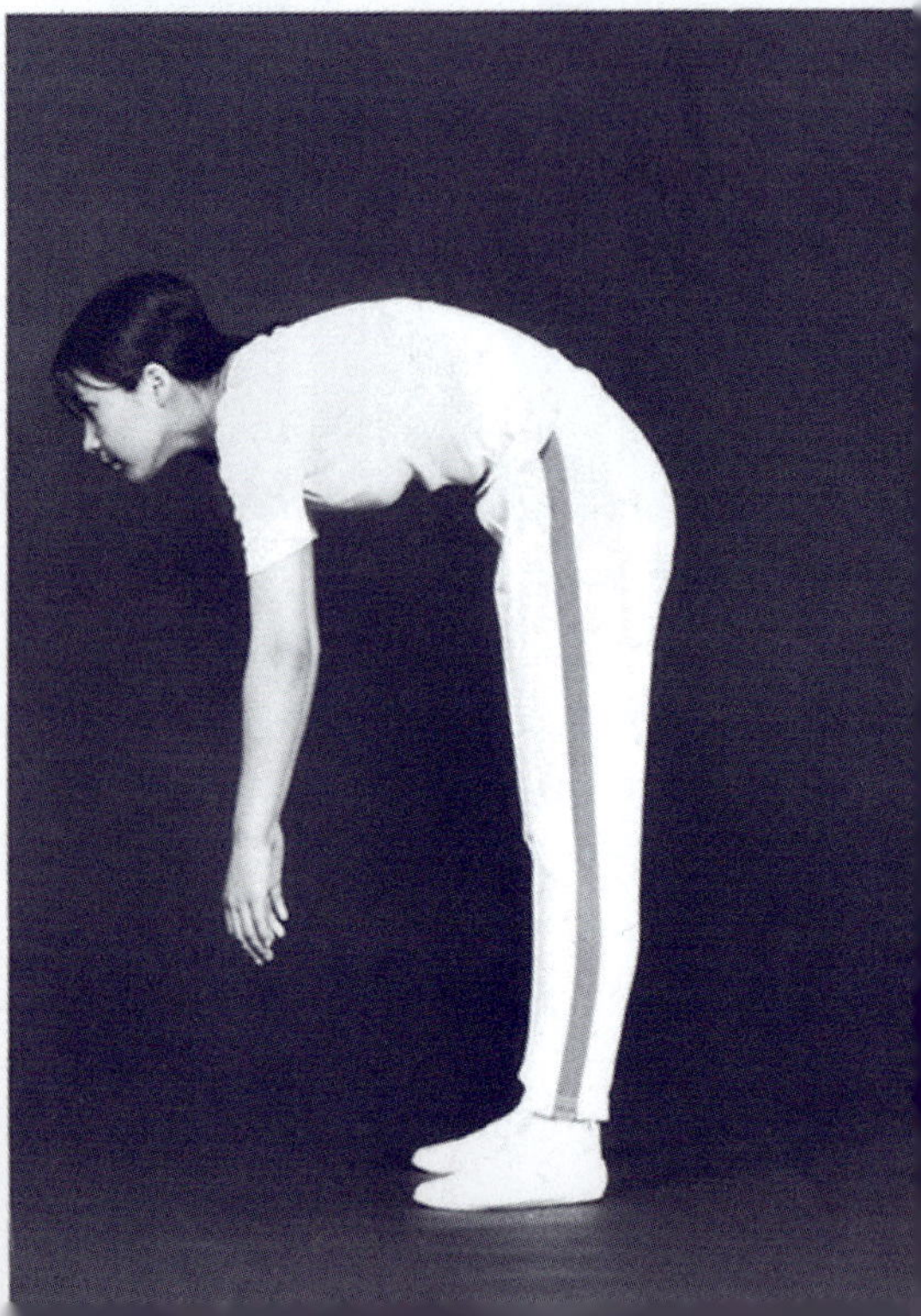

(3)立ち上がって一呼吸後､腰に手を当て、呼気でゆっくり後屈を行なう。

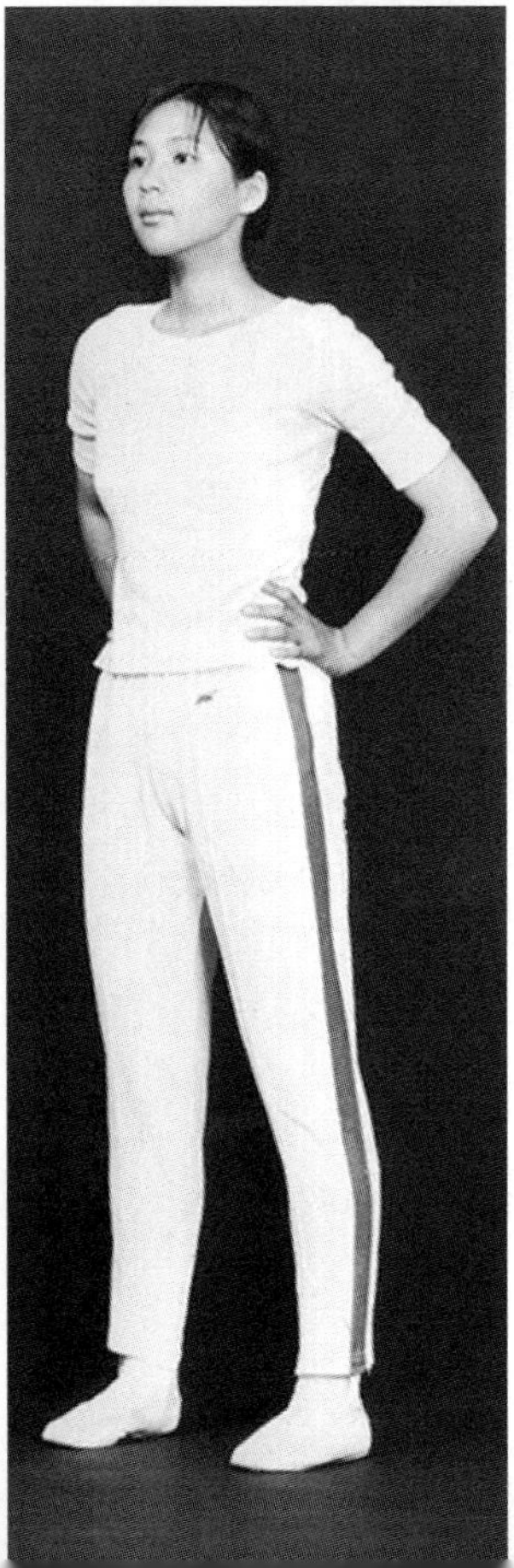

(4)後屈も圧迫・苦痛などの感覚がない可動範囲で止め一呼吸し、呼気でもどす（３～５回反復）。

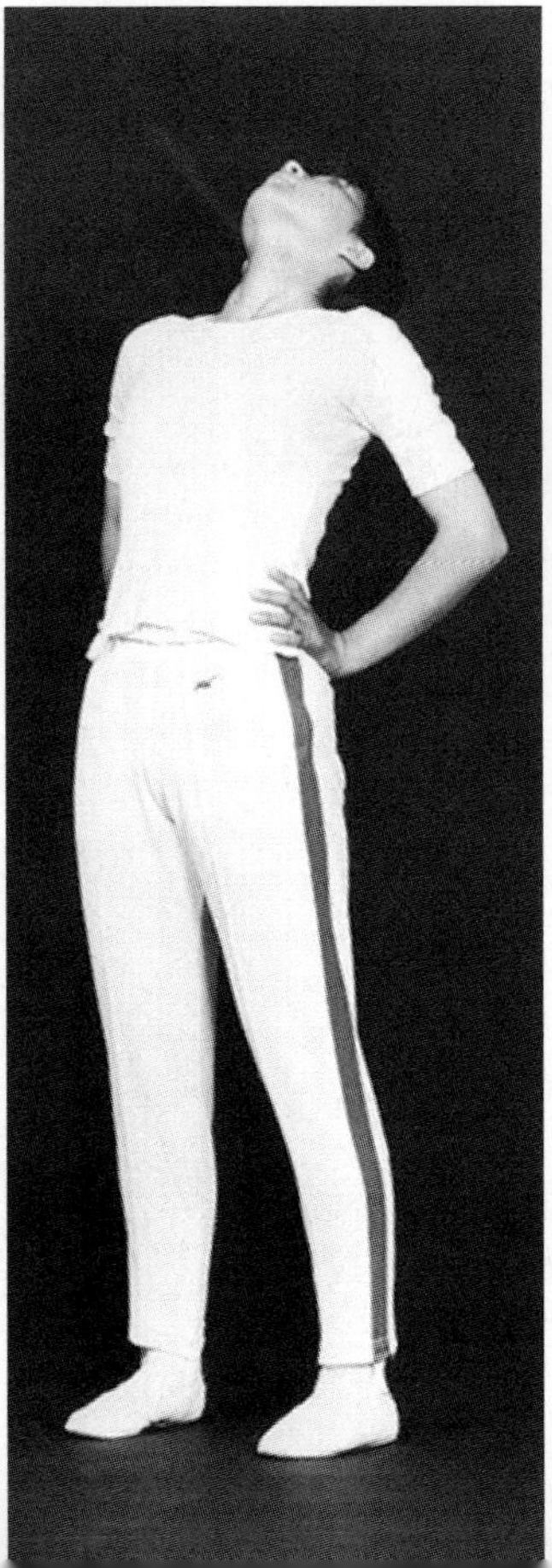

(5)前屈をスムーズに行なえないときは、腰を前後に動かしたり軽く後屈してから行なうと容易になる。柔軟性のない体でも、毎朝やれば１ヵ月くらいで指先が地につくようになる。

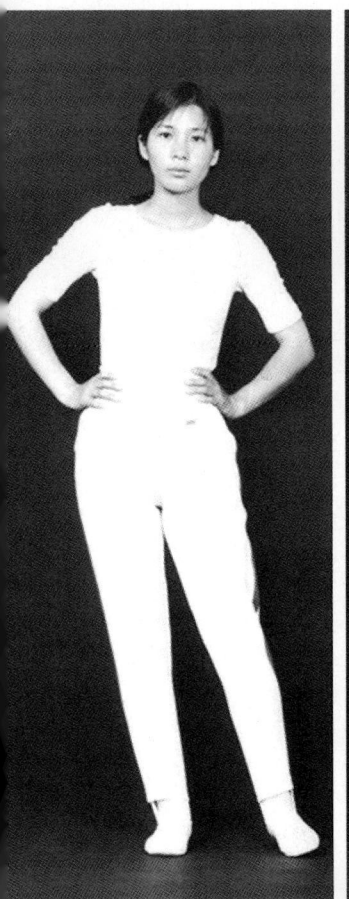

基本運動 V

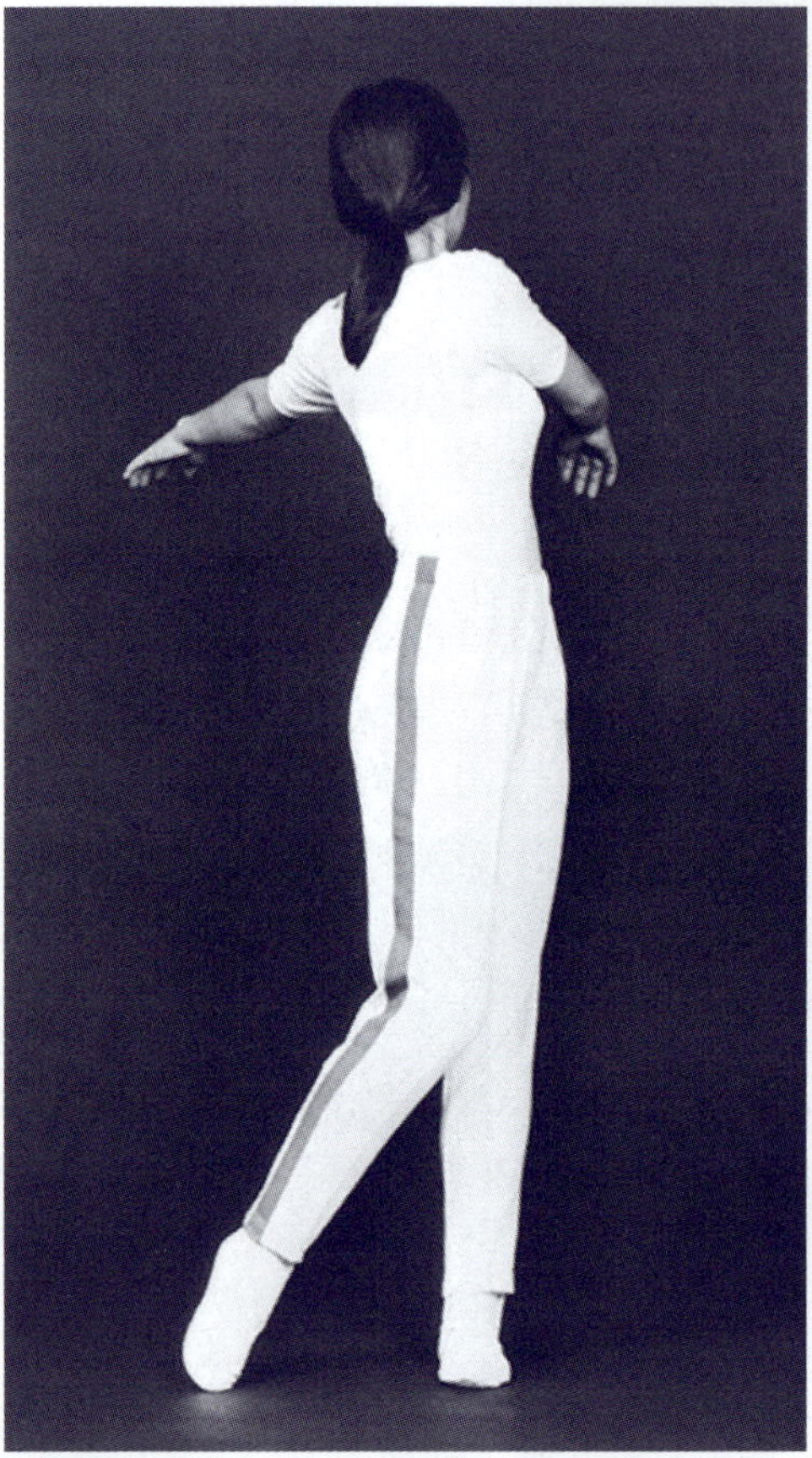

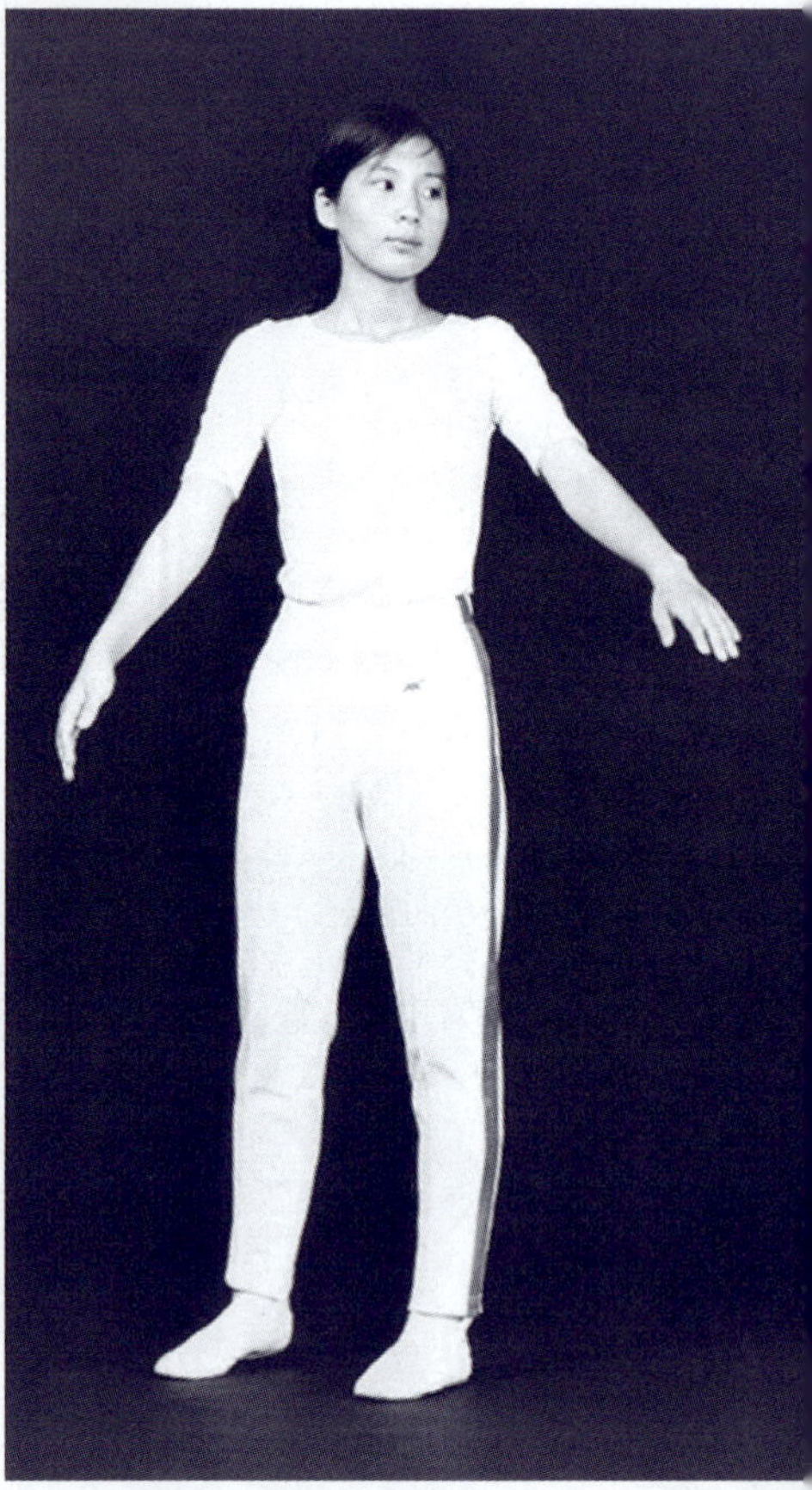

↑(2)顔も可能な限り回転し、後方の一部が視界となれば及第。左右やって、圧痛・苦痛などの異和感があるときは、その反対方向を先に2～3回強く行なうと、両方スムーズに行なえる(3～5回反復)。

↑(1)左足に重心を移動し、息をはきながらゆっくり上体を左にねじる(右にねじるときは右足に重心をかける)。

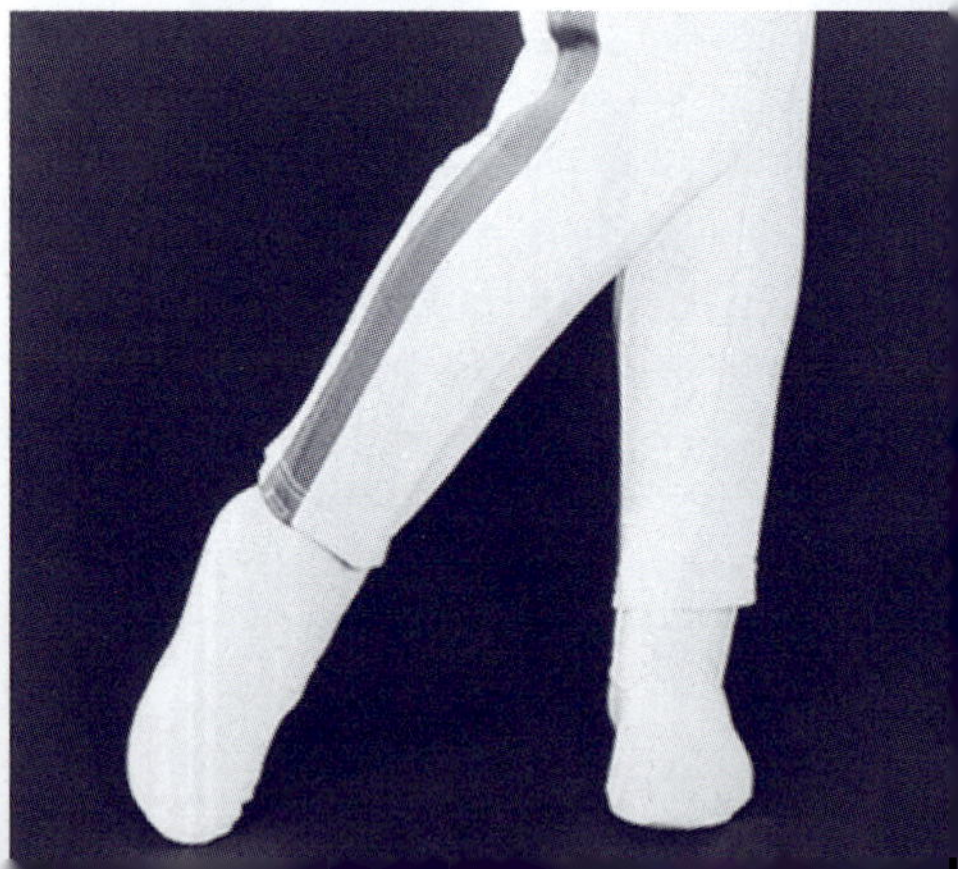

→(3)重心のかかっている足うらは、床面に完全につき、反対側はかかとが浮き上がり爪先がかろうじて床についていることが重要。

基本運動 Ⅵ

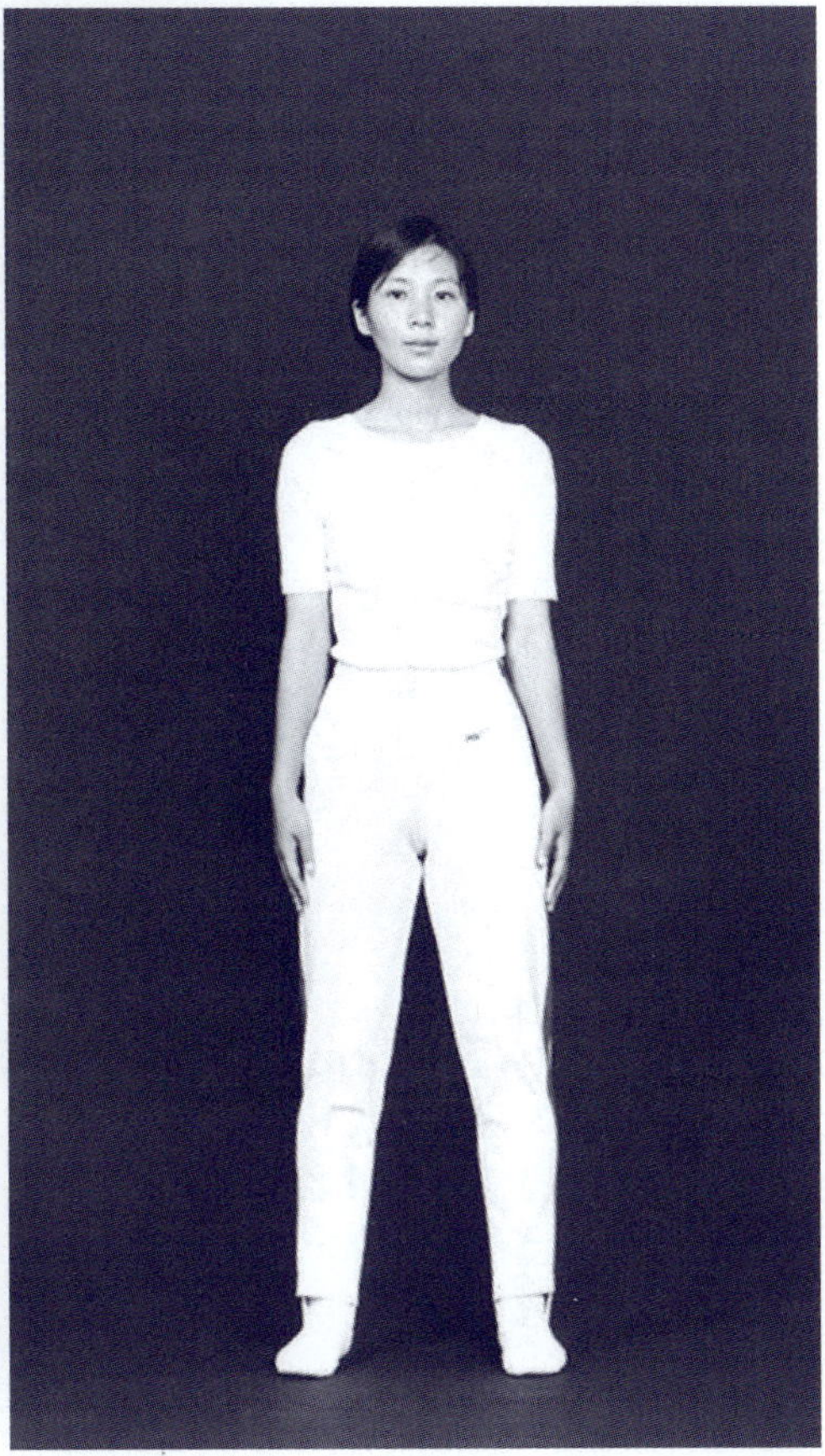

(1)自然体から息をはきながらゆっくり爪先立ちしながら、両腕を前方から上げていく（指先はまっすぐ伸ばす）。

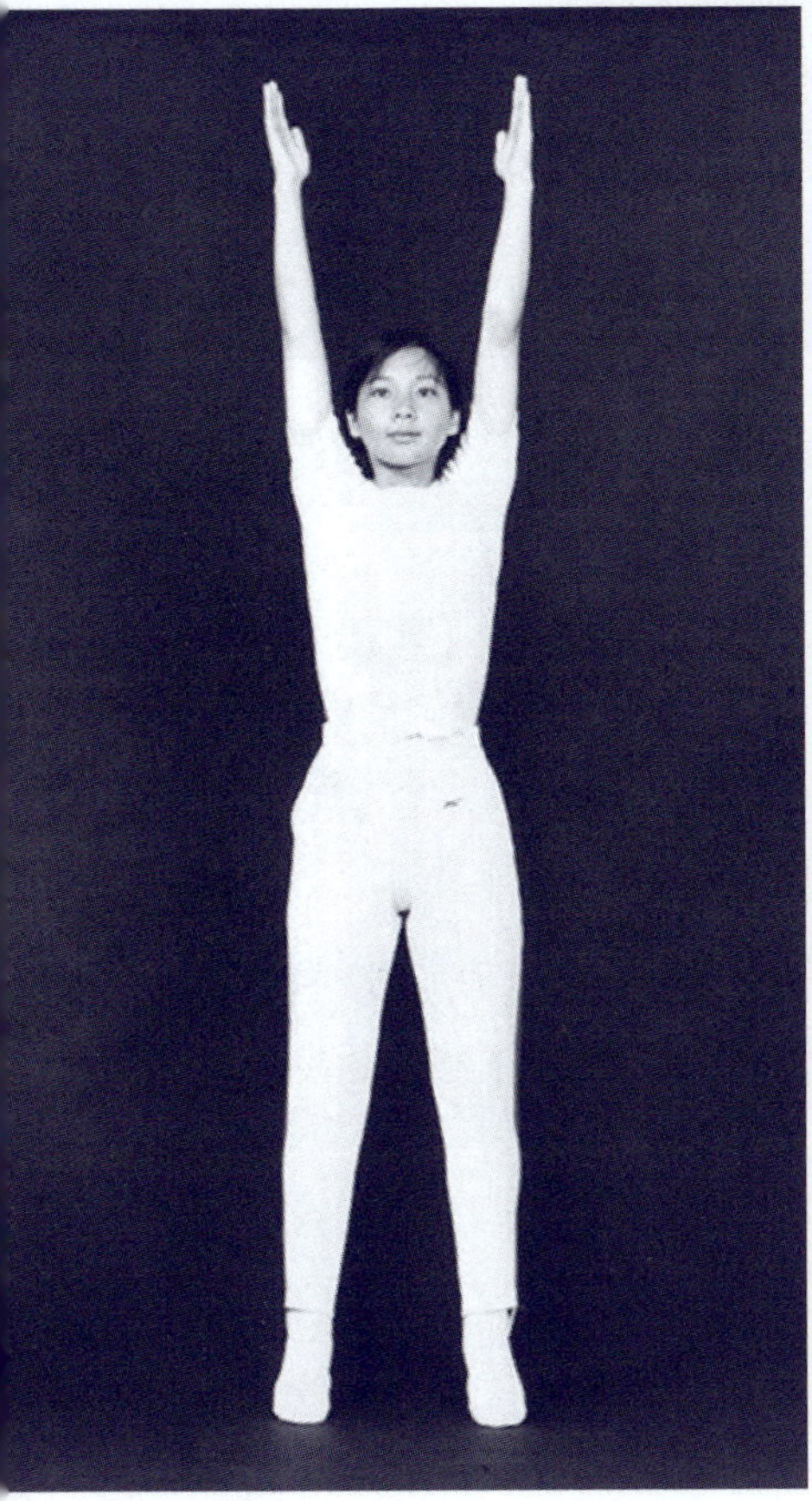

(2)この姿勢でからだがグラグラしないようにし、一呼吸して、呼気で一気にかかとと両腕をおろす。両腕をななめ前方、体側方向からも行なって重心のバランスをとる（３～５回反復）。

操体療法の基本型

操　体　Ⅰ

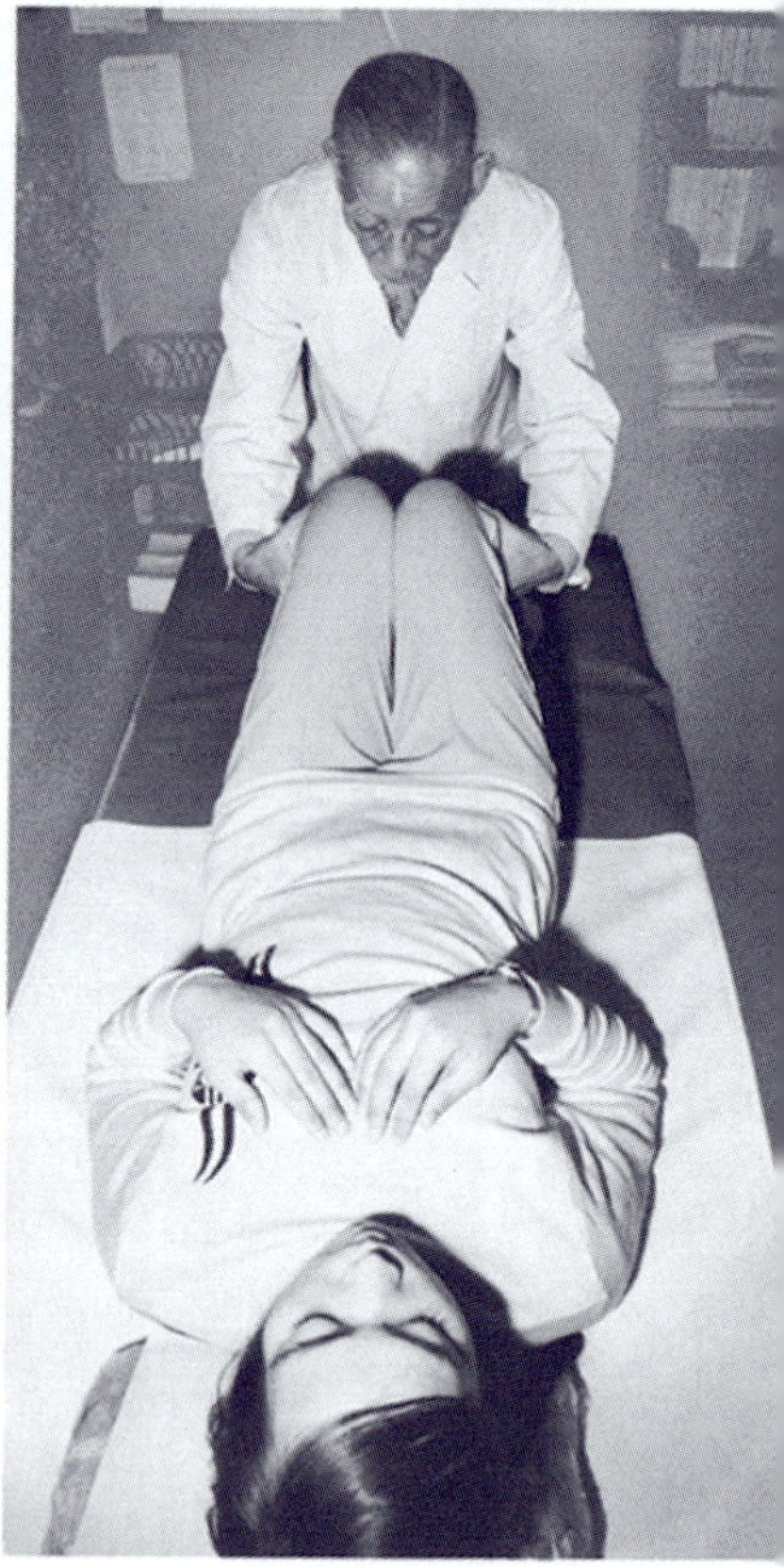

(1)からだの力を抜き、両手を胸におく。両膝が軽く触れるくらいにして膝を立てる。膝のうら側（ひかがみ）をさぐると圧痛のある筋緊張にふれることがある。

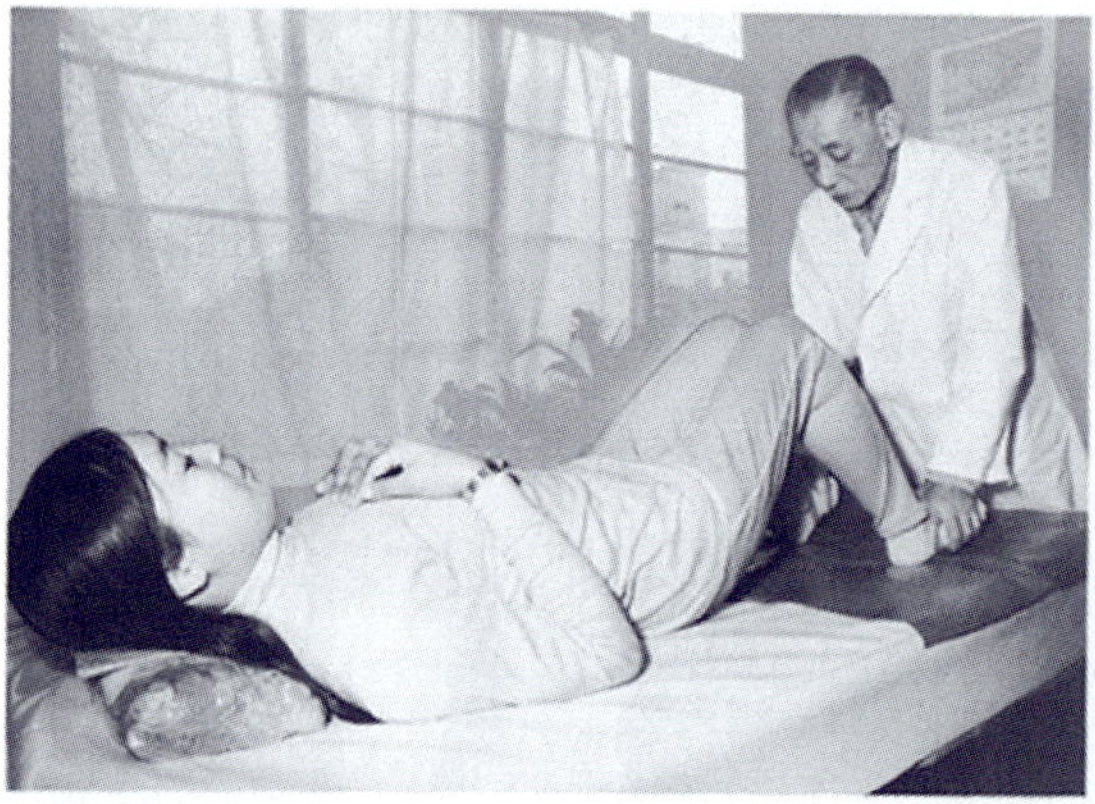

(2)術者は両手を患者の足背部におき、患者はかかとを支持点にして足指をそり返し、足背部を徐々に持ち上げ、術者は若干の抵抗を与える。

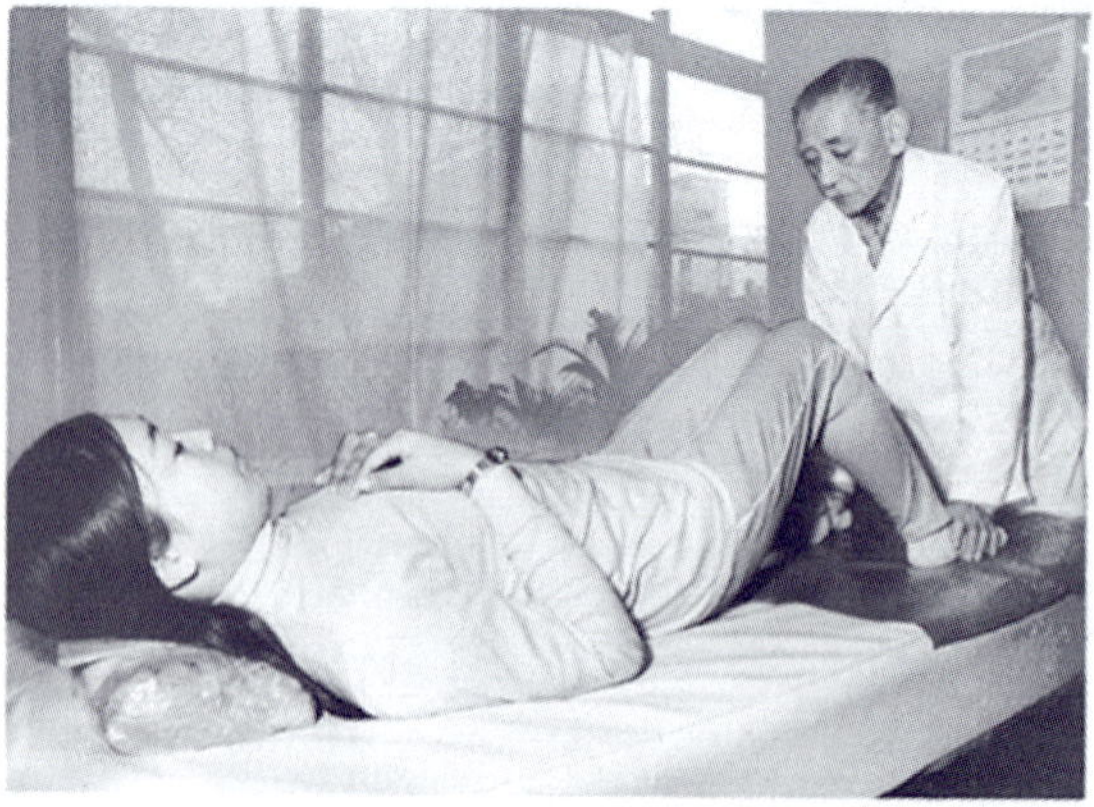

(3)持ち上げた足先を３～５秒間保持したあとペタンと脱力させる。圧痛のある筋緊張は消失。

操　体　II

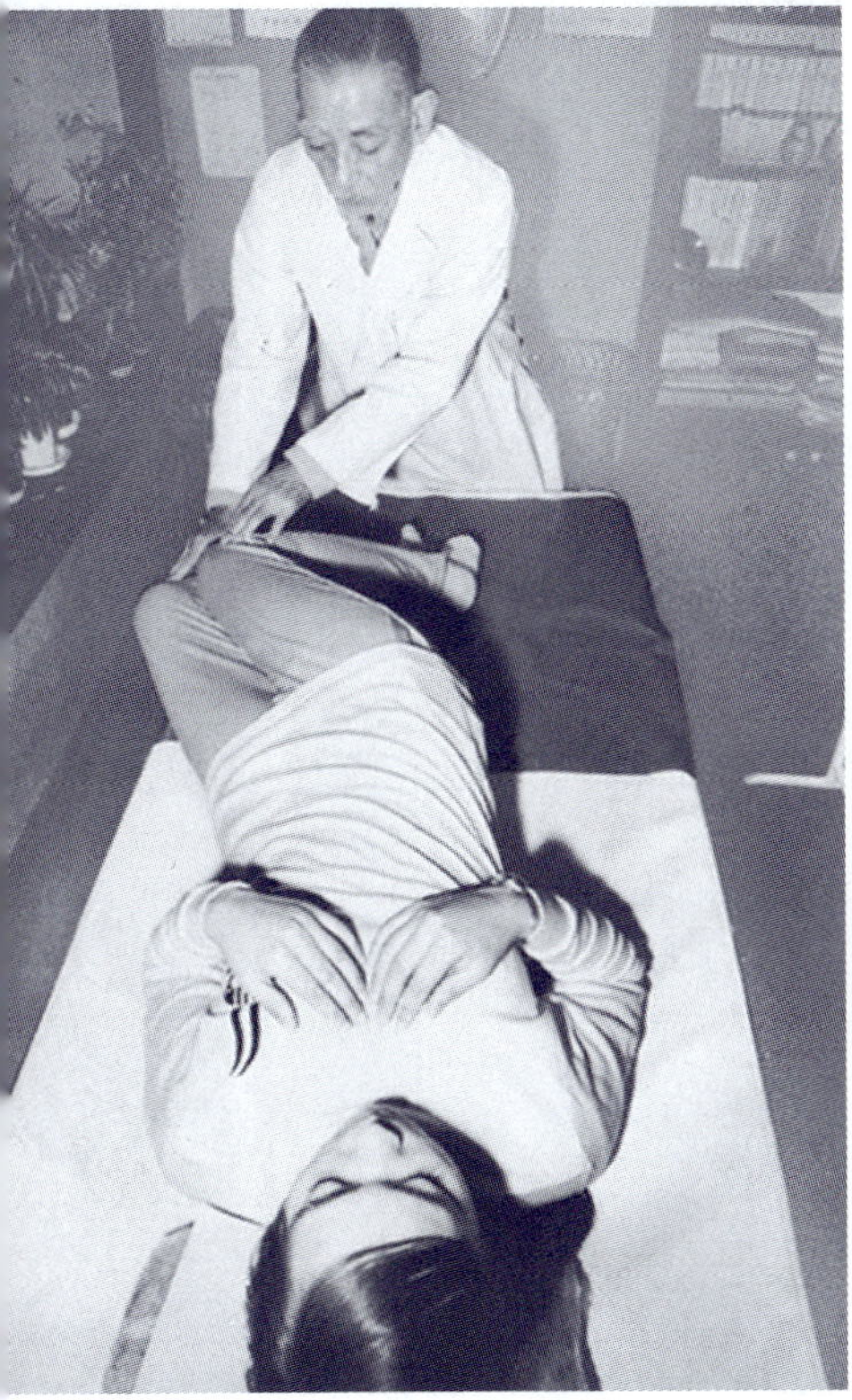

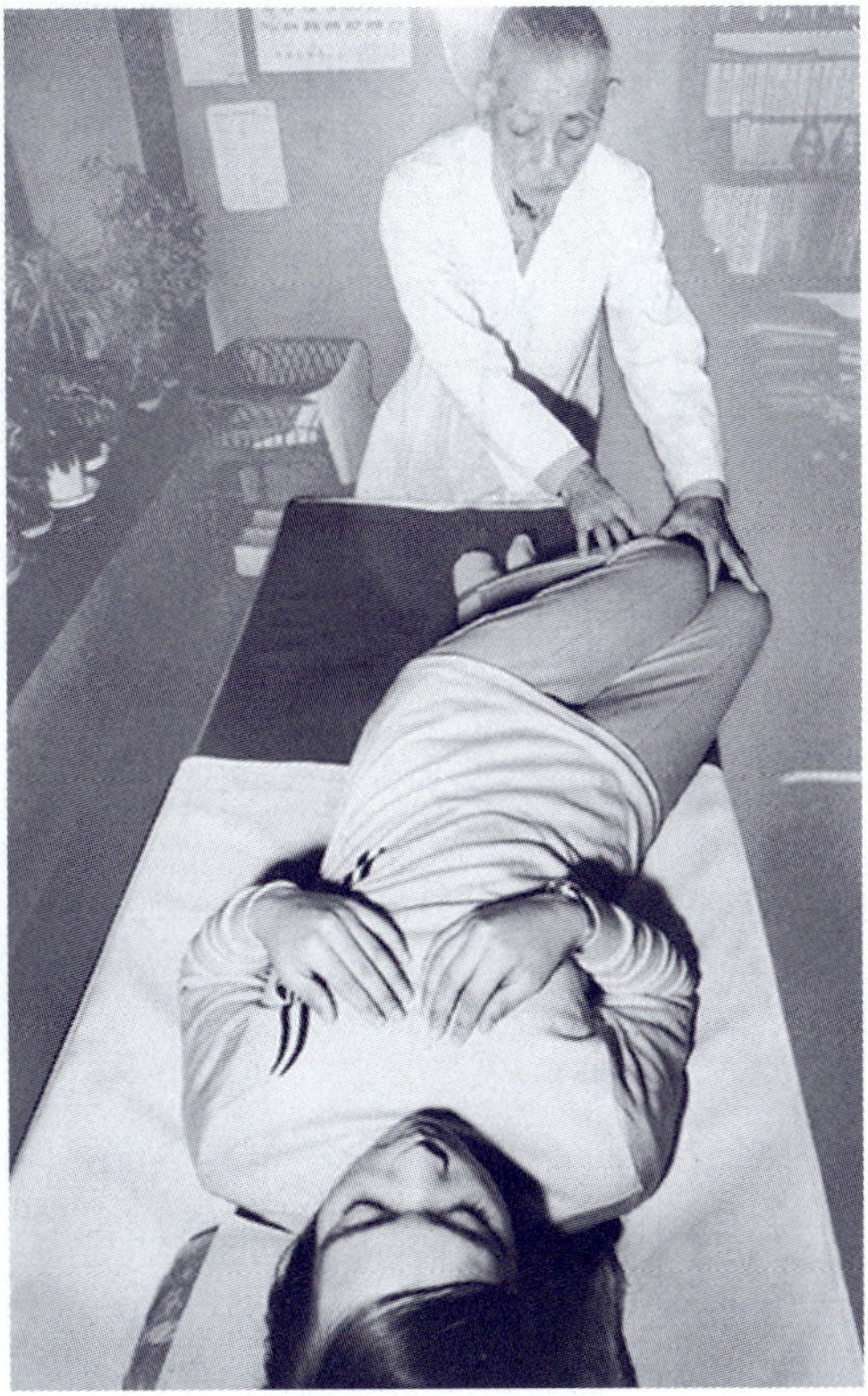

⑴患者はリラックスして両手を胸におき膝を立てる。術者は膝頭を軽くおさえ、左右に傾倒させ、左右の感覚差を聞く。

⑵異和感のある角度から膝頭を起こし、さらに反対側に倒させ、術者はそれに軽く抵抗を与える。

⑶膝が反対側の床面近くにきたら、３～５秒間保持し、瞬時に脱力させる（２～３回反復）。

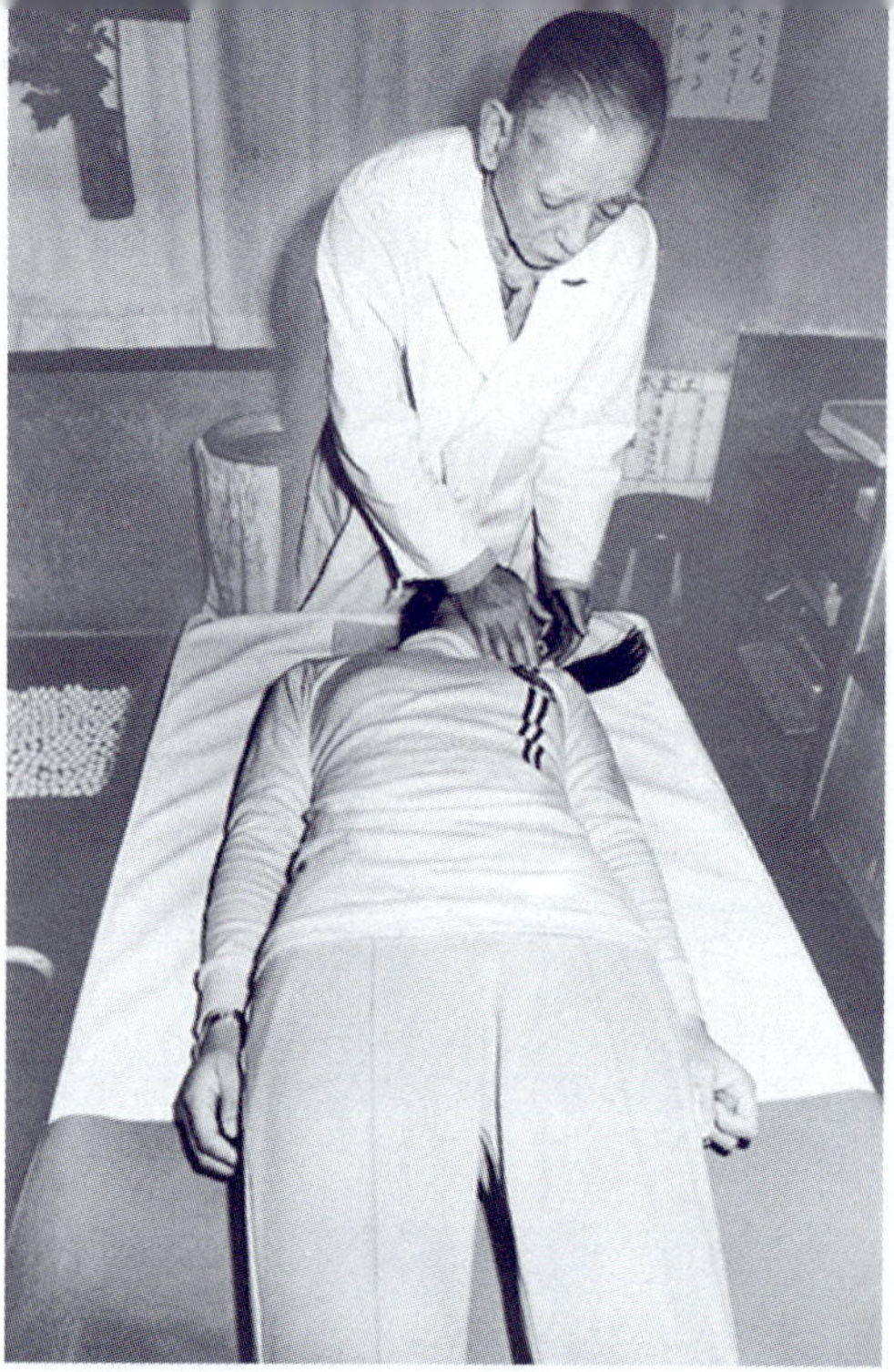

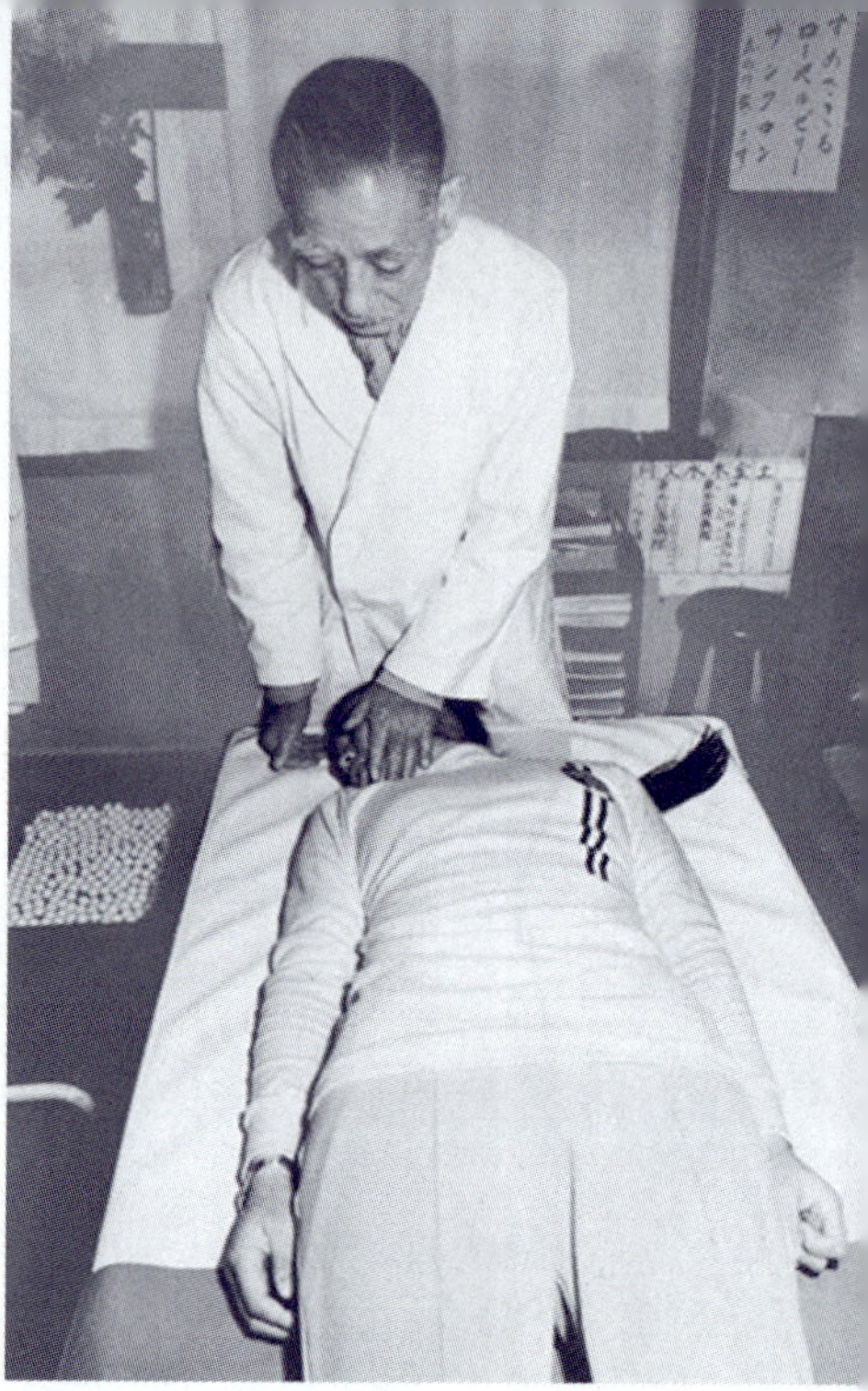

操体 III

(1)術者は患者の頭部を左右にまわし、左右の感覚差を聞く。
(2)異和感の生じた角度から反対方向に回転させ、術者は軽く抵抗を与える。
(3)反対側への回転が最高点となった3～5秒後に瞬間脱力させる（2～3回）。

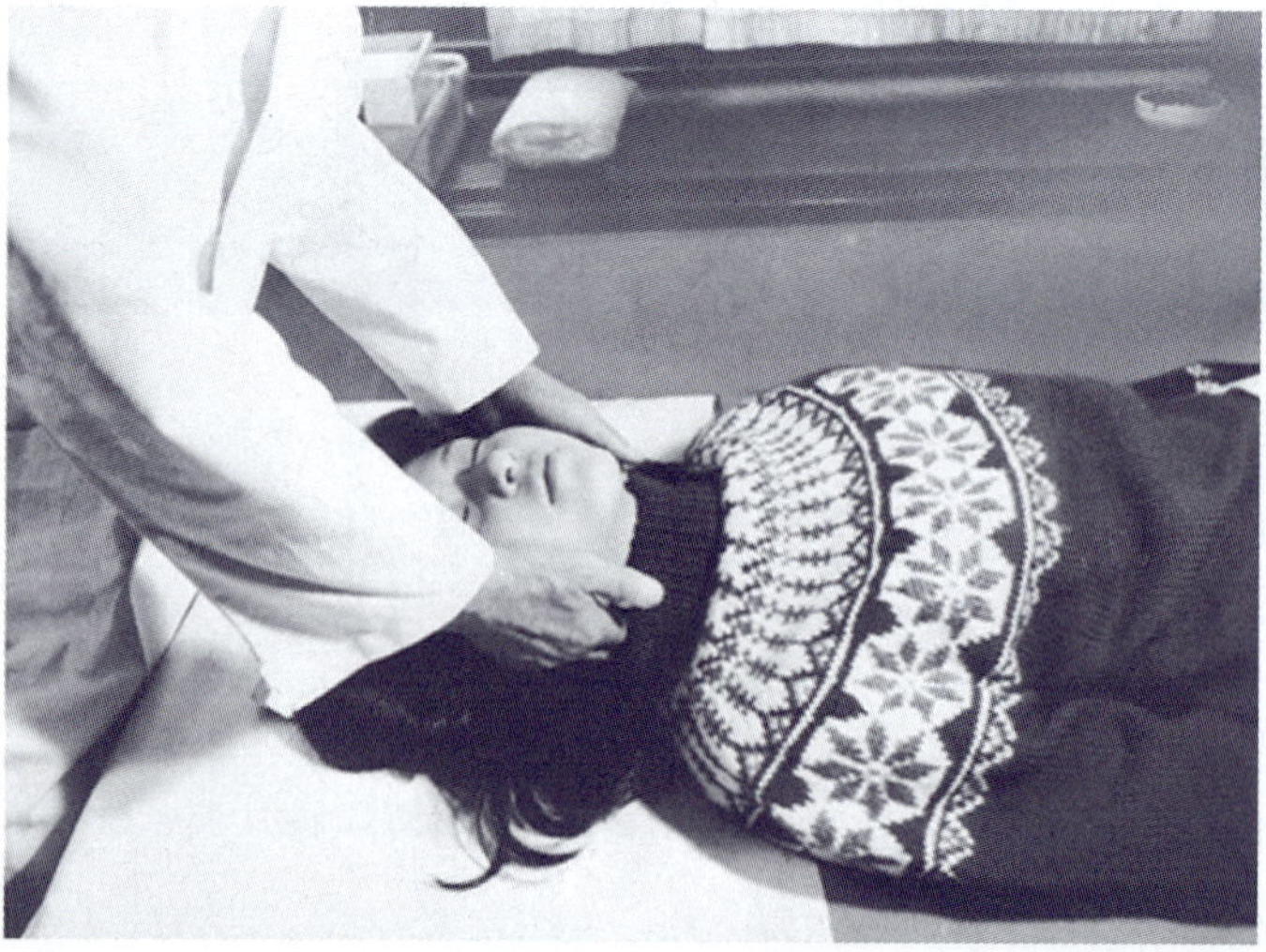

操体 IV

(1)頸部に中指を当て、胸鎖乳突筋の後方をさぐると硬結・圧痛がある。

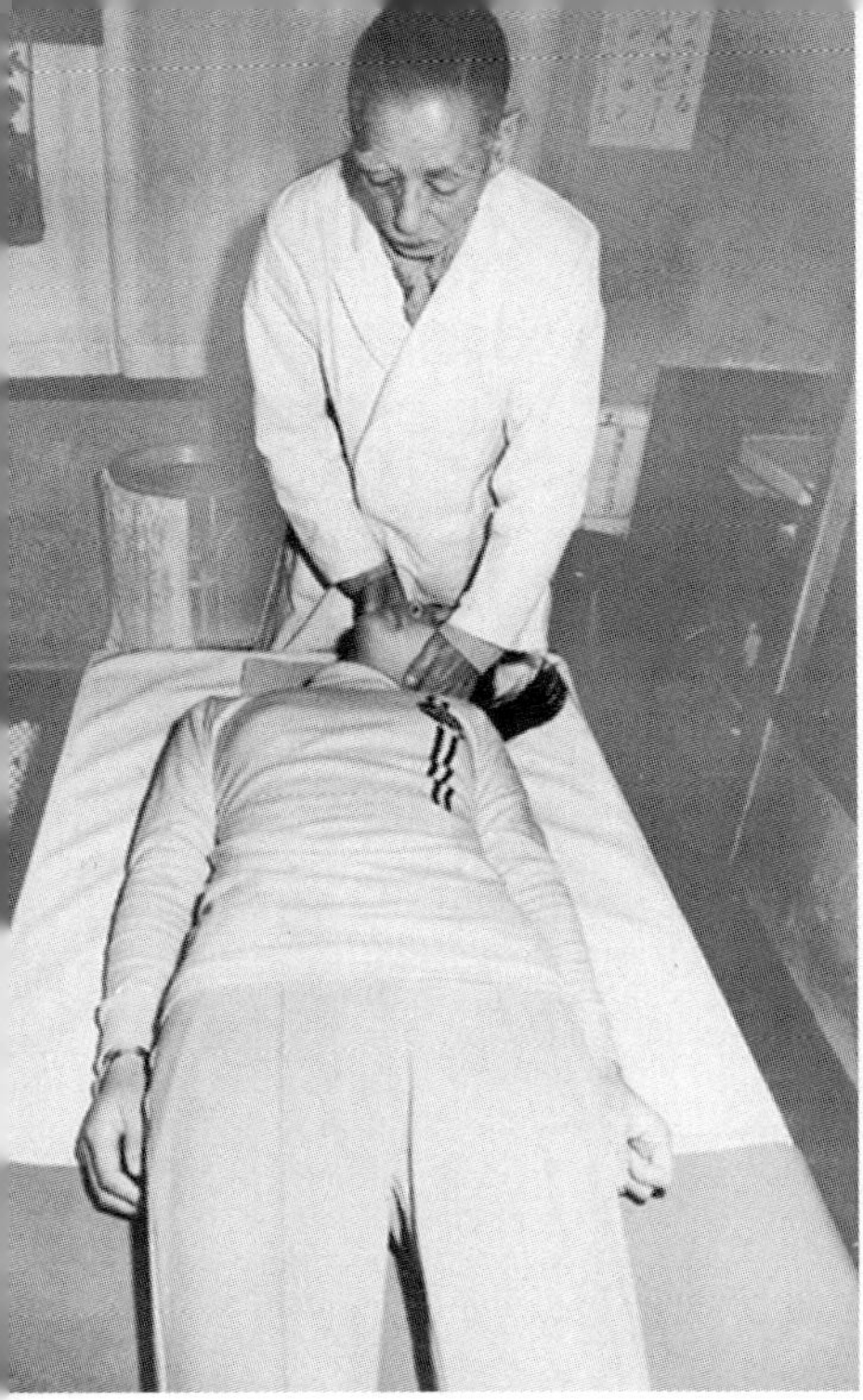

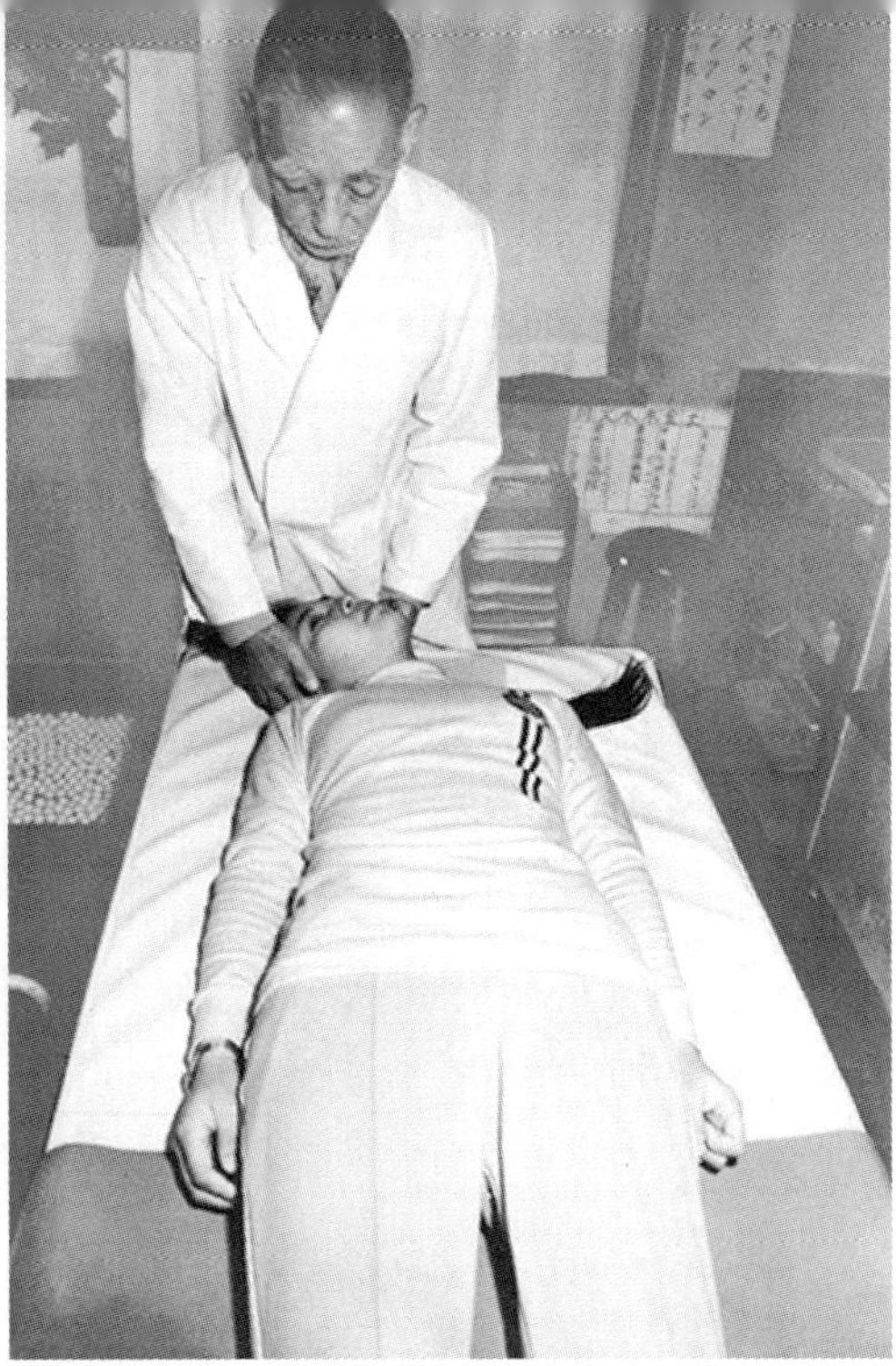

(4)次に頭を左右に傾倒し、左右の異和感を聞く。
(5)異和感の生じた角度から反対側に傾倒させ、術者は軽く抵抗を与える。
(6)反対側への傾倒が最高となった3～5秒後に瞬間脱力（3～5回）。

(2)あごを突きあげ、胸をブリッジのように思いきり張らせ、硬結・圧痛の方向に顔を回旋させる。回旋と傾倒を同時に行なわせる。後ろに全身脱力、頭と背を落とす。

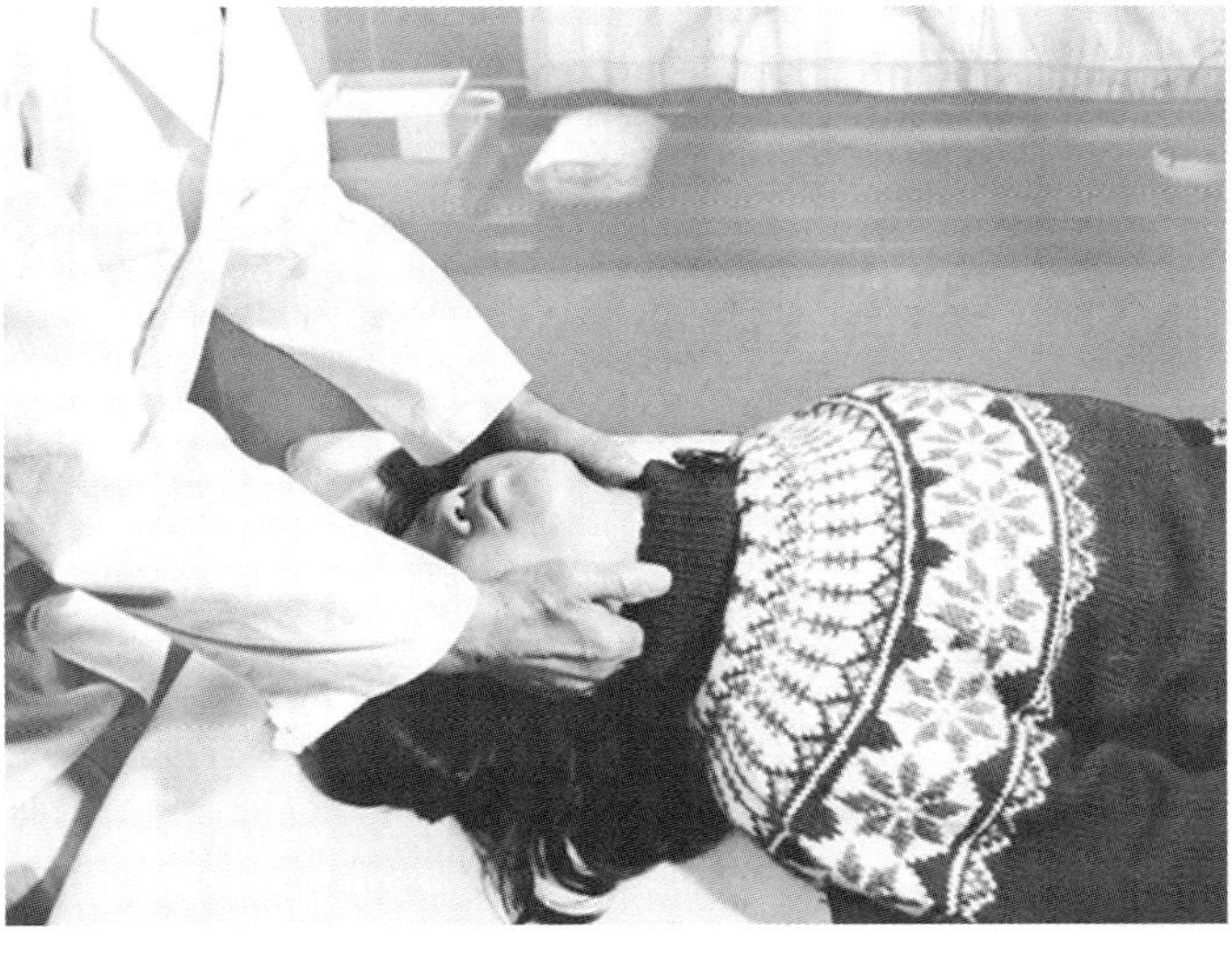

操　体　Ⅴ

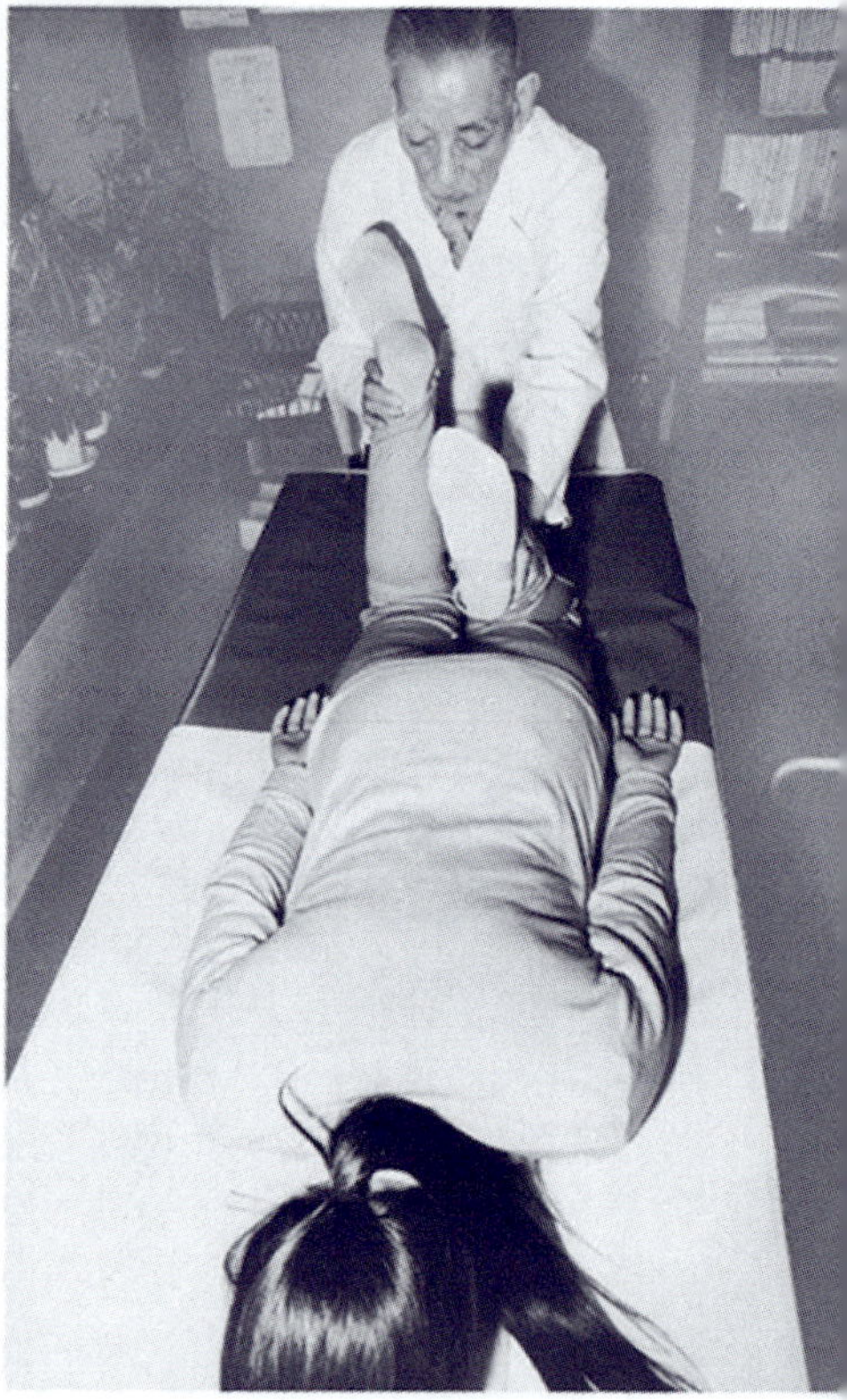

(1)全身の力をぬかせ、足首を持ってかかとを尻につくように押し倒し、左右の異和感を聞く。

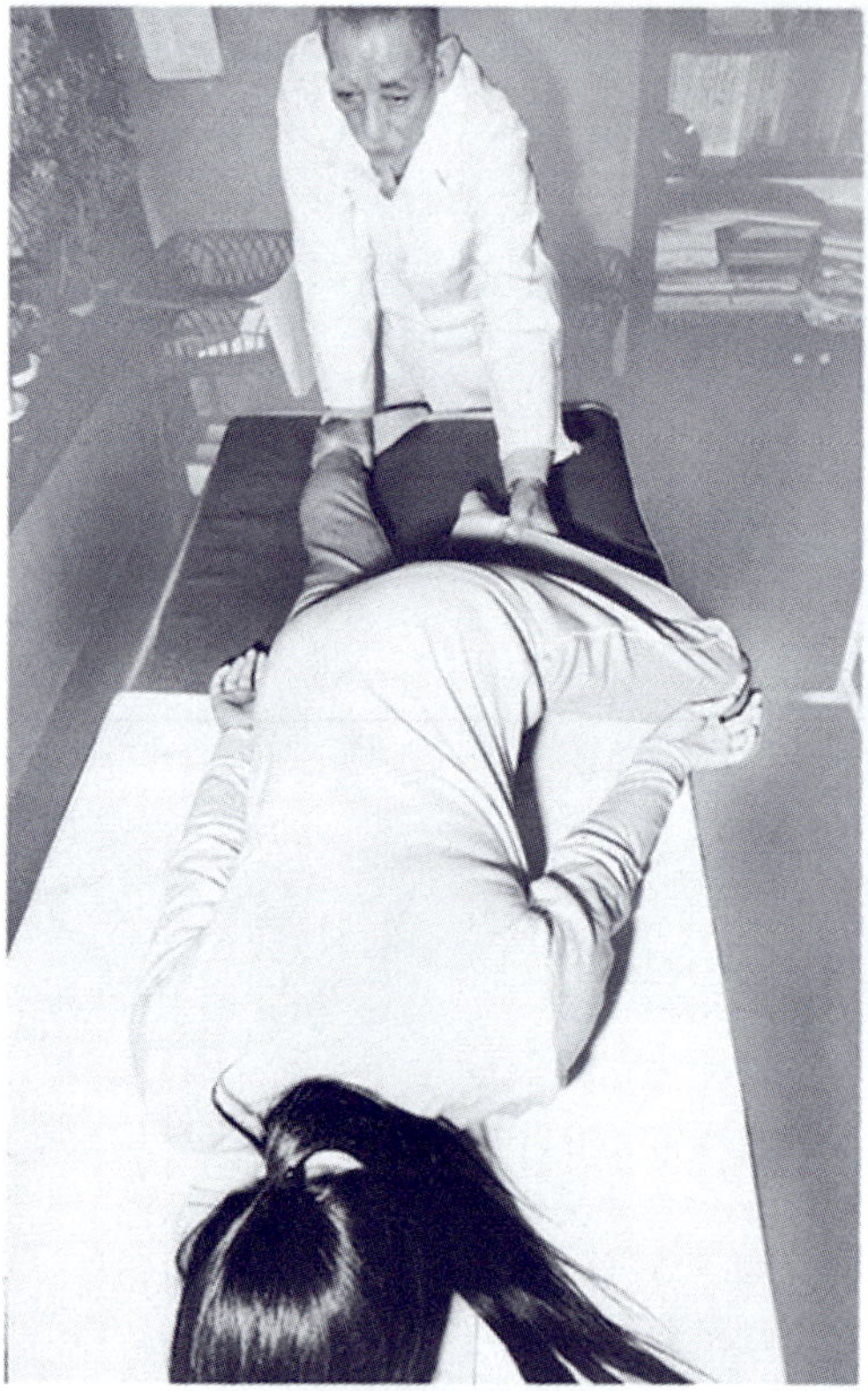

(2)かかとが尻につかないか、つくが抵抗感があるときは、膝頭を体側にそって上げさせ、術者は足首を持って抵抗を与え、かかとが他方の膝まできたとき３～５秒後に瞬間脱力(３～5回反復)。

—23—

操体 Ⅵ

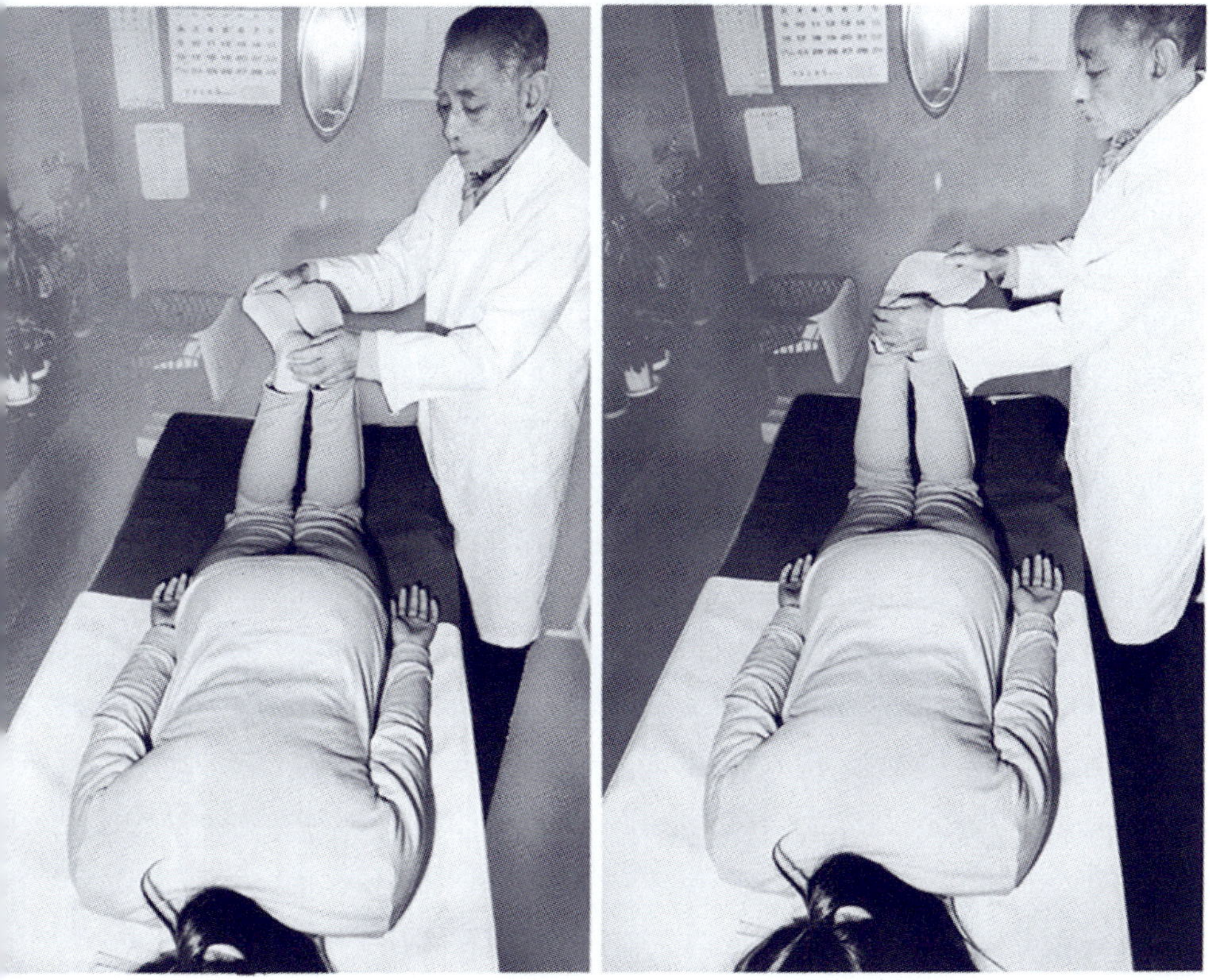

⑴直角に膝を立てさせ、術者はかかと部を軸にして足先を左右に回す。

⑵やりにくい方向があれば、反対方向に回旋させ、術者はこれに軽く抵抗を与え、3～5秒後に瞬間脱力（3～5回反復）。

⑶骨盤や背骨が動いて背骨の各部分迄変化するのがよくわかる。

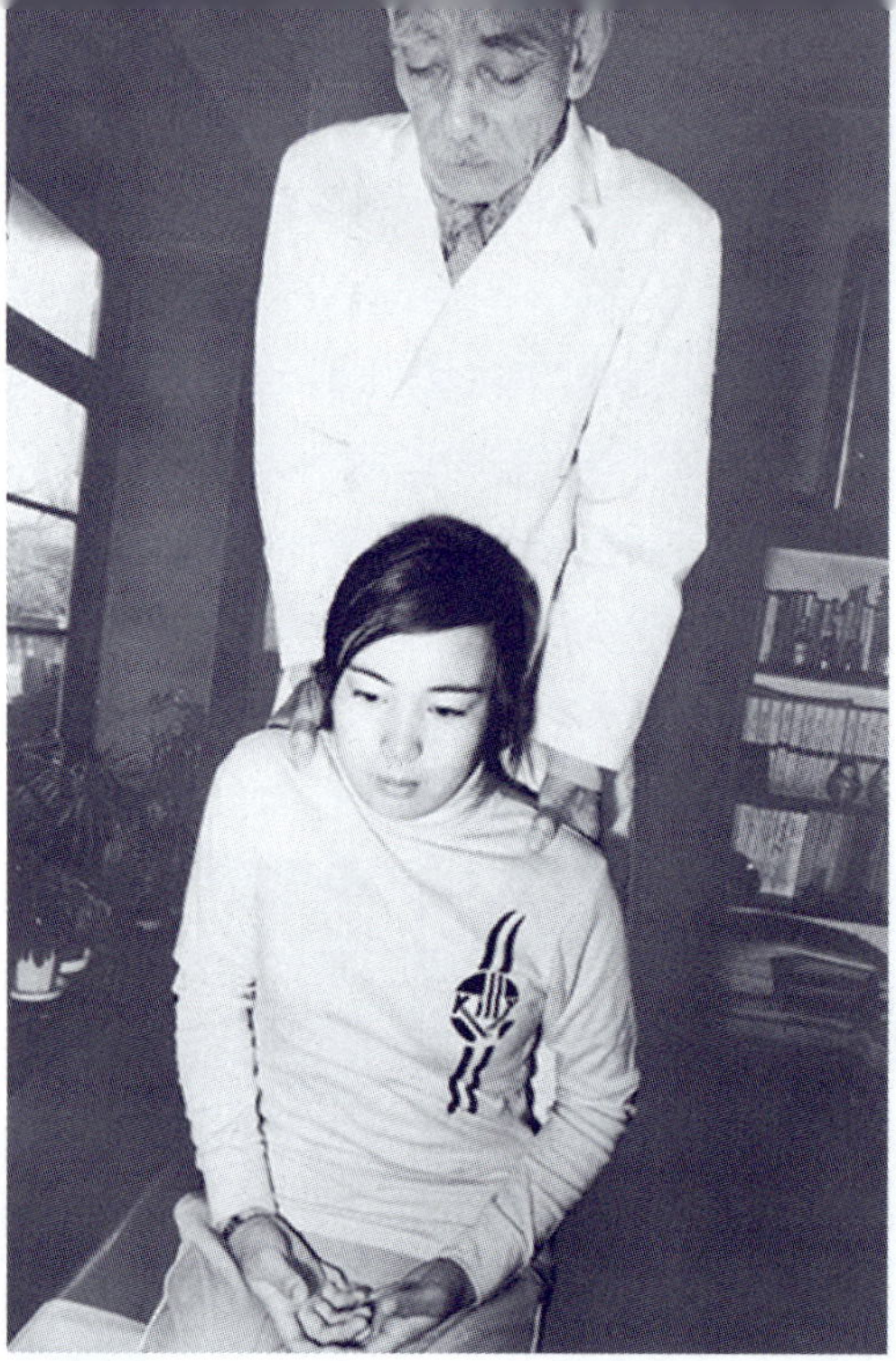

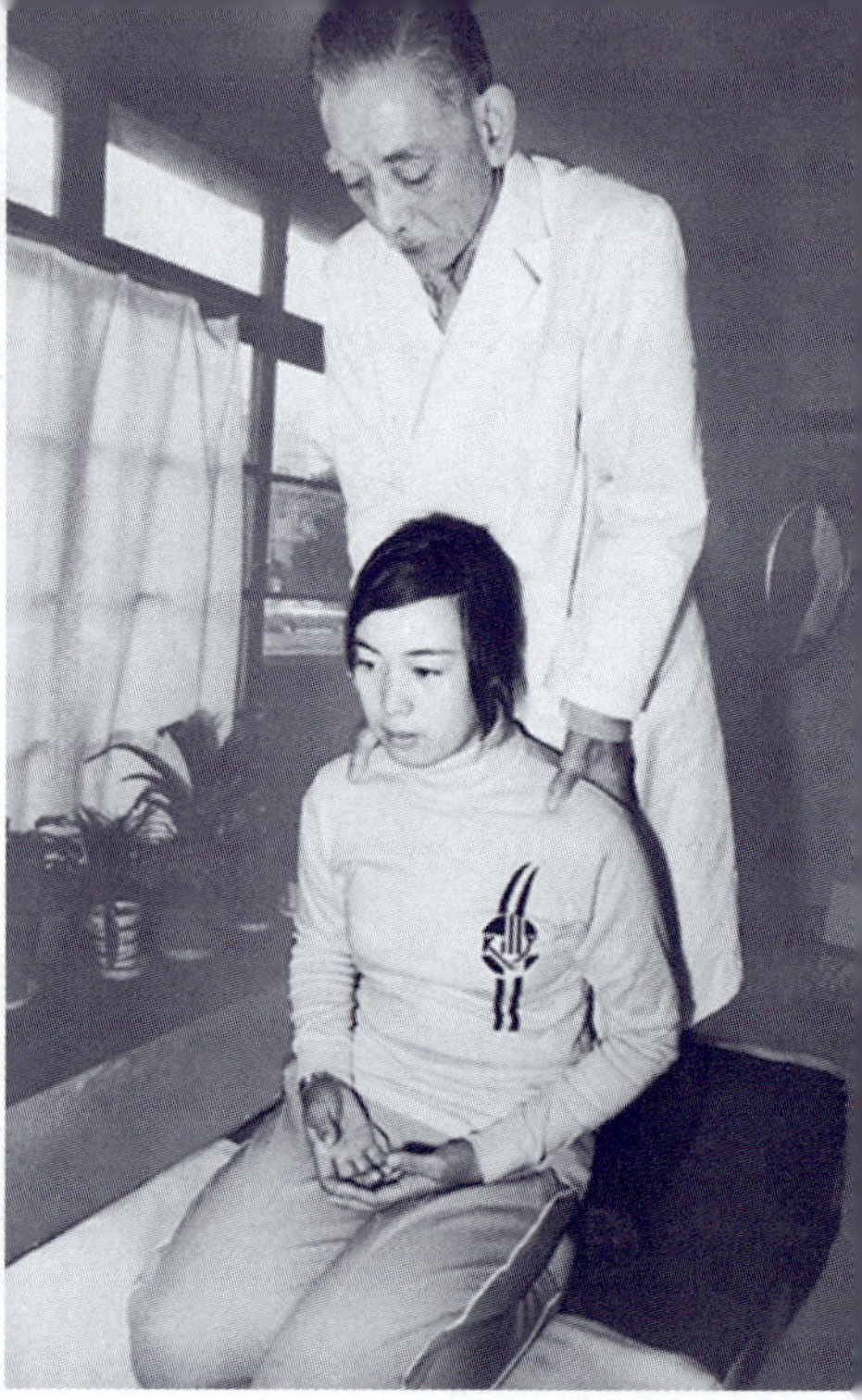

操体 VII

(1)正座か椅子にかけさせ、術者は肩に手をかけ、左右の肩を交互に押し下げる。

(2)異和感のある場合、そちらの肩を徐々に上げさせ、術者は軽い抵抗を与え、最高点となった３～５秒後に瞬間脱力。

(3)２～３回行なうが、回を追うごとにより高く肩が上がるようになる。

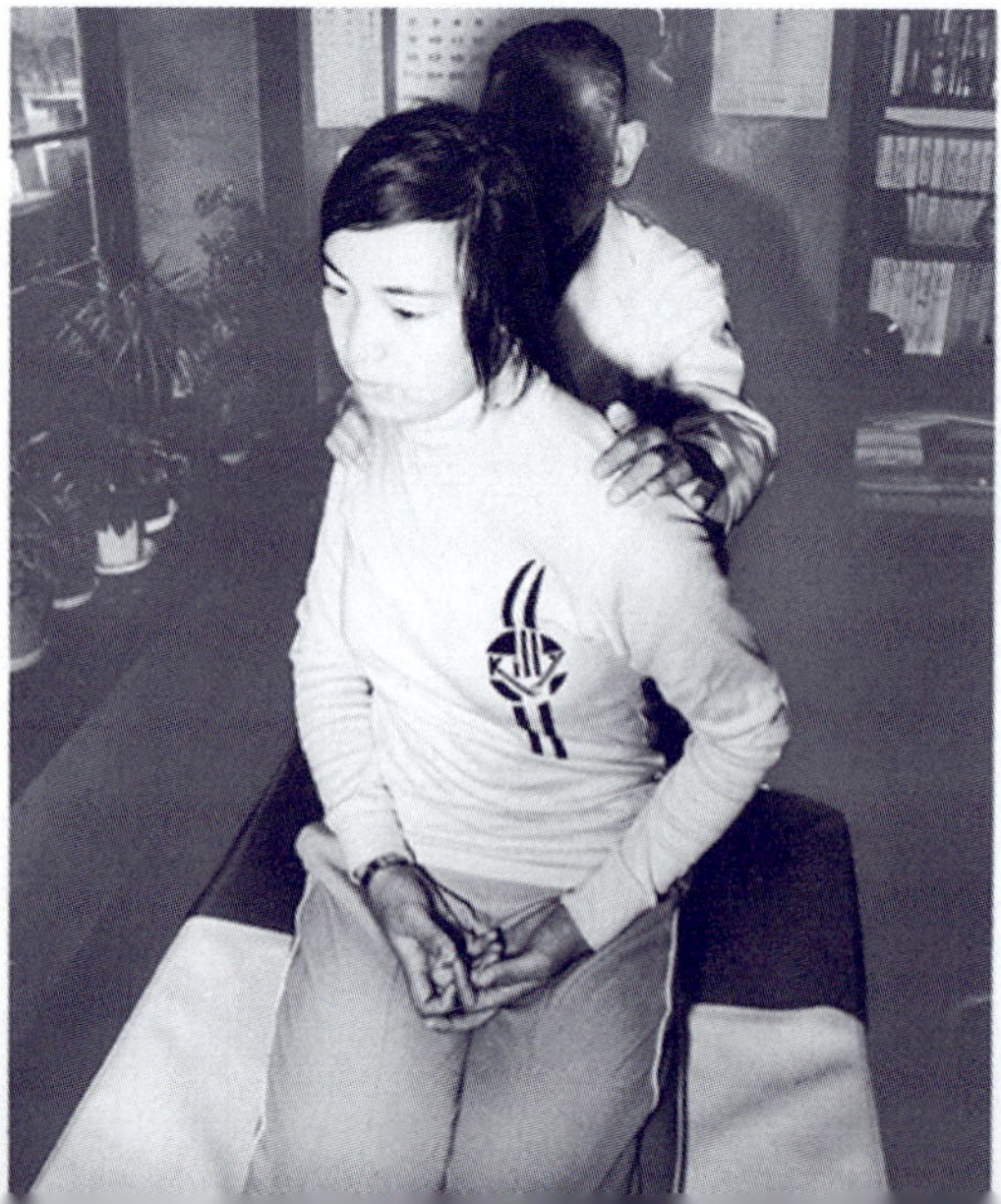

操体 VIII

(1)VIIと同じ姿勢で、術者は肩をおさえて左右にねじってやる。

(2)異和感のあるところで止め、そこから反対側にねじらせ、術者は軽く抵抗を与え、患者の顔が反対に向いて３～５秒後に瞬間脱力。両腕を首のうしろで組ませてやってもよい（２～３回）。

図解でわかる操体法

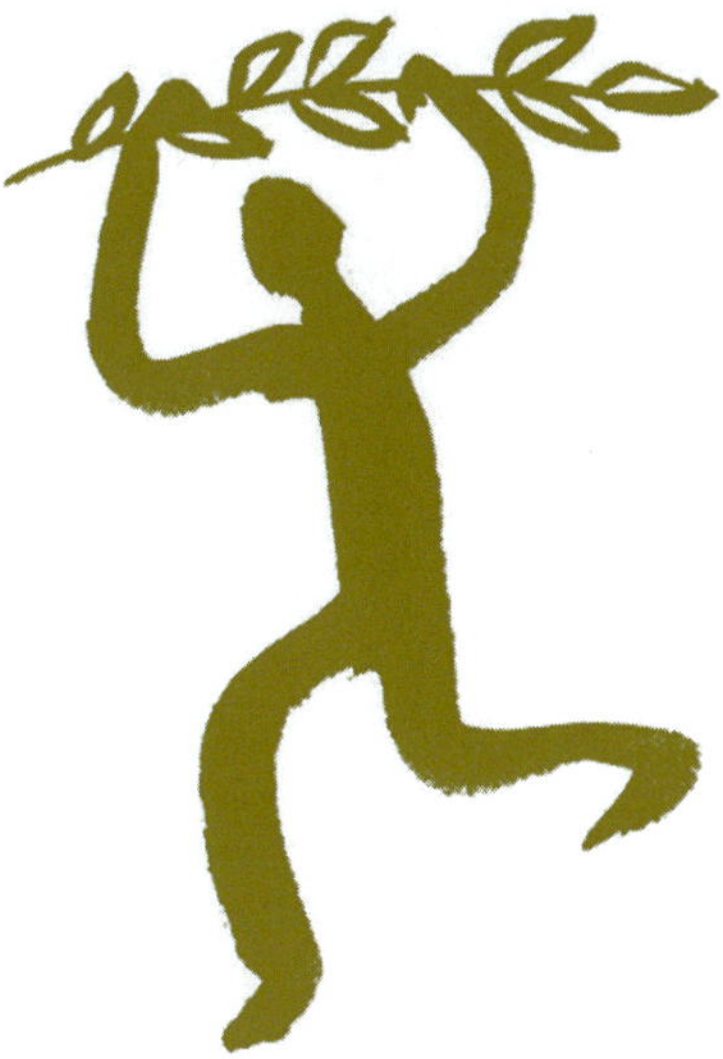

1、からだの歪みの診断

からだは全体が一つであるし、全体は部分にみなあらわれ、手にも、顔にも、からだのかっこうにも、脈にもすべてに出ます。いろいろ研究すれば、一つの法則にしたがってあらわれていることもわかってくると思います。形態観察はある部分の歪みが、からだの変化としてあらわれるのをみるポイントです。基本としては、人間のからだはだいたい左右対称になっているので、左右のちがいがあるかないかということです。

形態観察するときには、立つ、坐る、腰かける、寝るといろいろにかわっても、それぞれについて見ることができるし、それぞれの姿勢で見ることも必要です。立っていると調子がいいけれども、寝ると調子がわるいという人もいる。こんなばあいには、立っているときと寝ているときではどこに変化があるのかについてみなければなりません。

からだの調子のわるいときには、必ずからだの形態のどこかに変化が出ています。以下に示す目のつけどころを重点的に観察してみてください。最初はなれないので判断しにくいかもしれません。しかし、操体をしてみて、ゆがみがなくなったかどうかも動きと形で判断できるので大切です。

ただ、形態観察で注意しなければならないのは、患者の感覚を無視してはならないことです。運動的な観察も必要なのです。必ずからだを動かしてみて、気持のよしあしによる観察を基本におくようにしなければなりません。

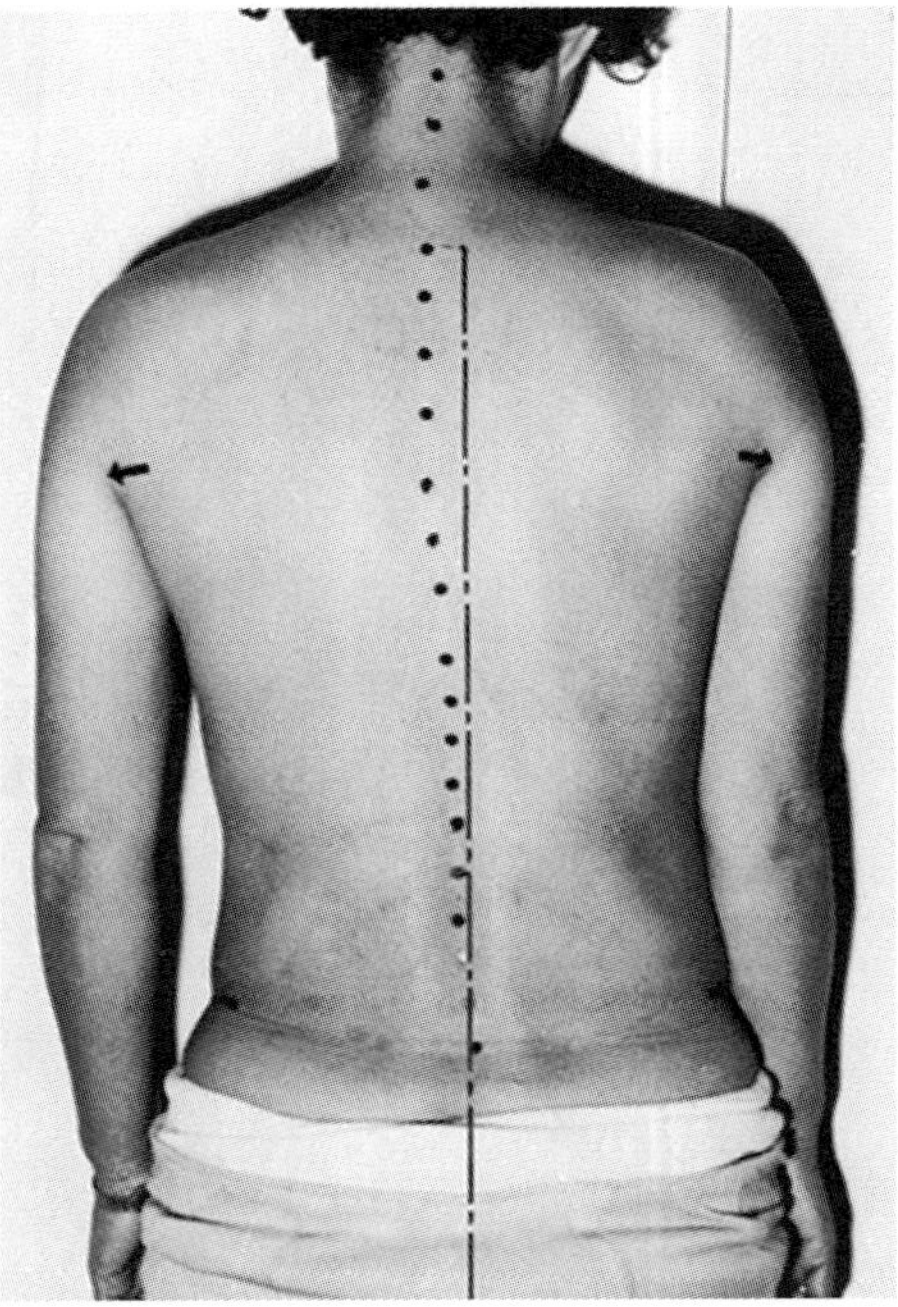

立った姿勢（背面）：背骨が曲がり、しかもねじれている。わきの下の左右高低差、左肘が体側からはなれている。

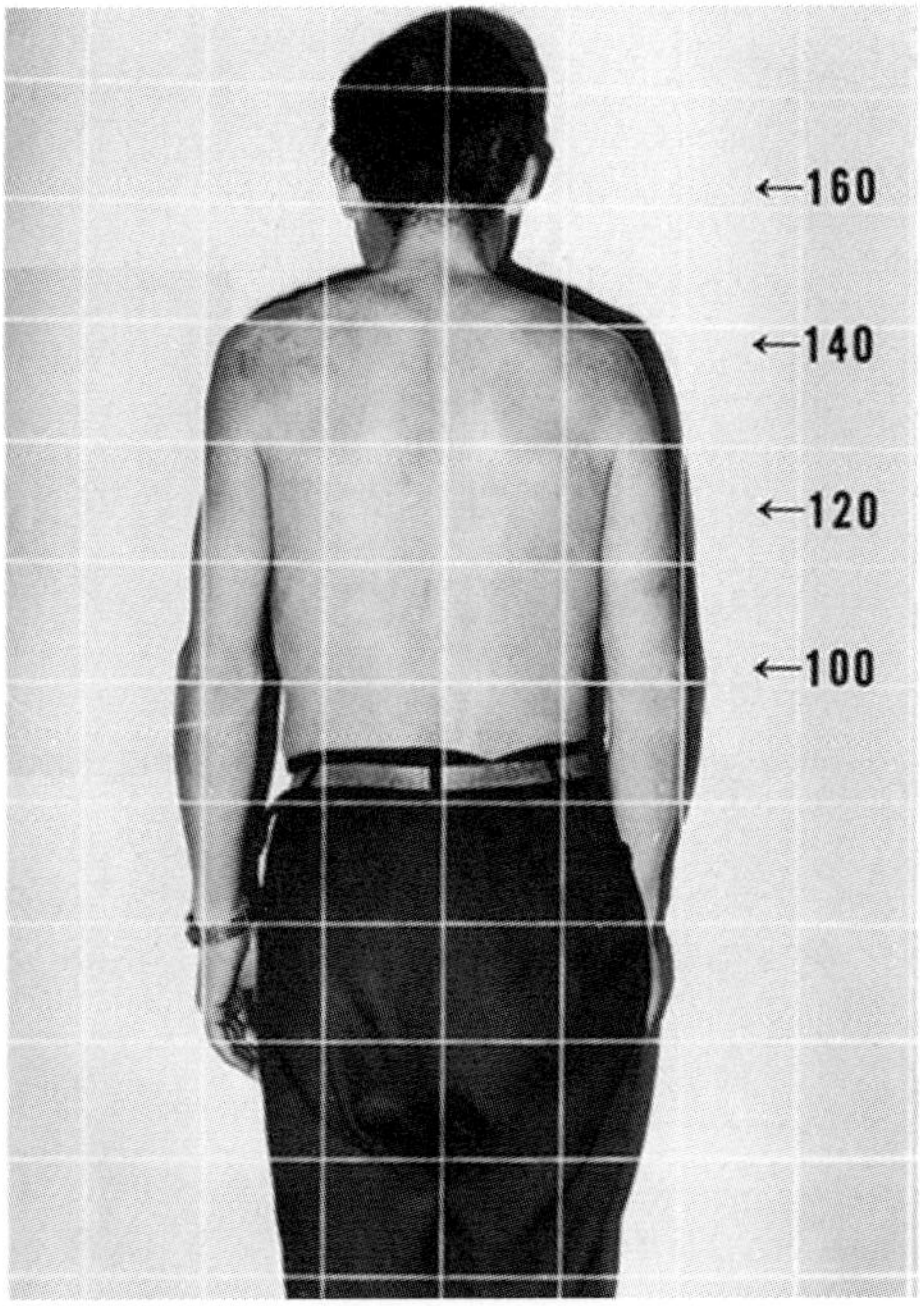

立った姿勢（背面）：左右の対称でみるのがよい。肩の高さのちがい、幅の左右差、肘の高さ、体側へのくっつき方の左右差がわかる。

①　立った姿勢

A、正　面

①頭やくびのねじれや傾き
②肩の左右の高さのちがい、ねじれ
③腕の歪曲、手のひらの方向
④乳頭の位置の左右差
⑤腸骨の高さの左右のちがい
⑥全身のねじれ、傾斜

B、背　面

①脊柱の配列と棘状突起の湾曲、ねじれ
②肩甲骨の左右高低差
③肩峰突起の方向
④背部筋の緊張、硬結、圧痛
⑤肘の位置および胴体との間隙の程度
⑥腕の歪曲とねじれ

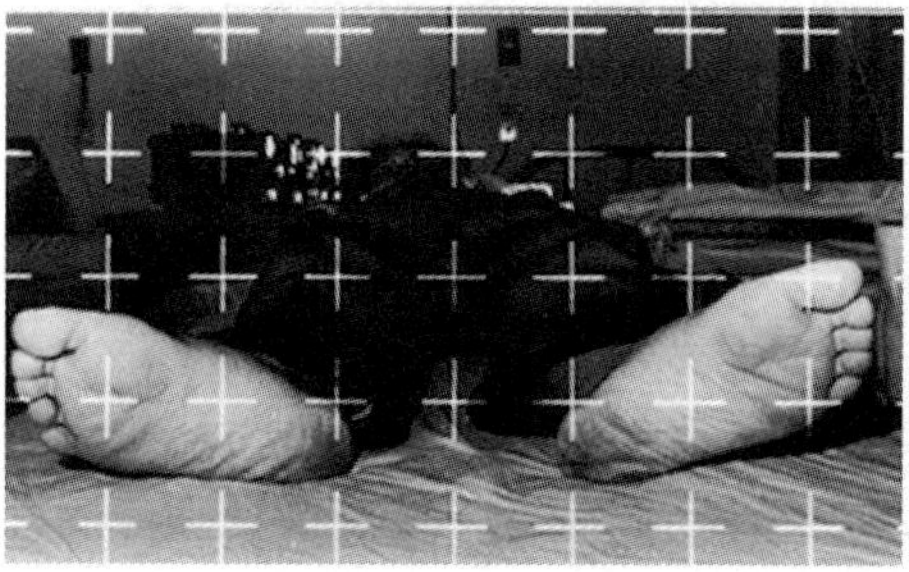

あおむけ：足の開き角度の左右差。右足が開きすぎている。からだもゆがんでいる。

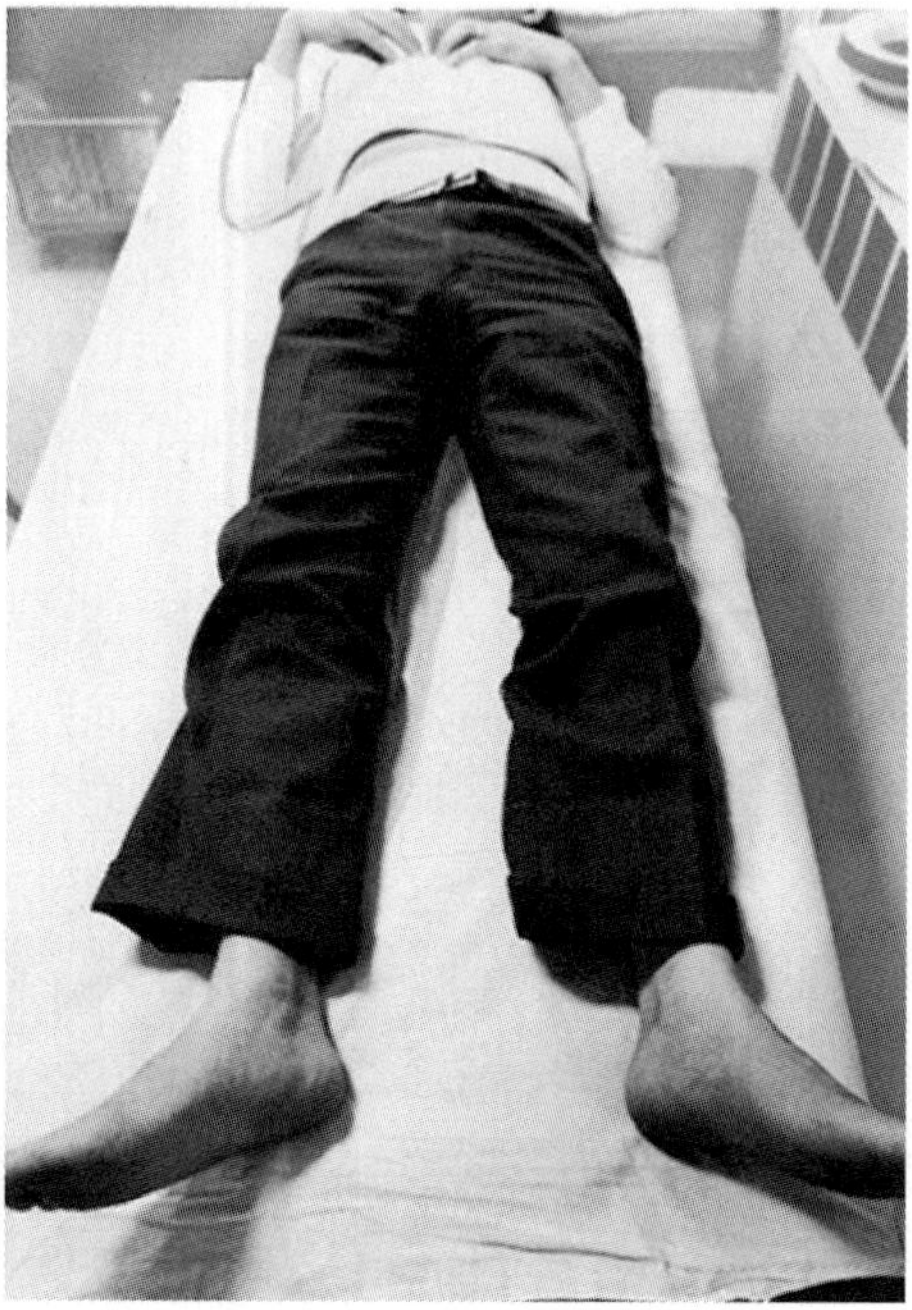

左右の脚の長さがちがうし骨盤のずれに注意。内髁《か》で比較。

②

あおむけに寝た姿勢

①かかとの形態の左右のちがい
②足底の〝魚の目〟や硬化
③足の開く角度（左と右の角度は六〇度がよい）
④内かかとの位置の左右差
⑤くび、頭の左右の傾き、ねじれによるからだの変化
⑥胸、腹部の左右の傾き、ねじれ
⑦腸骨の左右の傾き、ねじれ
⑧下肢筋の緊張、隆起、硬結、圧痛
⑨脚の長さのちがい
⑩膝の方向と左右位置差
⑪下肢の歪曲

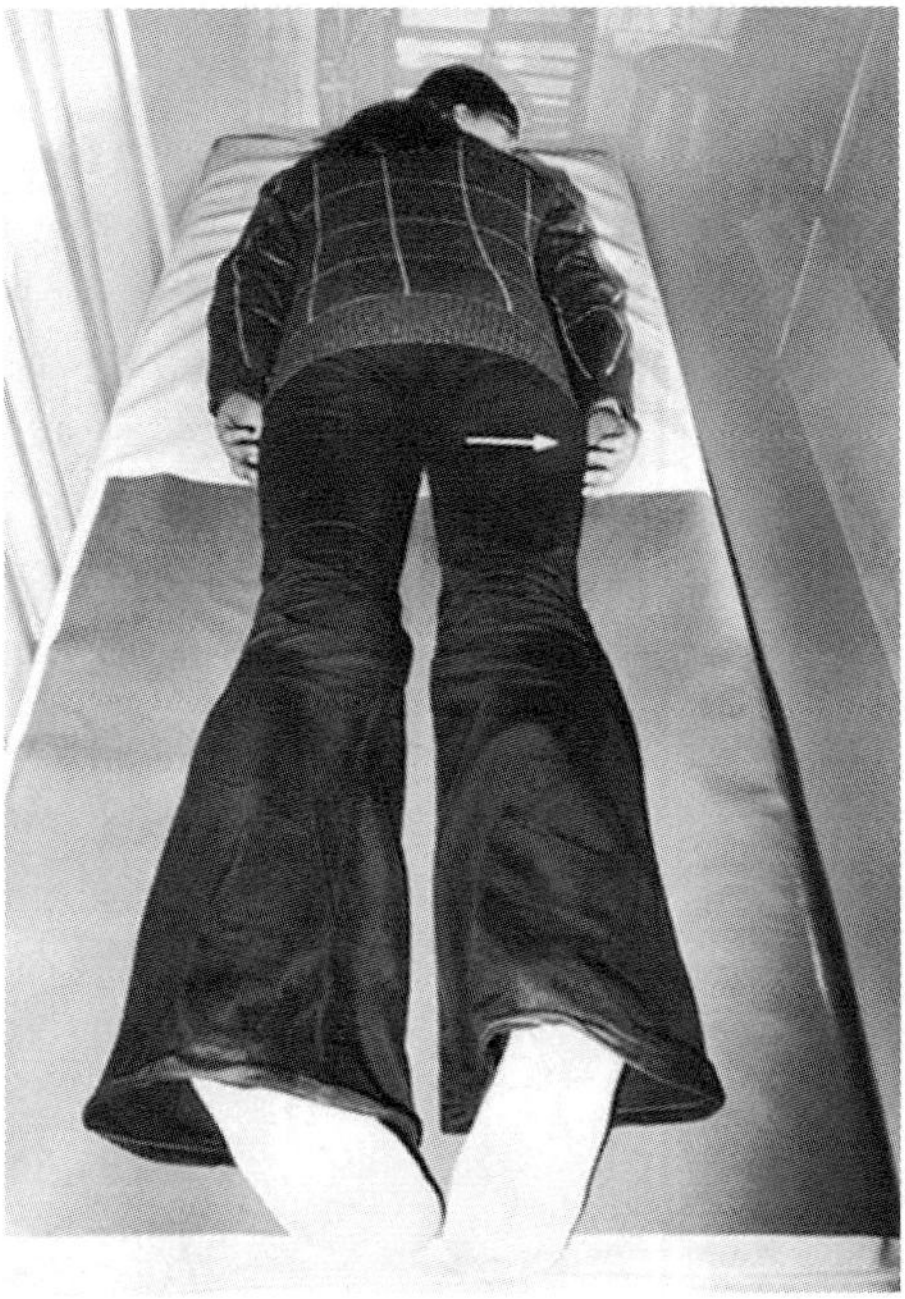

本人にとってらくな右向きにしたときは体側にならぶ。左右の肩は平らになるはずだが、右肩が左肩より高くアンバランス。

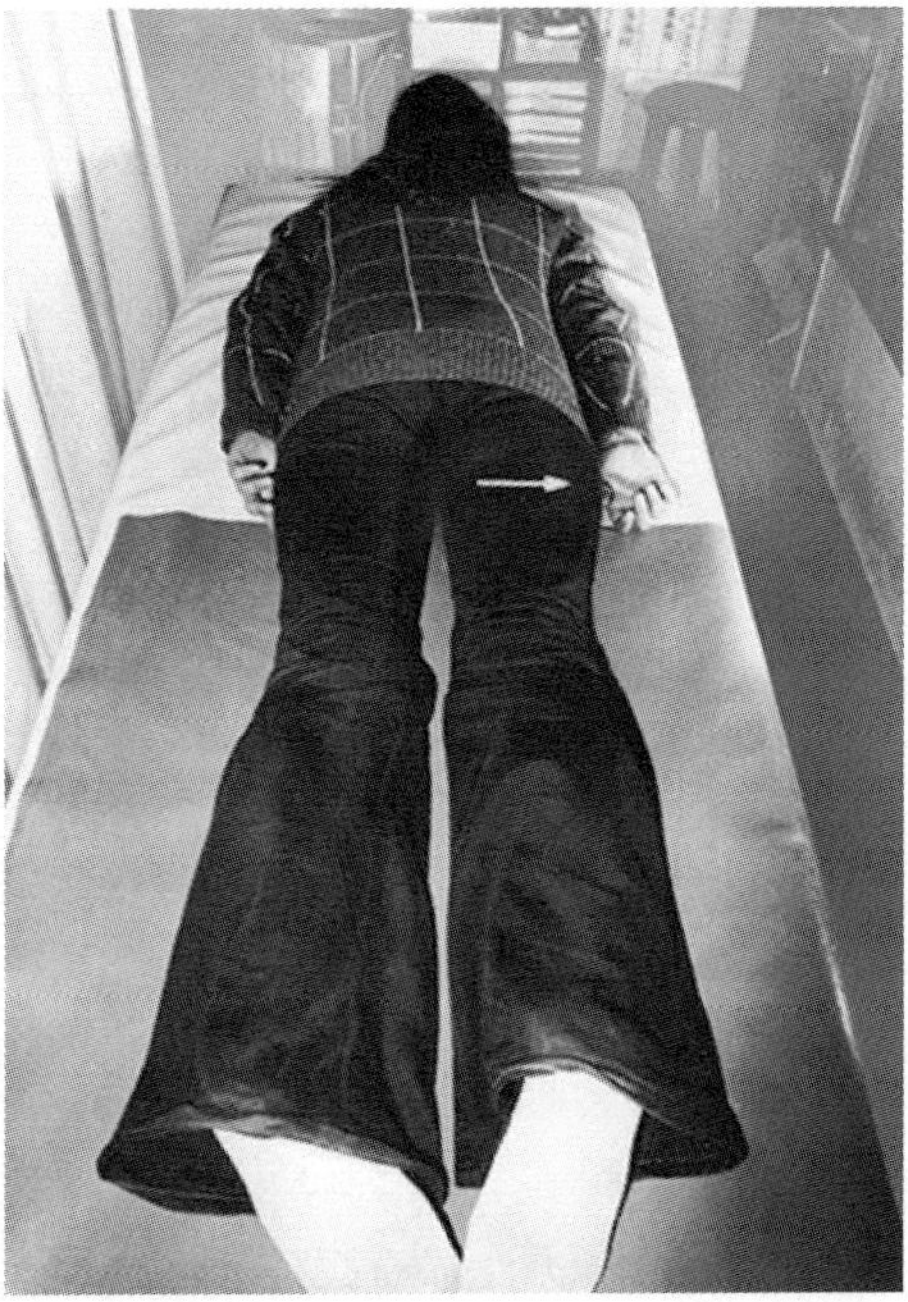

顔を直下に向け額をつかせると、手のひらは上を向く。

③ うつぶせになった姿勢

①背中の棘状突起の湾曲とねじれ
②背部筋の緊張、隆起、硬結、圧痛
③全身の左右高低差の比較
④顔の左右方向別のからだの変化

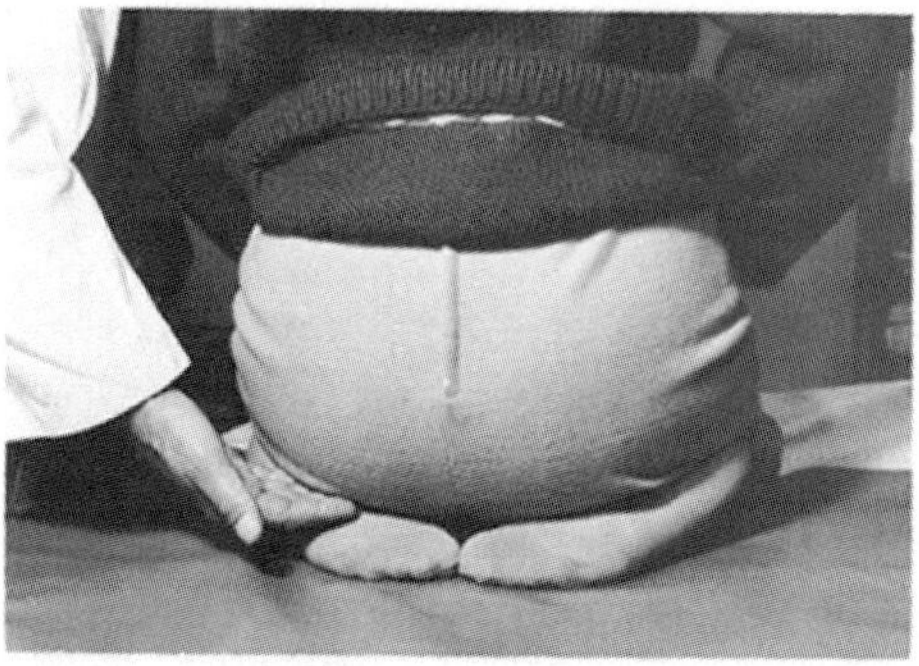

正しい坐り方：土ふまずに尻がスッポリ入る。背筋が伸びていると、足と尻の間に指が入らないくらいのすき間。

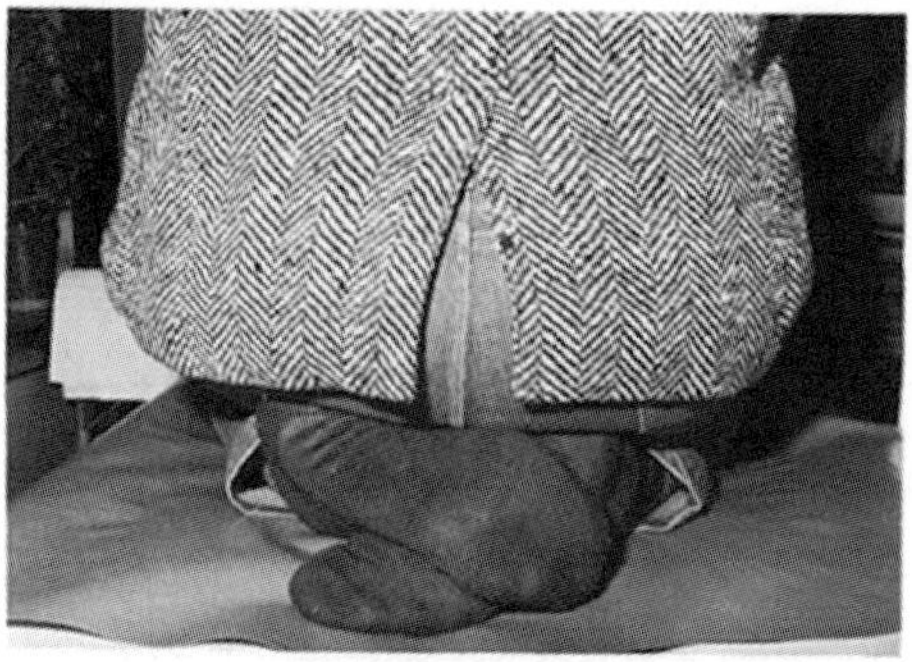

バランスのくずれた坐り方：本人としてはこの状態がいちばんらくで、この坐り方でバランスをとっている。脊柱が直立して曲がっていない。

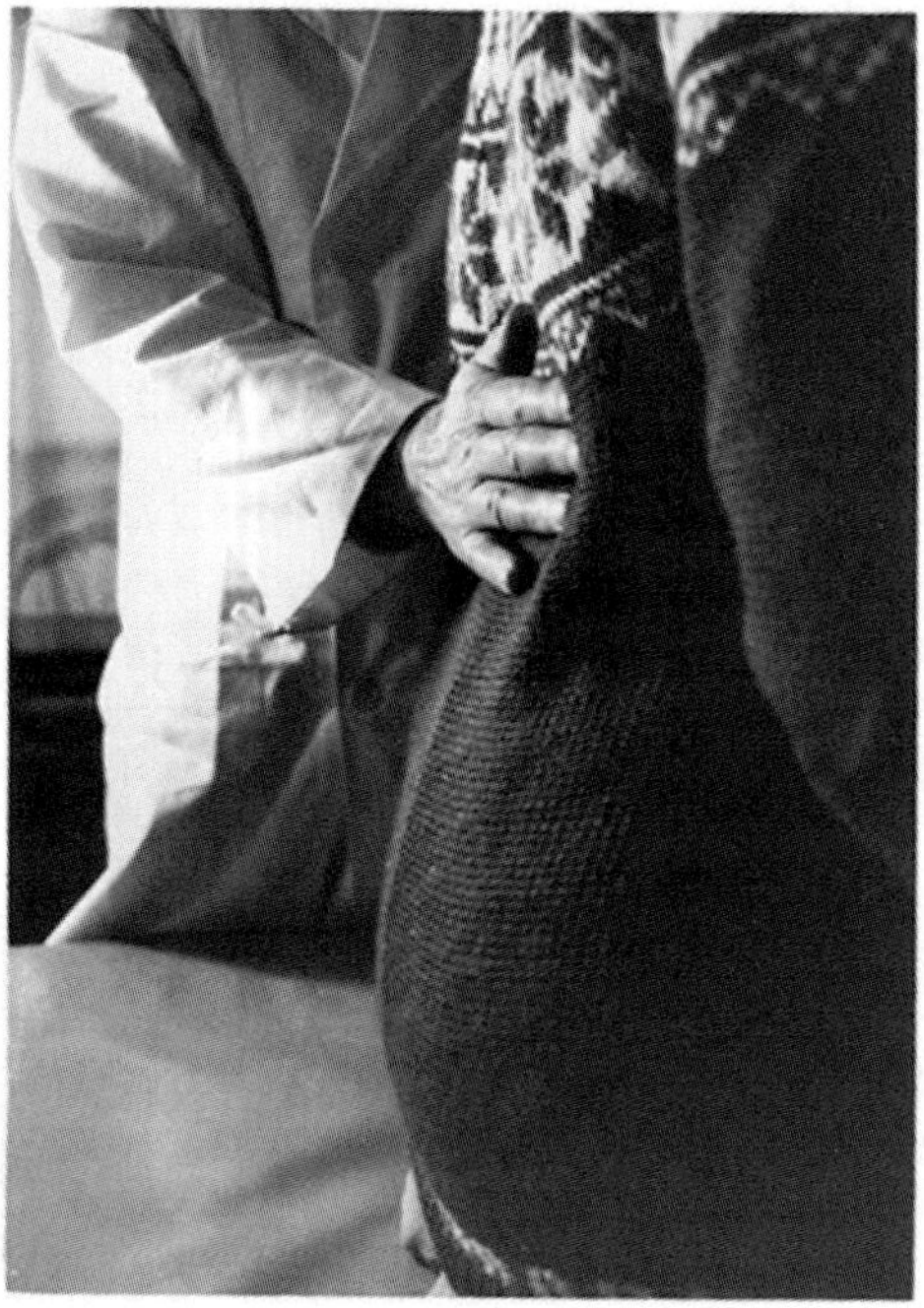

正しい坐り方：背筋が伸びている。

④

坐った姿勢（椅子、正座）

①脚の開く角度、膝の組み方の左右差

②腰椎の前後左右への傾き、湾曲

③お尻の足底へのおさまりぐあい

2、操体法の基本型

(1)「操体」の基本運動

▼朝夕二回毎日やっていると、年齢、性別でおそい早いはあっても、必ずからだが柔らかくなり、前屈しても手のひらが床にピタリとらくにつくようになる。そこまでいったらしめたものだ。健康で気分よく毎日がおくれる。この事実を体得せよ！

▼動作は必ず呼気で、**ハズミをつけず**にやる（足踏みは別）。

①

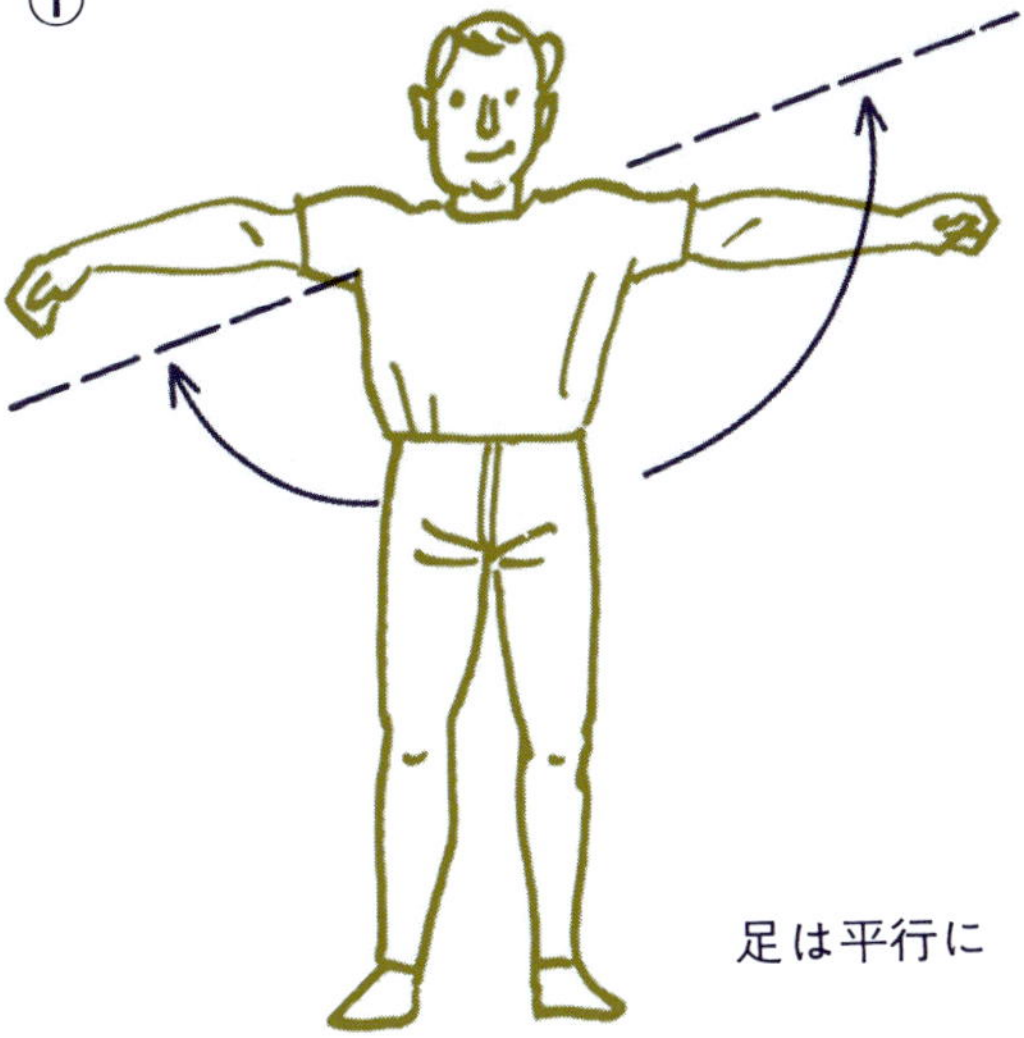

足は平行に

足を腰の幅だけ開き、腰と背骨をゆったりと伸ばして直立。眼は正面の一点をみつめる。

ゆっくりと静かに両手を水平にあげる。ひと息したらバサーッと両手を落とす。**(3～5回)**

※どちらか上げにくいほうがあるかもしれない。そのときは、そちらの側の足に重心をかけるとよく上がるようになる。

②

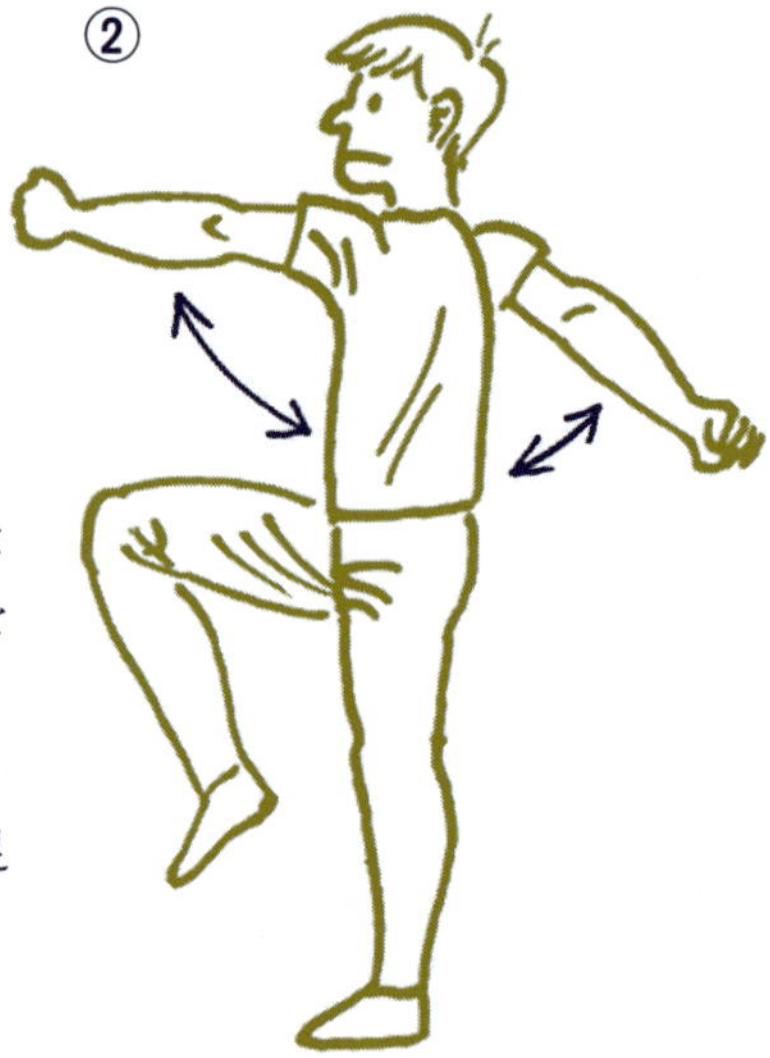

正面の一点をみつめ、両足をピタリとつけ、尻をグッと後にひき、膝と背骨をピンとまっすぐに伸ばし、アゴを引く。

膝を直角になるほど高く上げ、足のうらで床に平らにつくよう強くドンドン足踏みする。このとき手は大きくふる。

(30～50回)

③

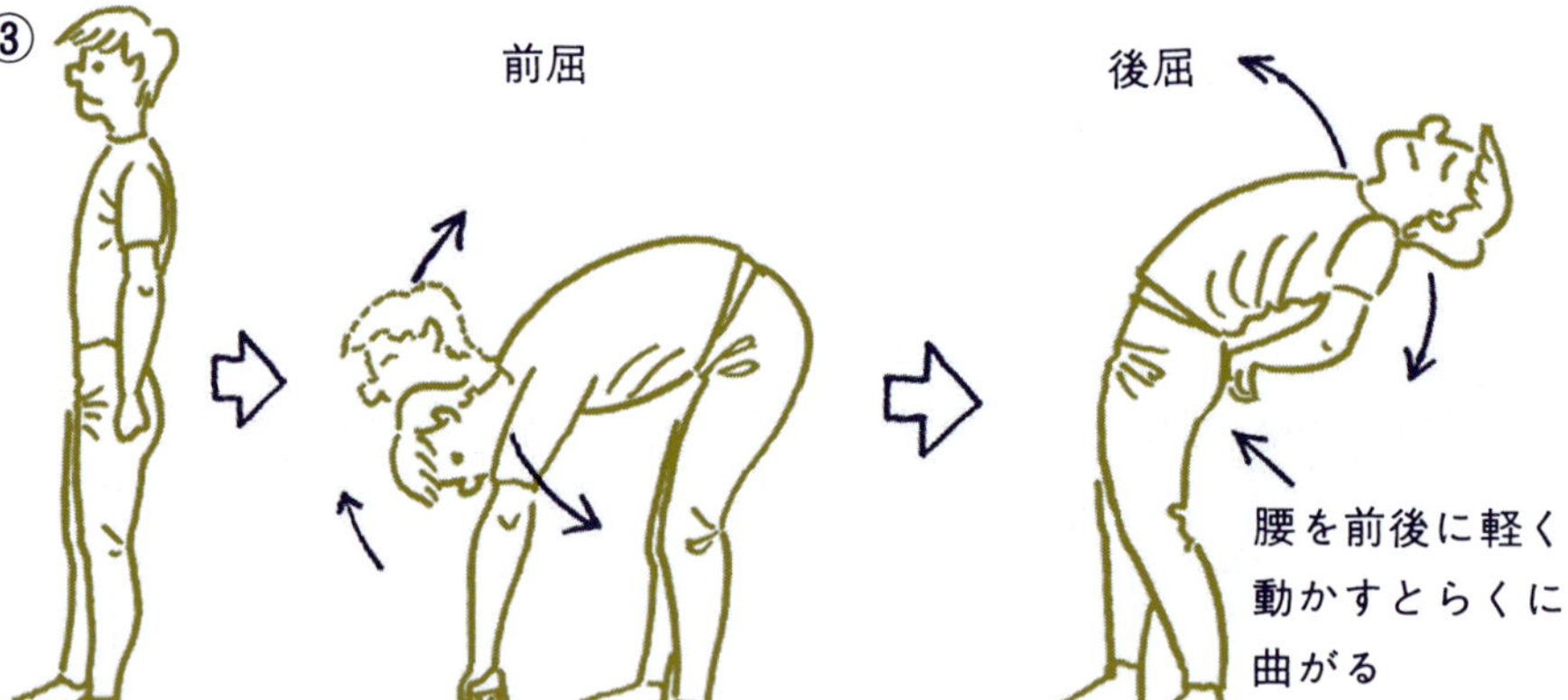
前屈
後屈
腰を前後に軽く
動かすとらくに
曲がる

↑自然体で立ち、静かに上体を前に倒す。頭も手もダラリと下げる。ゆくところまででよい。無理をしない。止まったところでひと息つく。体をおこすときはまず顔を先におこして、足うらで床を踏んでおきる。

↑次にからだを後ろにそらす。止まったところでひと息やすむ。

苦しいのをムリに大きくそらすなかれ。回数が重なると、だんだん大きくらくに動いてくる。

(3～5回)

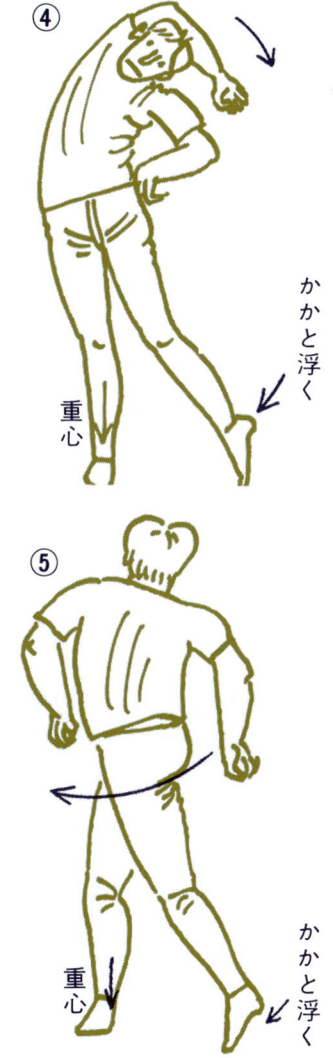

④

上体を横に倒す。倒れるほうの反対の足に重心を。左右どちらかやりにくいほうがあれば、反対のやりやすいほうを強く１～２回よけいにやると、やりにくかったほうもやりやすくなる。ムリするなかれ。
（３～５回）

⑥

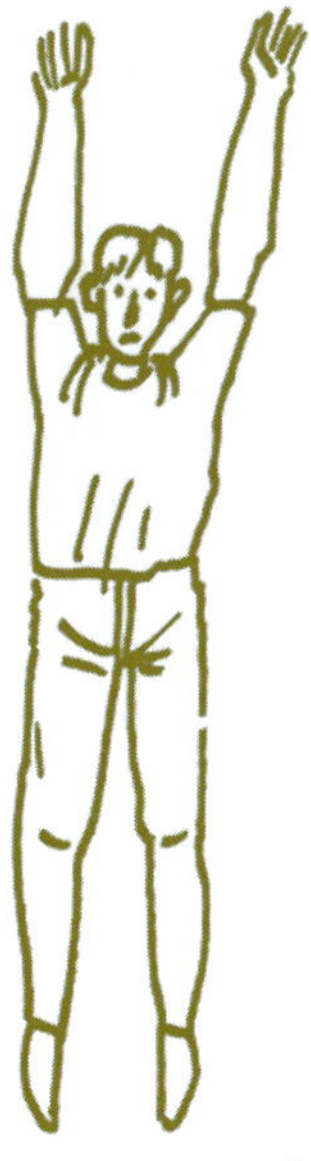

⑤

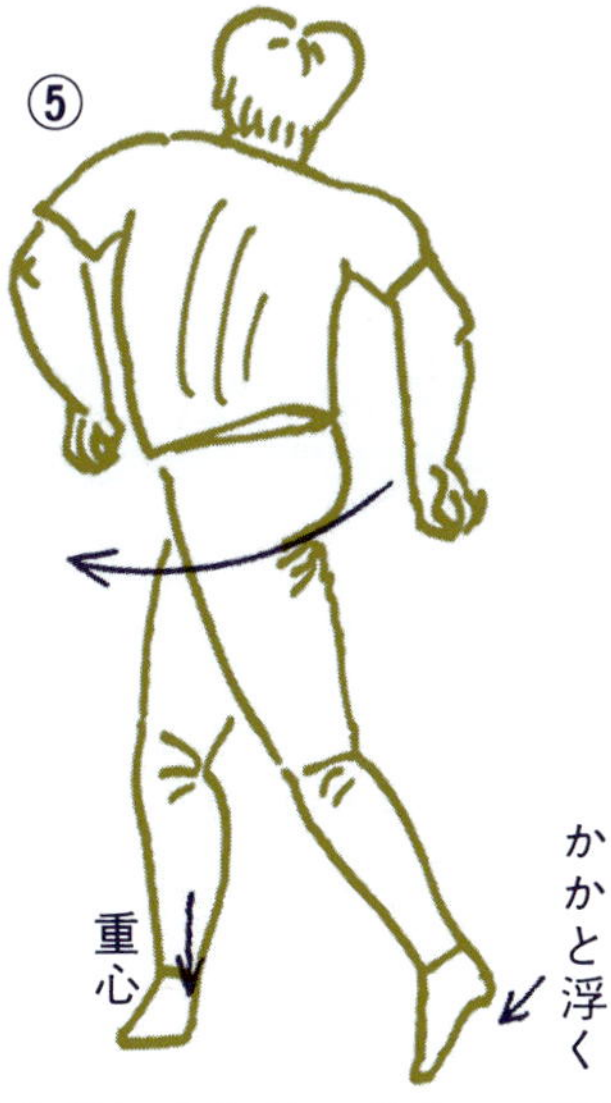

天と地に引っ張られるような気持で、爪立ちしながら両手を上に上げる。グラグラしないように。バサッとおとす。**（３～５回）**

からだを横にひねる。ひねって顔の向くほうの足に重心をかける。左右交互にやる。向きやすいほうは、少し強くやってもよい。やりやすいほうは歪みを元にもどすバック運動になっている。やりにくいほうは、それ以上ムリするなという赤信号。**（３～５回）**

(2) あなたのからだのどこに歪みが

▼からだが痛い、背中、腰、腹、胸など。病気の第一段階は、からだの骨組のズレ、関節の歪みの発生による。背骨を含めて全身の関節が自然の設計どおりに動けたら、すばらしい健康状態。さてあなたのからだはどこに歪みがあるか、からだを動かしてテストしてみよう。

正座コマ運動

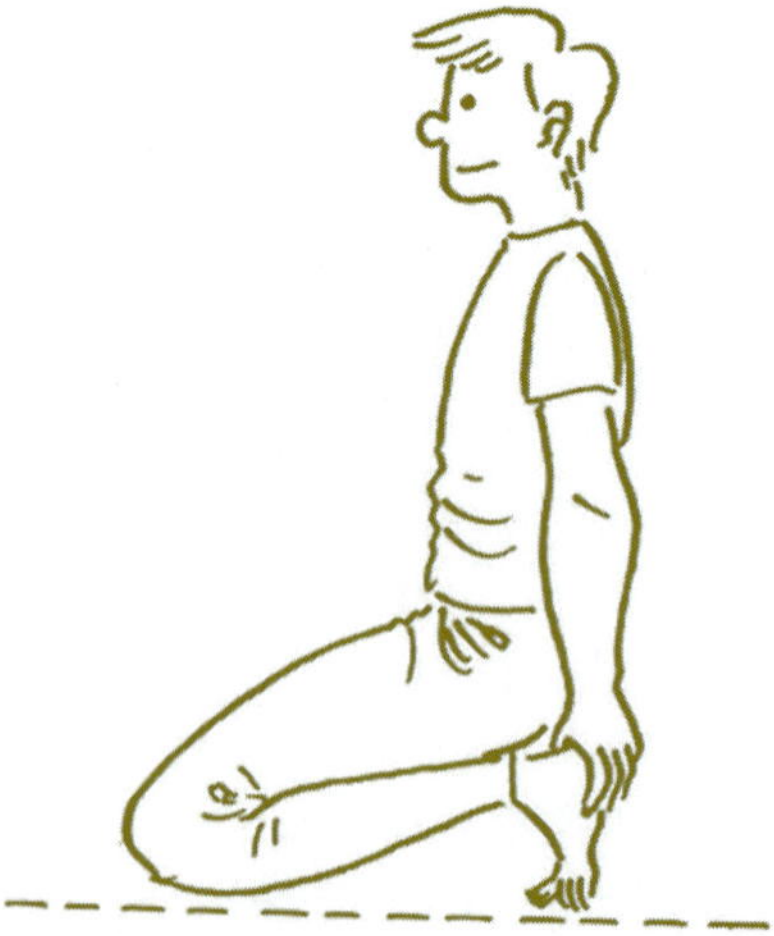

両膝をくっつけてツマ立ちするように坐り、かかとにお尻の坐骨がのるようにする。両手でかかとを軽くにぎる。

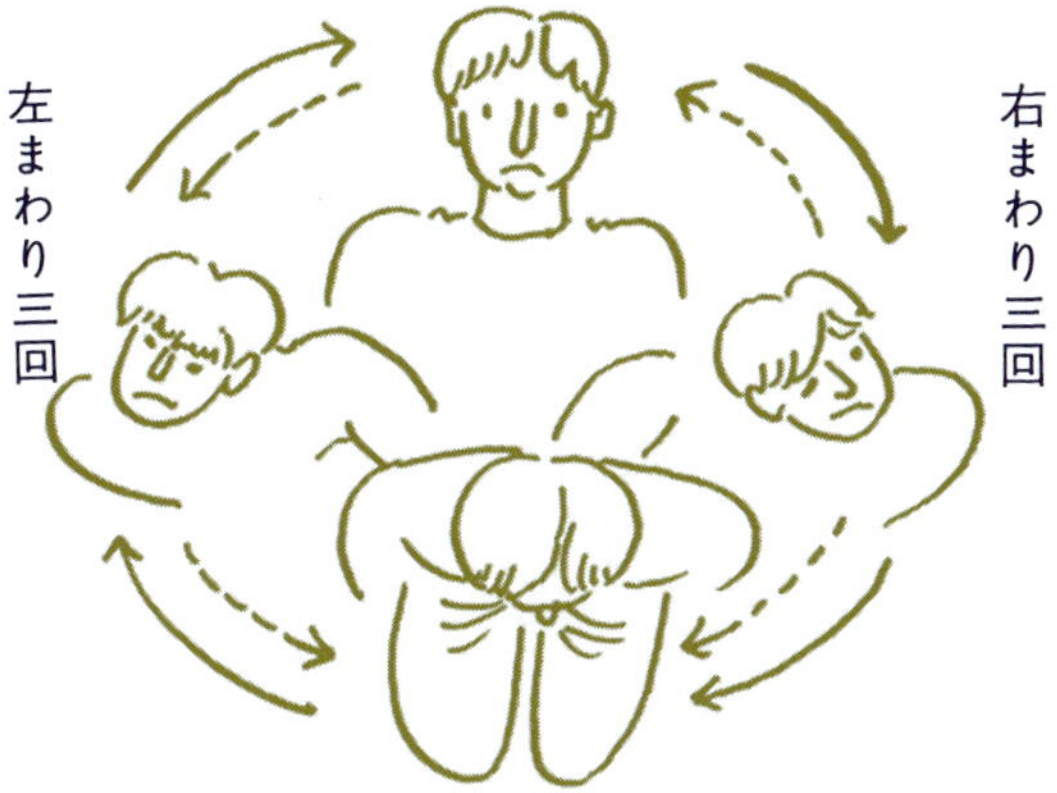

（上から見た図）

上体や首の力を抜き、手がかかとから離れない範囲で、かかとの上の全身をユックリまわす。首も背骨もシナるように。止まりかけたコマのように。

（横から見た図）

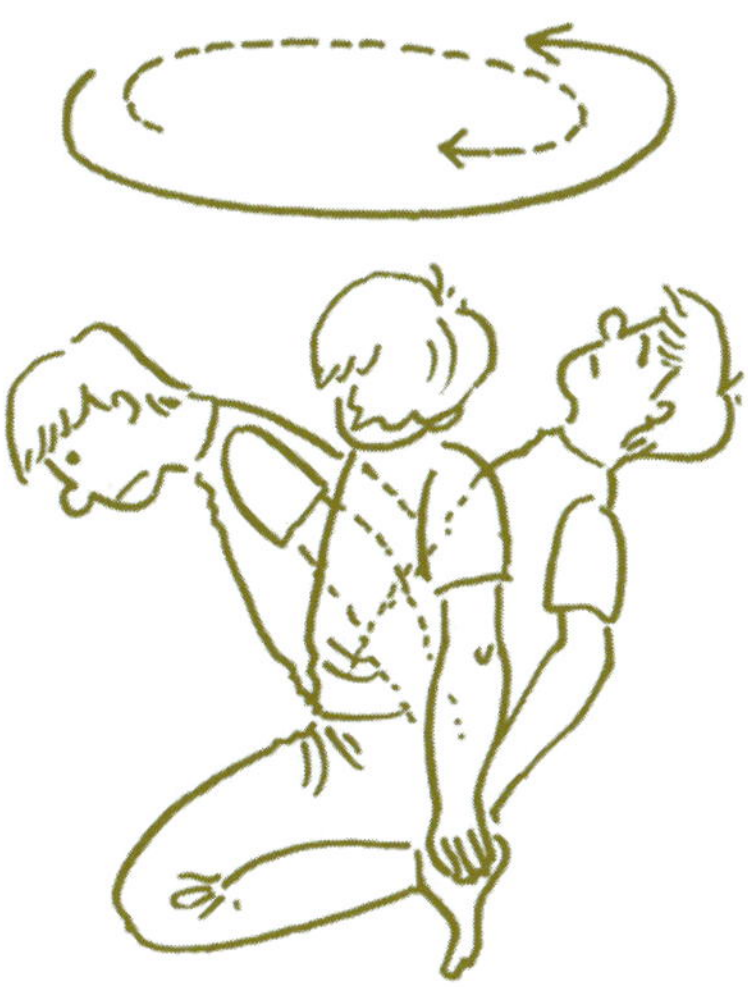

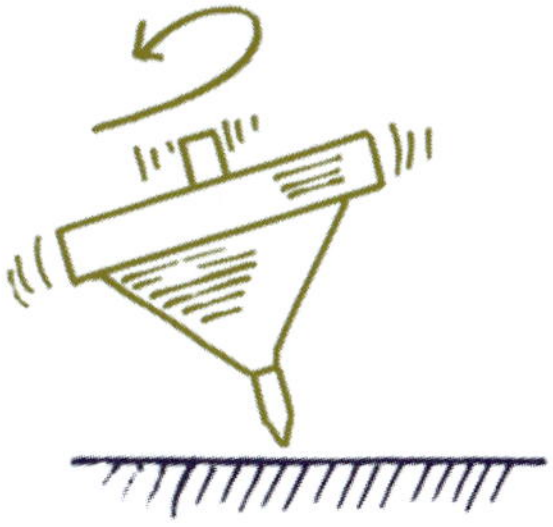

足の指までほとんど全身の関節が動くから歪みのありかがわかる。からだのどこかにヒッカカリはないか。左右でまわりにくいほうはないか。気持よくまわれるほう（快適運動）を２～３回よけいにまわす。快適運動は、歪みを正体にもどす。痛いほうをムリに回さないこと。

四つんばい試験運動

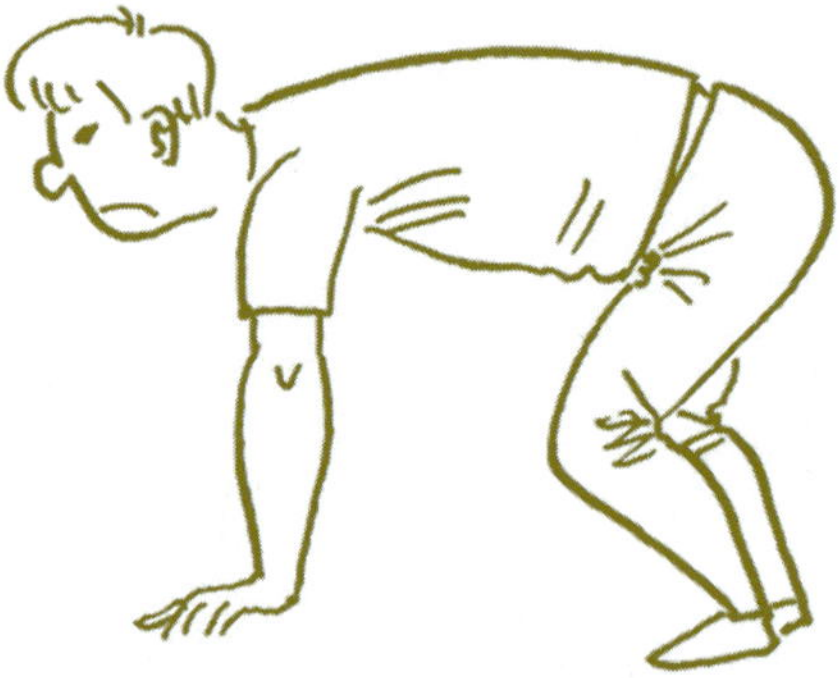

両手と両足を床につけて、適当に膝を折りまげて、らくに動ける姿勢をとる。お尻や肩を左右や前後にいろいろ動かしてみる。

なかなか左右は平均しないもの。これも、やりやすいほうを2～3回よけいにやるとよい。

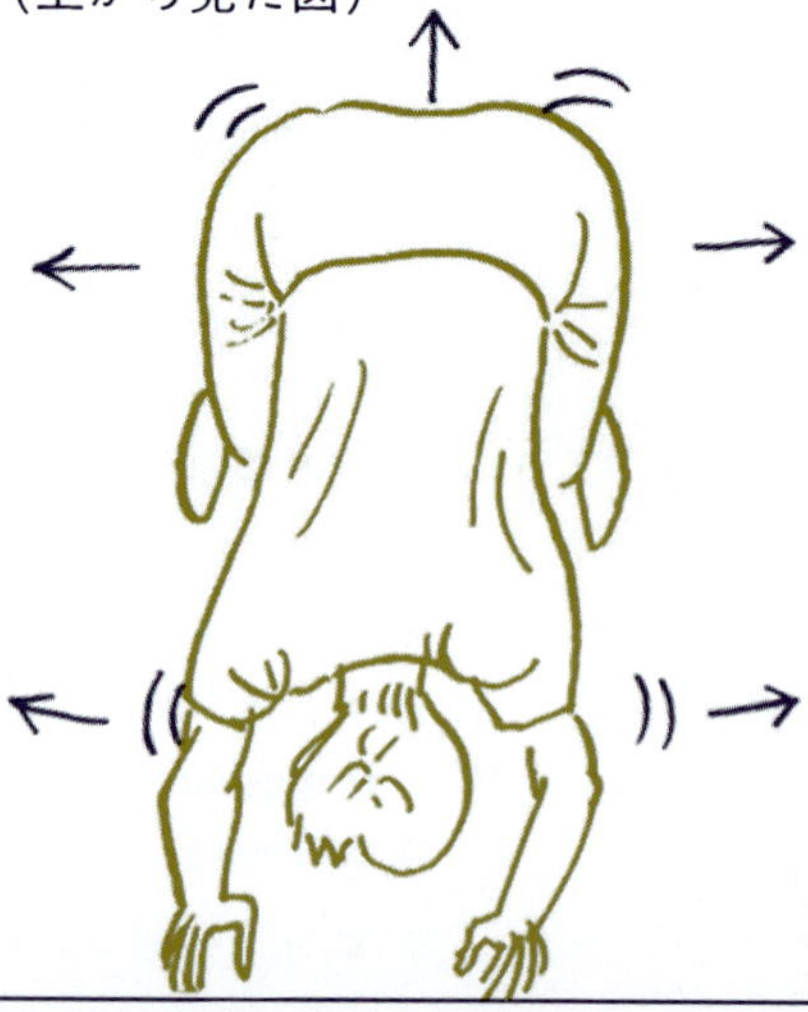

中腰尻ふり運動

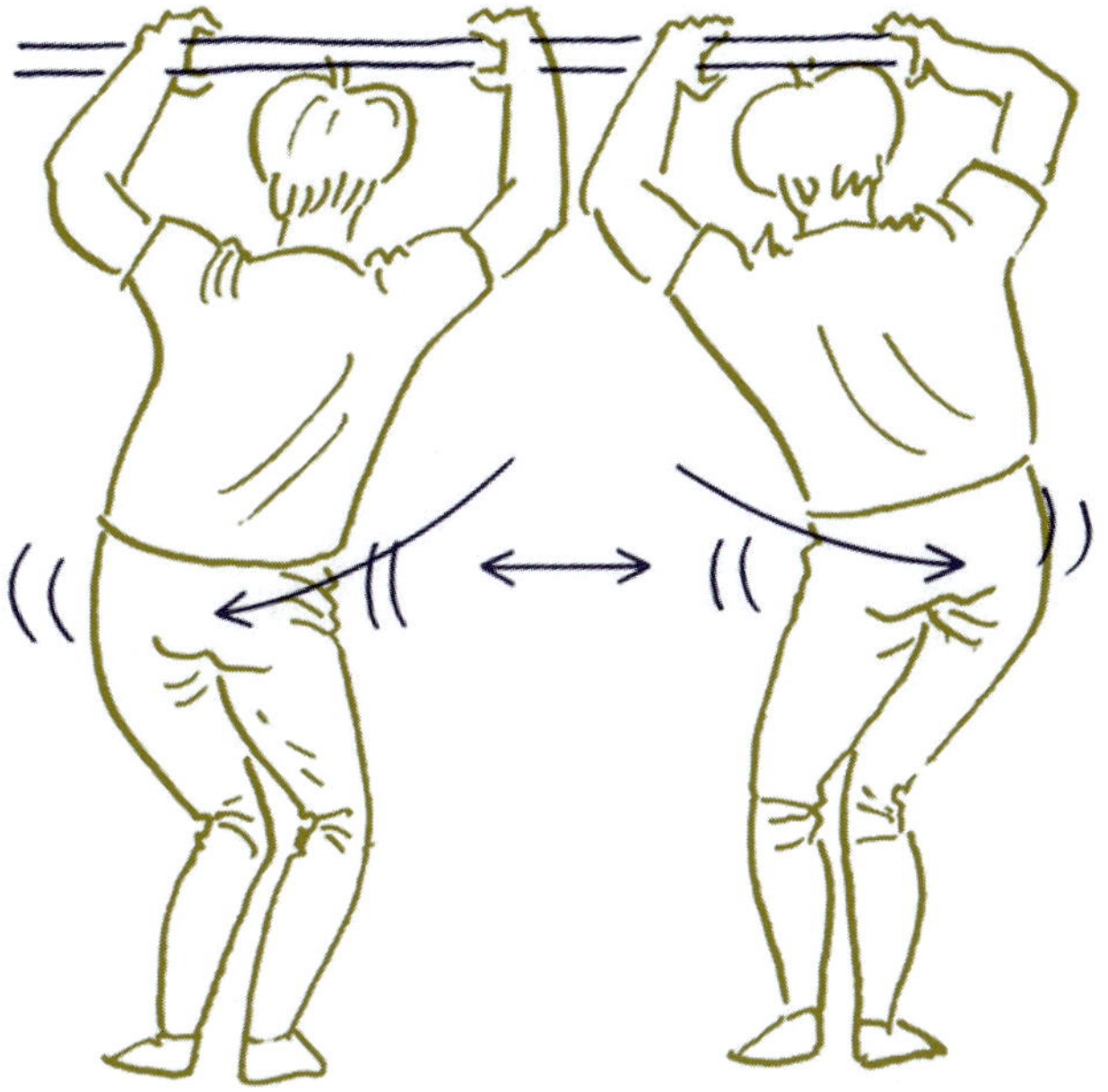

左右の感じがちがわないか？

足は動かさず、しっかり踏んだままで

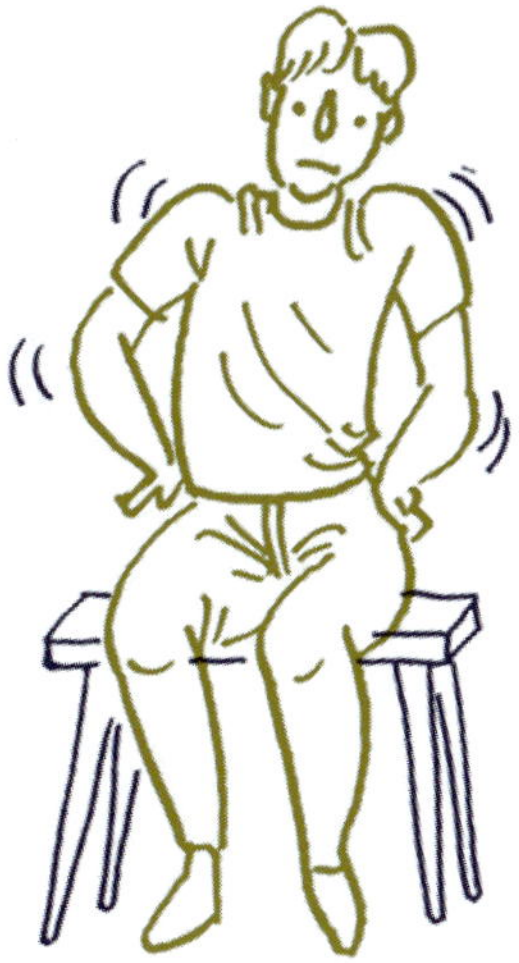

↑自分の頭くらいの壁や棚などに手をそえて、膝を軽くまげて、お尻を右に左にふってみる。やりにくい、痛いほうはがんばらない。痛いほうは歪みの注意信号。やりやすいほう（快適運動）を２～３回よけいにやると、痛いほうもらくになってくる。

←椅子の上でもよい。膝のうらが台のへりに安定するように深くかける。上体を左右にたおす。

(3) 操体療法の基本型

▼〝操体〟とは、からだを動かしてからだの歪みを正し、もとの「正体」にもどすことである。からだの訴える異常感覚・苦痛は、健康悪化、病気への警告信号。逆に異常感覚が解消するのは、治癒への第一歩で、次にからだの機能が回復してくる。

▼操体の原則

●苦しい動きはしないこと。本人にとって痛みや不快感の生じない動きであること。

●からだの動きの中に〝安定した気持よさ、快感〟を求めることがカンドコロである。

操体　A

脚腰の痛み、ダルさの消去、全身異和の少なくとも半分はこれでよくなる。

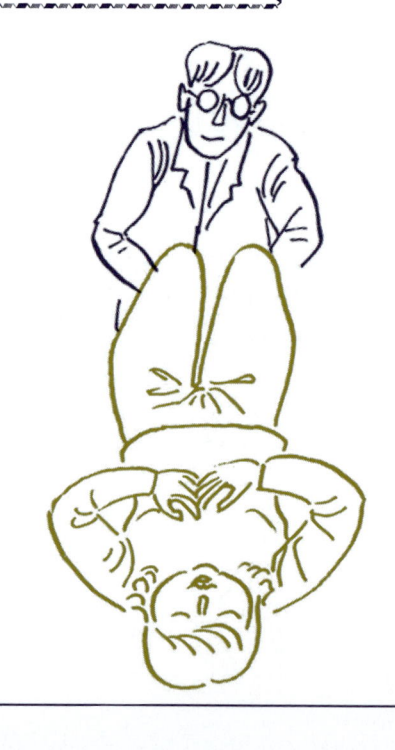

(1)からだから力を抜き、両手は胸におく。

(2)両膝が軽く触れるくらいにして、膝を立てる(½屈曲)。

(3)膝のうら側(下腿上部)屈曲部を横断的にさぐると、ものすごく圧痛のある筋緊張にふれることがある。内圧に異常変化があるためだ。

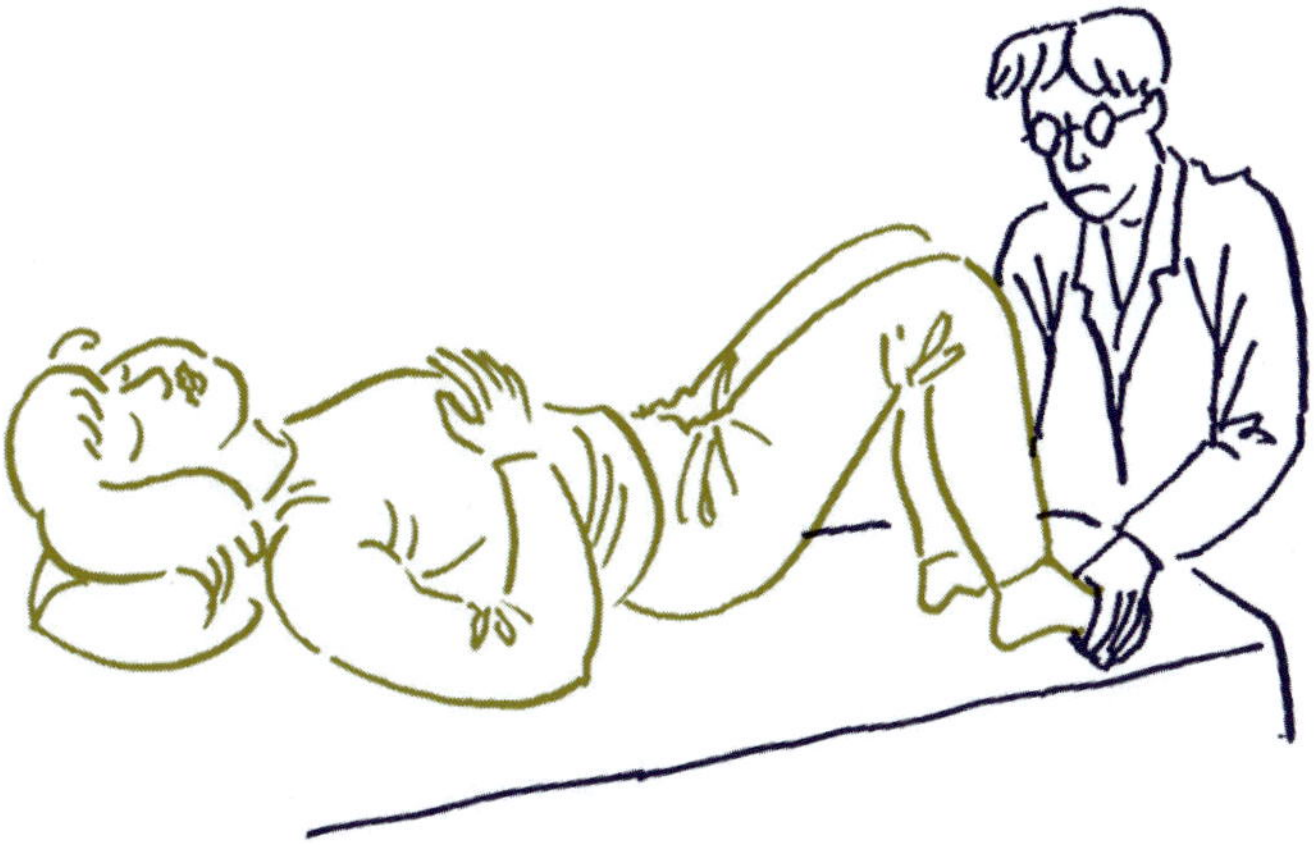

(4)術者は両手を患者の足背部におく。

(5)患者はかかとを支持点として、圧痛のあった側の足指をそり返らせ、足背部を徐々に持ち上げていき、術者はそれに対して若干の抵抗を与える。

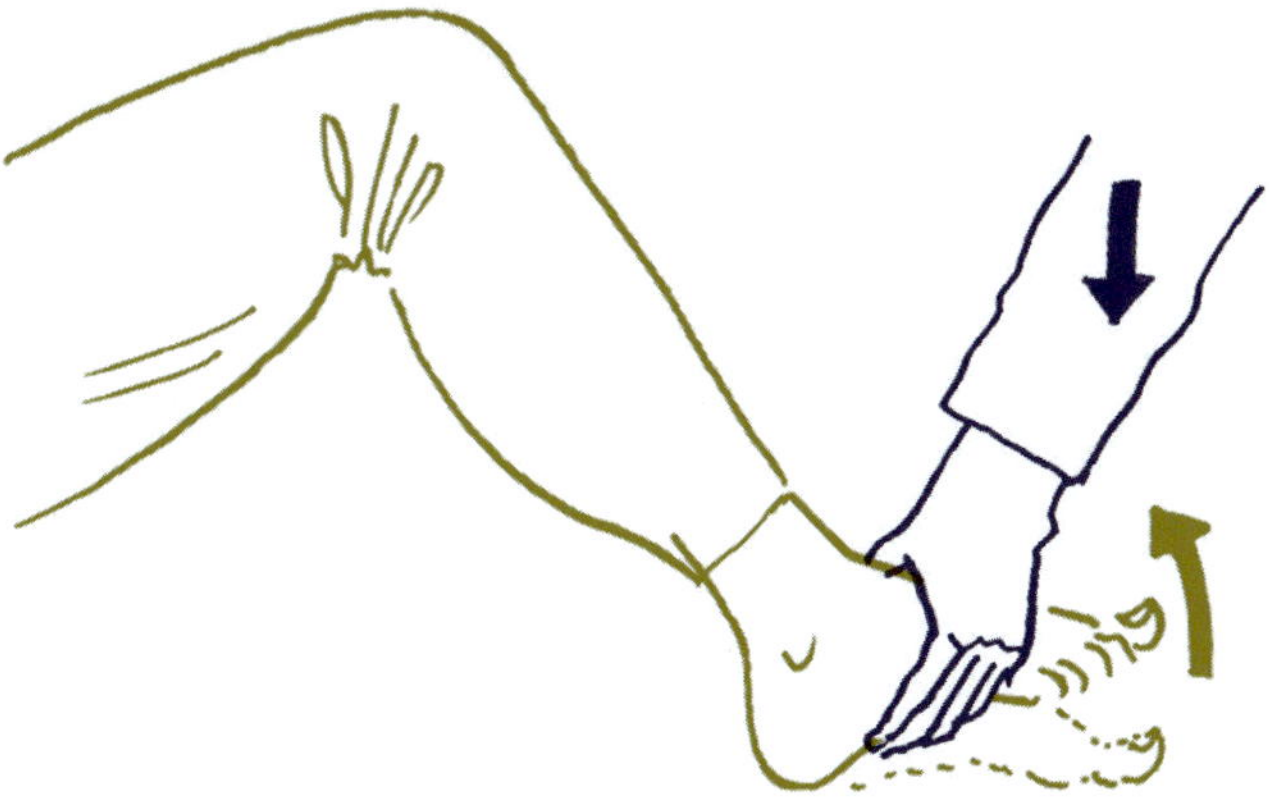

(6)持ち上げた足先を3～5秒間保持したあと、ペタンと脱力させる。**（2～3回反復）**

圧痛のある筋緊張は消失する。

操　体　B

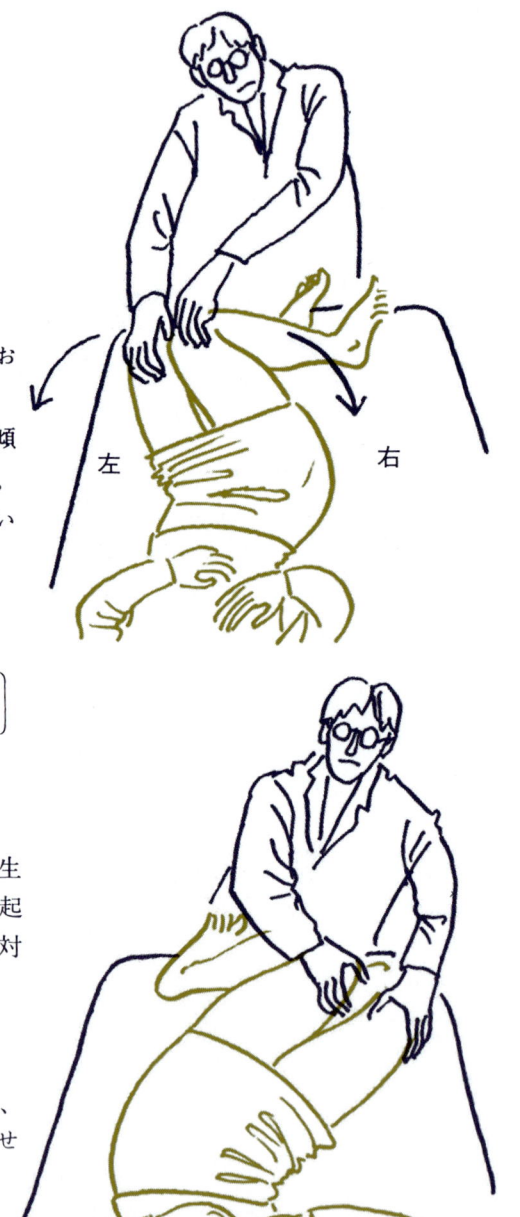

背・腰痛の消去

⑴患者はリラックスして両手を胸におき、膝を立てる。

⑵術者は膝頭を軽くおさえ、左右に傾倒させ、その左右の感覚差を聞く。（左右のどちらがらくか、やりにくいか？）

↓

（かりに、膝を左に倒すと異和感があるばあいは）

↓

⑶上図のように左に倒して異和感の生じた点(角度)から、右へ膝を立て起こし、さらに右に倒させ、それに対して術者は軽く抵抗を与える。
（患者は異和感の生じる部位から“のがれる”ような気持で動く）

⑷右に倒して膝が床面近くにきたら、3～5秒間保持し、瞬時に脱力させる。**（2～3回反復）**

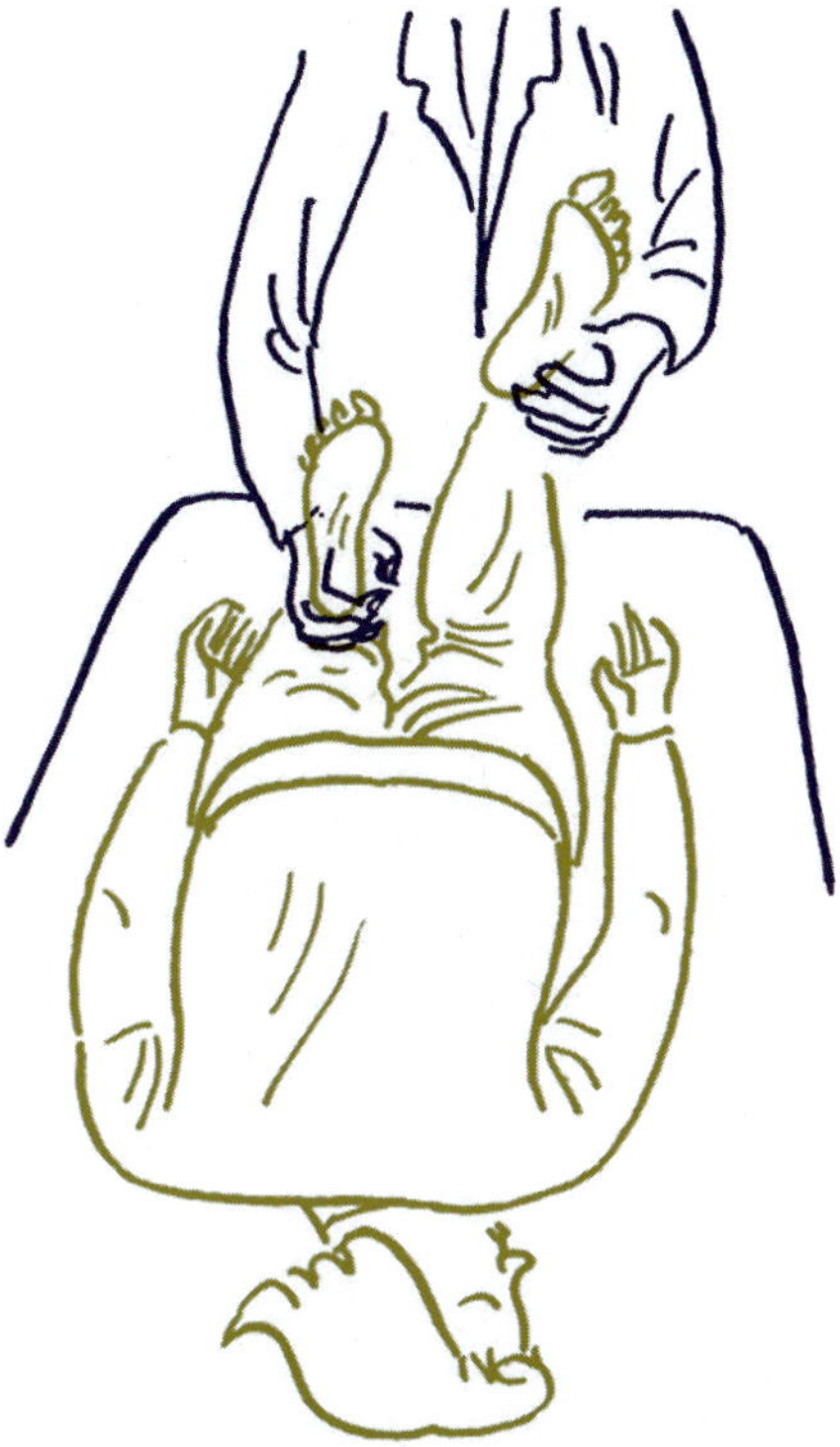

操　体　C

背痛・腰痛の消去

⑴全身の力をぬき、顔は向けやすい方向に。

⑵術者は足首の関節を持ち、膝屈曲を行ない、かかとをお尻につけるように押し倒し、その左右の異和感を聞く。

（膝屈曲による苦痛、圧迫、突張り感が腰・膝・大腿部に生ずる）

⑶かかとがお尻につかない人の大多数は肉食過剰者で、スポーツ選手に多い。

⑷人間は足を土台にして立ち動く。足の歪みは全身の歪みをつくる。

- かかとがお尻につかない。
- かかとはつくが、動きがなめらかでなく、ぎこちない。抵抗感がある。

↓

このばあいは次のページの動作を

（イ）

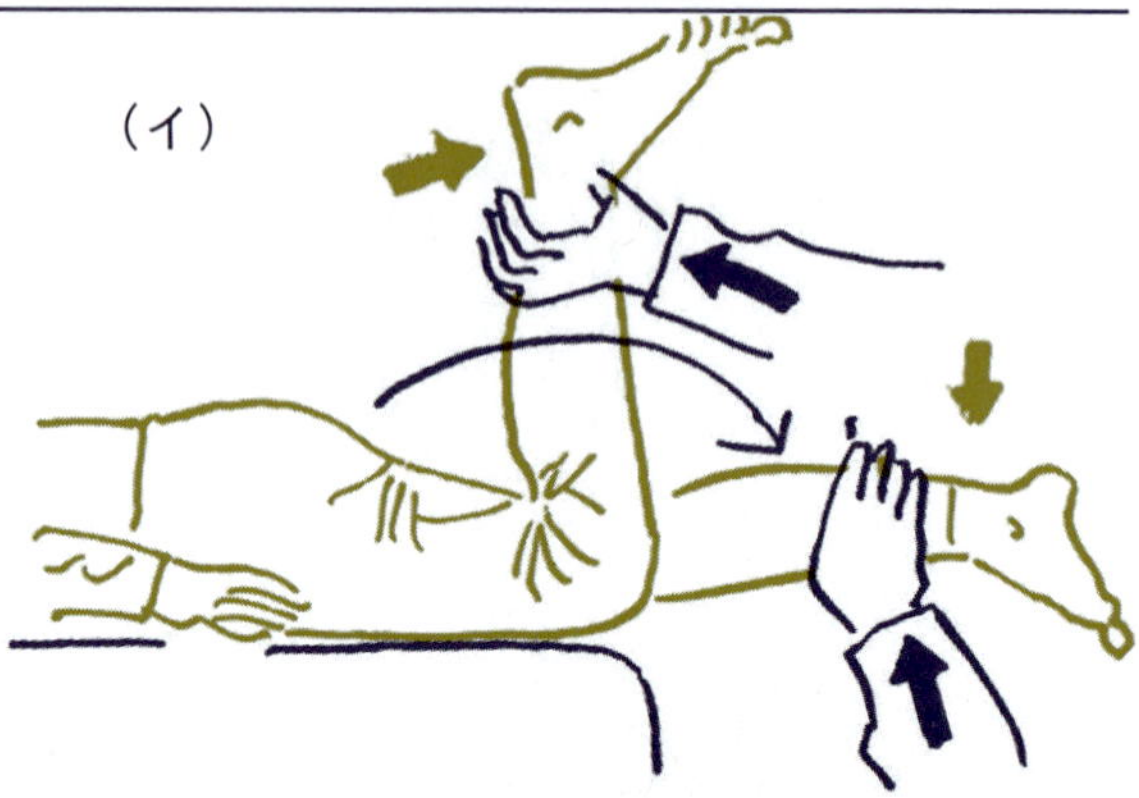

膝を曲げた位置から伸展を行なわせ、術者は足首を持ちあげるようにしながら抵抗を与え、下肢が伸びきった３～５秒後に瞬間脱力させる。

（ロ）

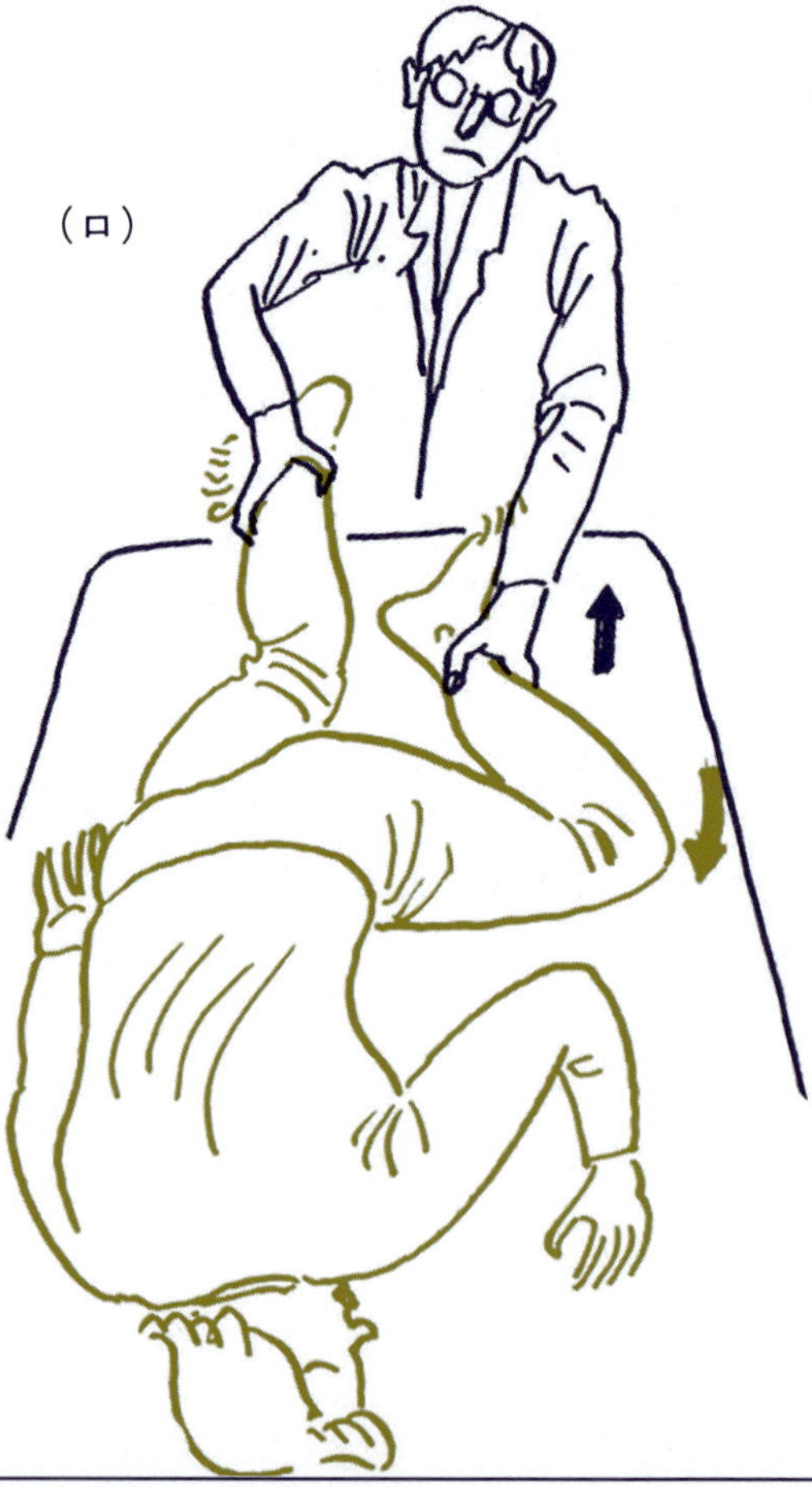

膝頭を体側にそって上にあげさせ、術者は足首を持って抵抗を与え、かかとが他方の膝まできた３～５秒後に瞬間脱力。これでもう一度かかとをお尻につけてみる。つくようになる。つかなくとも前よりよほど曲がるようになっている。

操　体　D

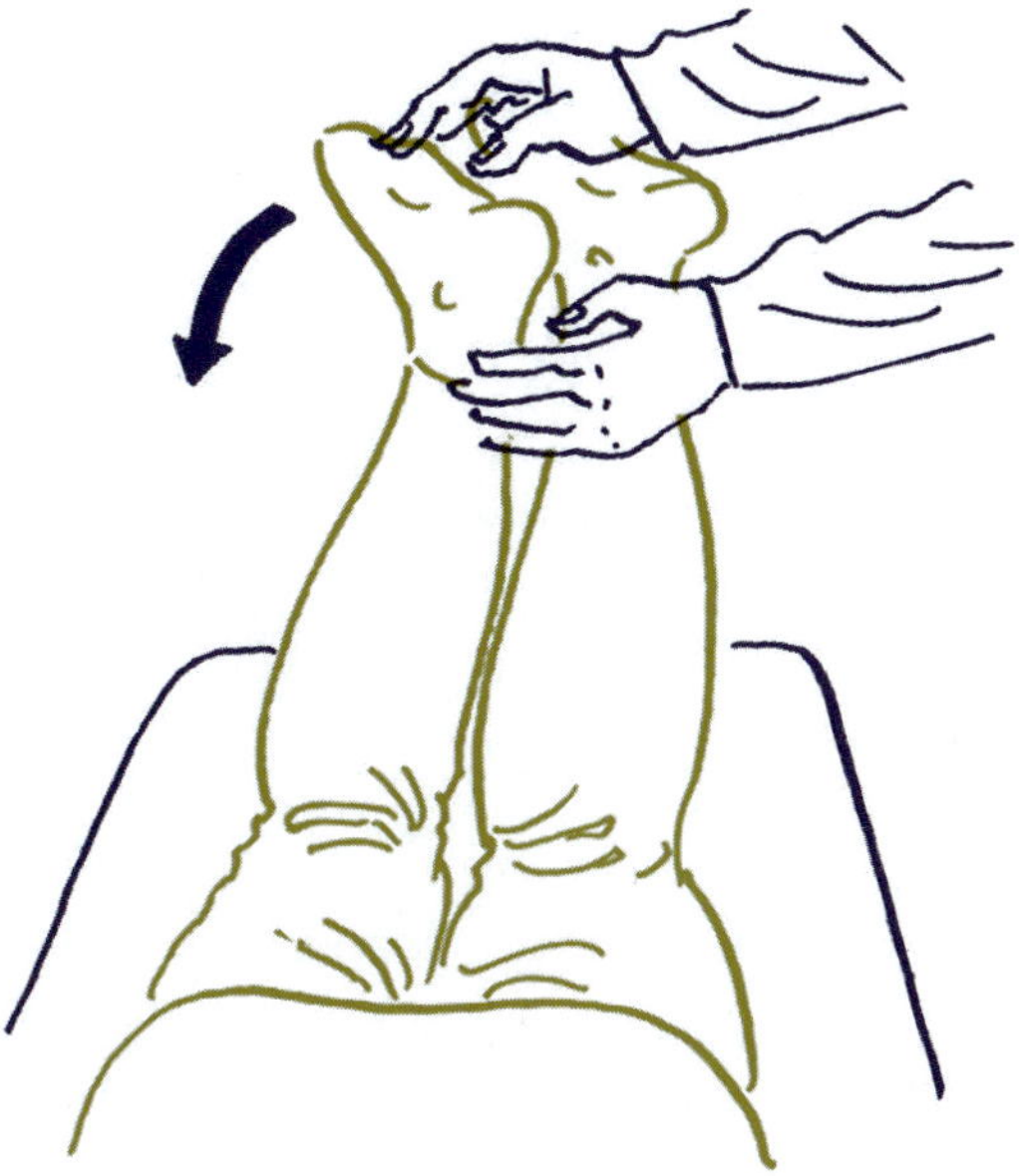

(1)両膝・かかとをそろえ、それぞれ直角とし、術者はかかとと足先をつかみ、かかと部を軸にして足先を左右に回してみる。

↓

左右のどちらがらくか、やりにくいか？

↓

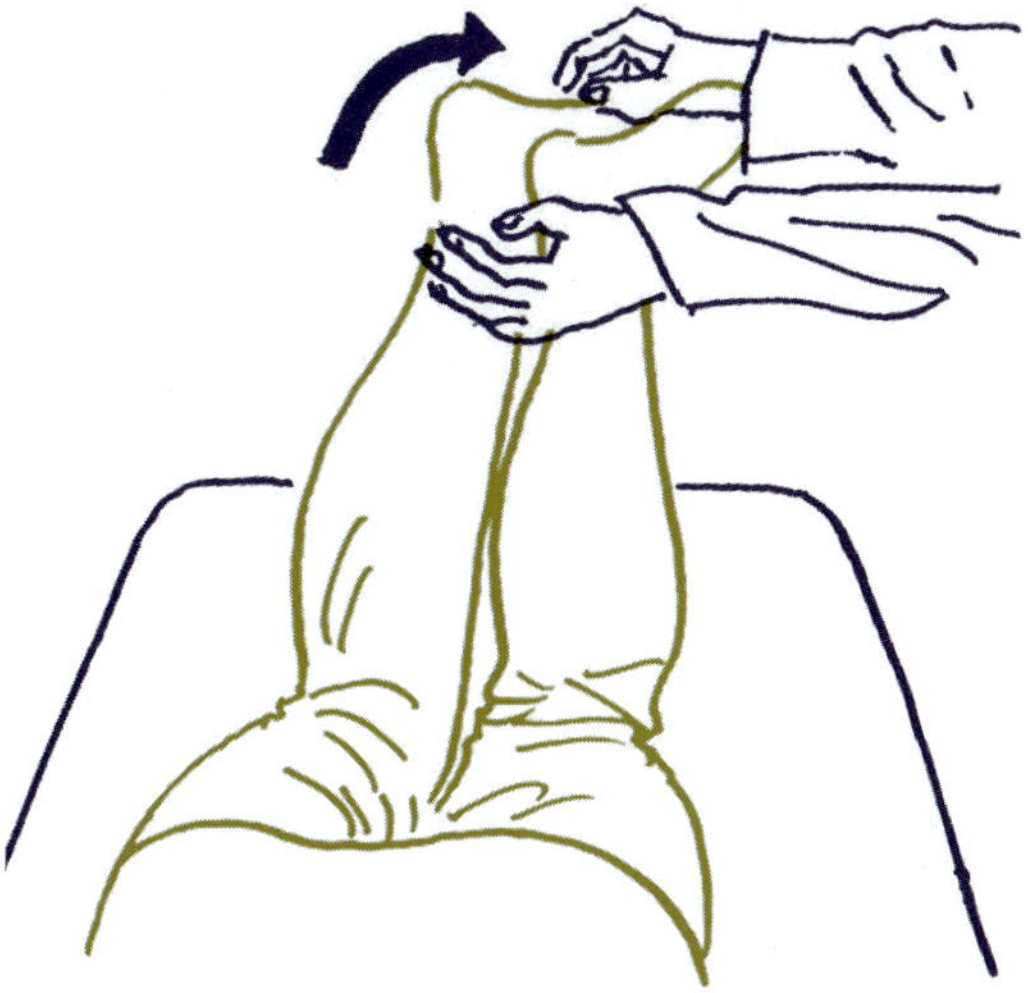

(2)左右の回旋のどちらかに異和感があれば、その反対方向（気持のよいらくなほう）に回旋させ、術者はこれに軽く抵抗を与え、3～5秒後に瞬間脱力。

（2～3回反復）

(3)骨盤が動いて変化するのがよくわかる。婦人科や泌尿器科の疾患によく効く。骨盤が動いて元に正されると脊柱がひとりで動いてよくなる。**一つ一つの椎骨に局所的処理をしなくてもよくなる。**

操体E

頸部痛の緩解・消去

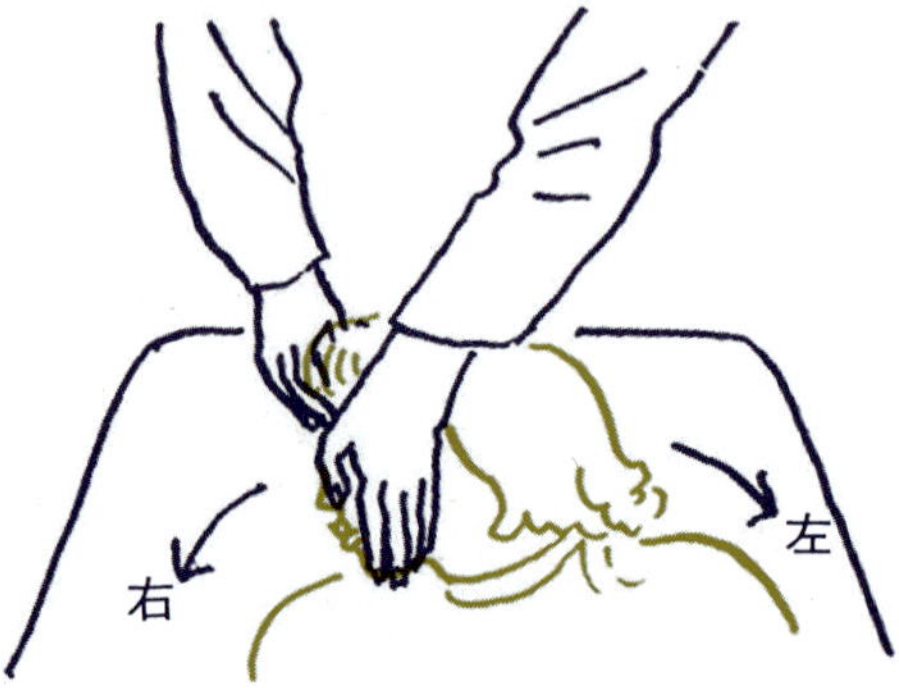

(1)術者は、患者の頭部を左右に回旋し、その左右の感覚差を聞く（左右どちらがらくか、やりにくいか）。

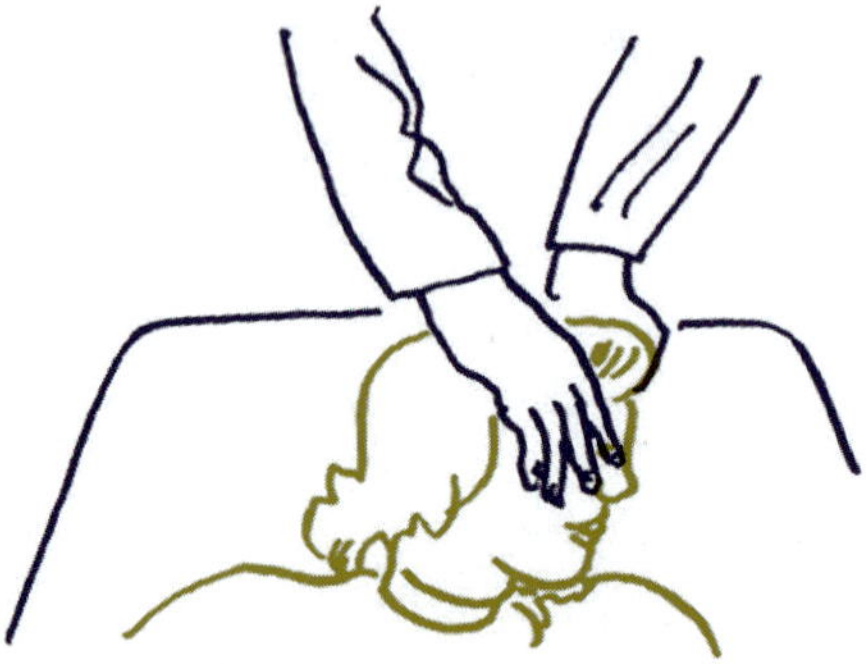

〔かりに左回旋で異和感があるとき〕

(2)異和感の生じた角度から、右回旋を行なわせ、術者はそれに軽い抵抗を与える。

(3)左回旋が最高点となった３～５秒後に瞬間脱力。

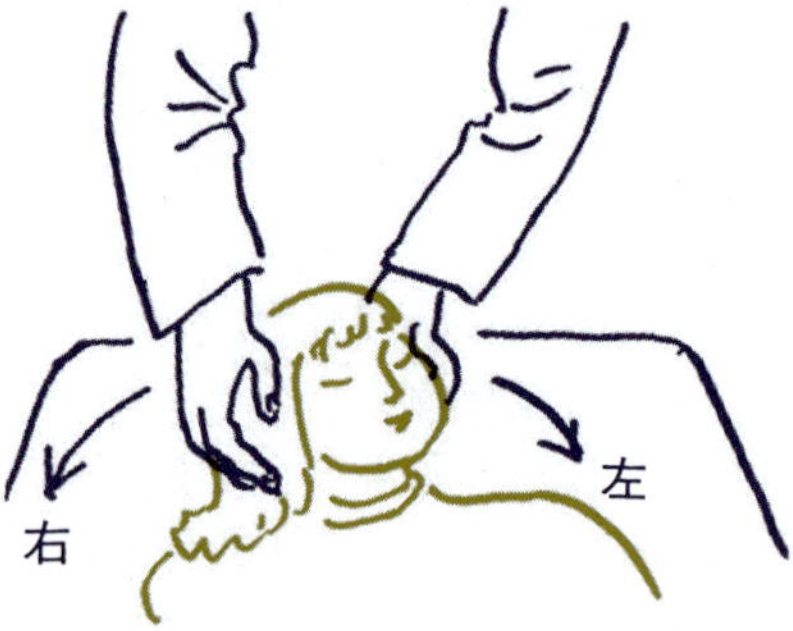

(4)術者は両手で側頭部をつかみ、左右傾倒を行ない、左右での異和感を聞く。

〔左に倒して異和感を生じたとき〕↗

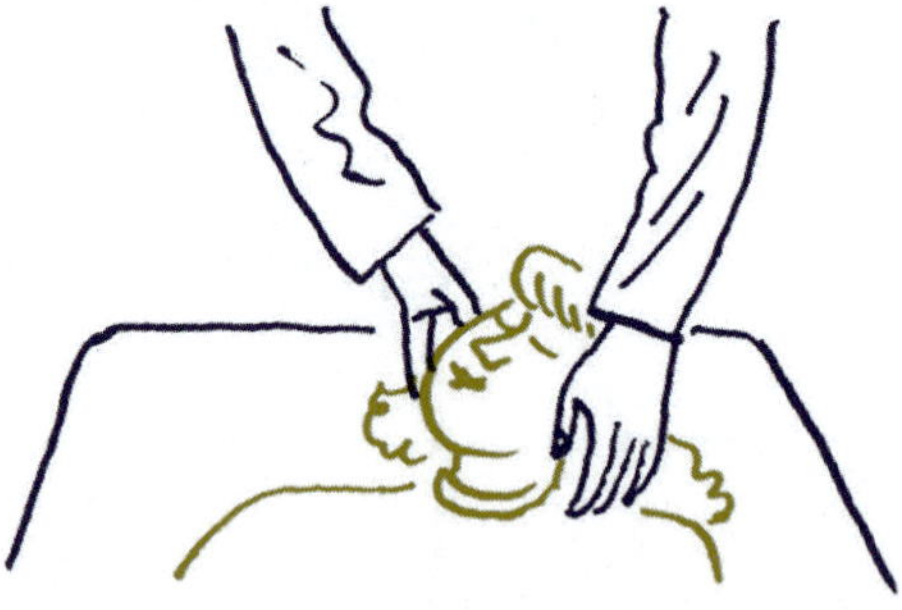

(5)異和感の生じた角度から右傾倒を行なわせ、術者はその動きに軽く抵抗を与える。

(6)右傾倒が最高点となった３～５秒後に瞬間脱力。**（２～３回）**

操　体　F

首から上の病気すべて。頭痛、耳鳴、メマイ、目、鼻、歯、口腔、上気道の疾患に効く。これをやらず専門の治療をうけても効き目はうすい。合わせてやってもらうことが望ましい。どこか一ヵ所苦痛を覚えたら指圧してみて最大圧痛点をみつけ、指を離さずに、自らいろいろ運動を試み、痛みが消去する運動をみつけ、繰り返すとよい。痛みから逃げること、これが正復コースである。

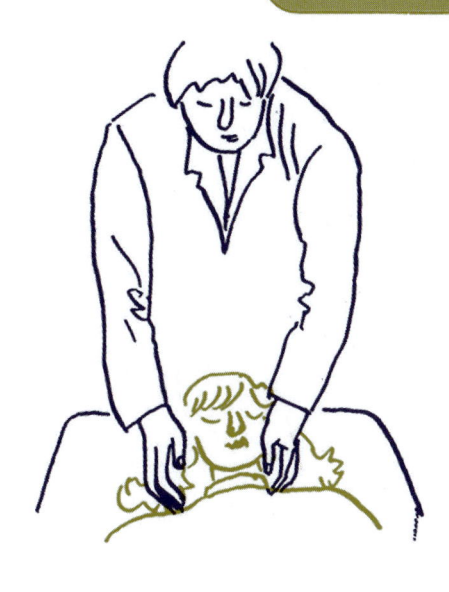

(1)頸部に中指を当て、胸鎖乳突筋の後方を探ると、頸椎の形態異常や硬結・圧痛があり、棘突起(首のまん中)・横突起(横)のひずみにふれる。

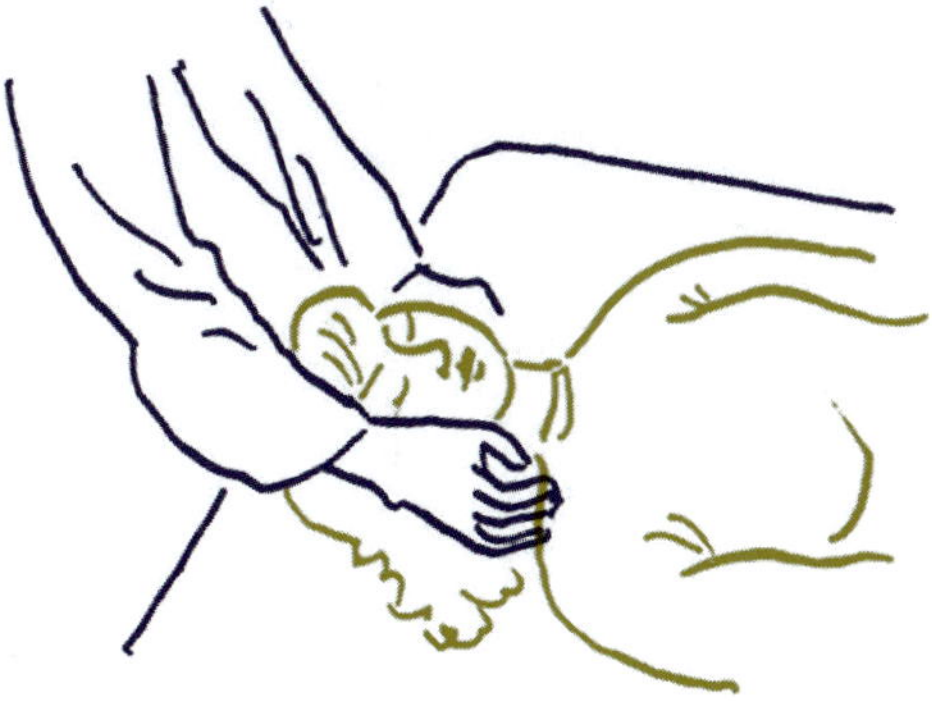

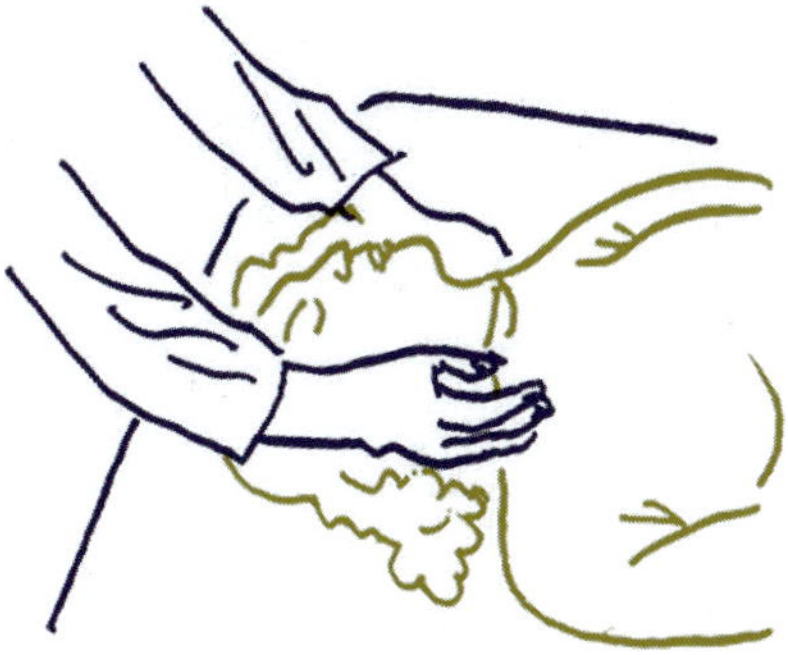

(2)硬結・圧痛があれば、あごを突きあげ、胸をブリッジのように思い切り張らせ、硬結・圧痛方向に、(イ)顔を回旋させる、または(ロ)頭を傾倒させる、(ハ)回旋と傾倒を同時に行なわせる。

(3)術者は患者の頸部をしめないように頸椎部に手をかけ牽引し、3～5秒後に瞬間脱力。**(2回反復)**

操　体　G

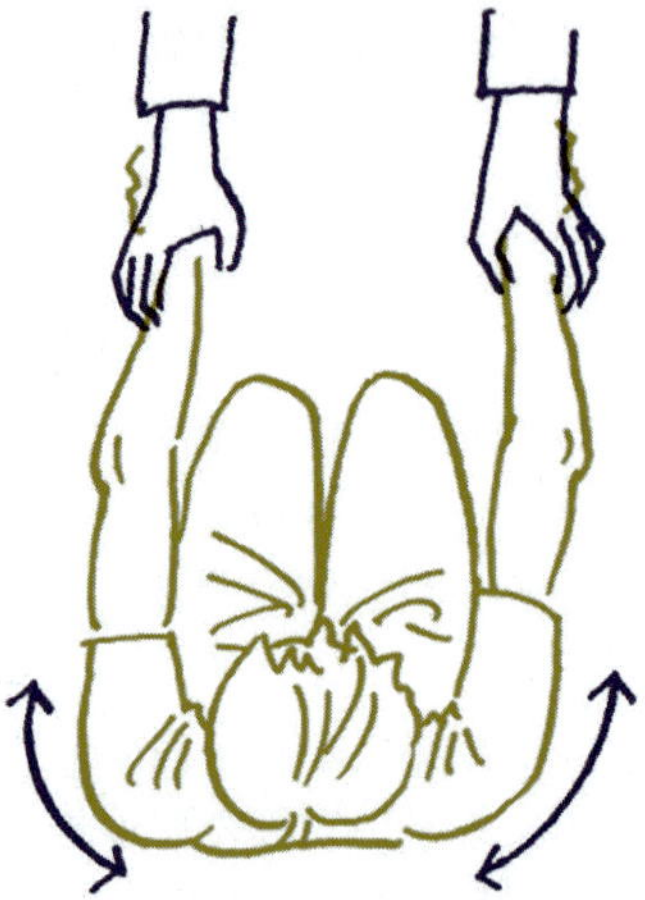

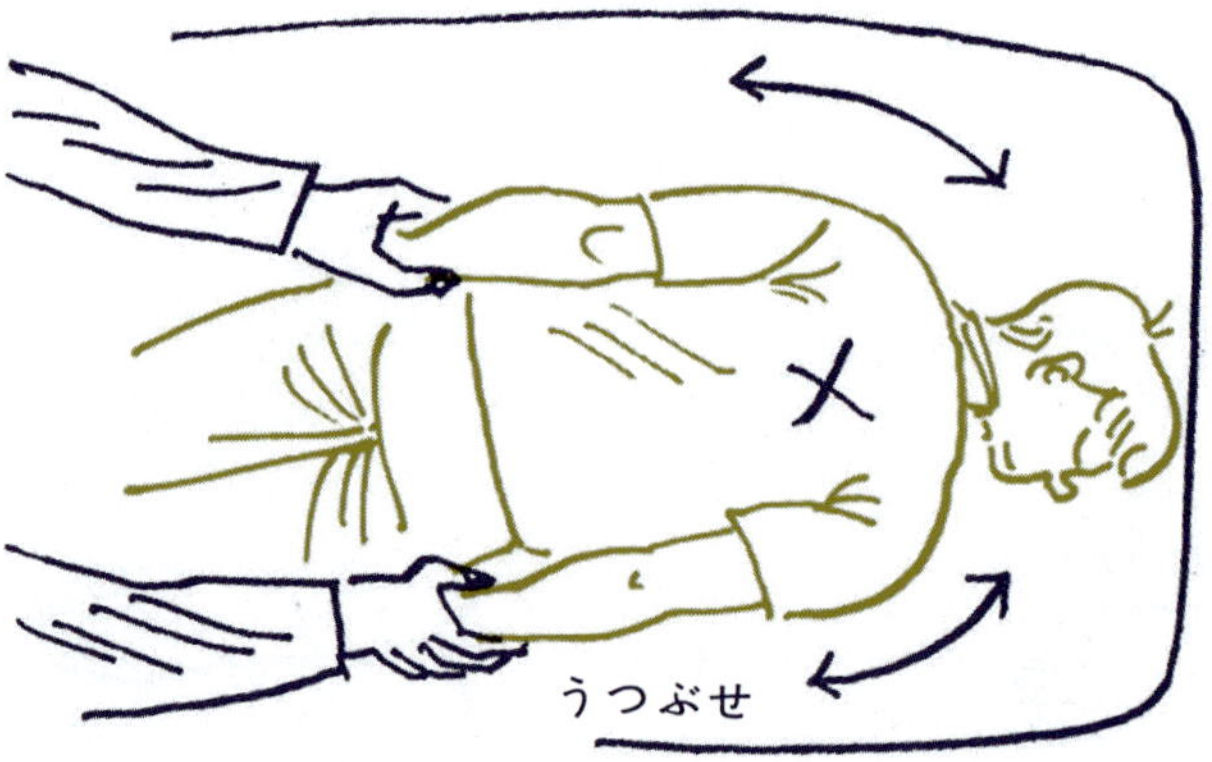

(1)左右の手を引っぱってどちらがつらいか？
(2)つらいほうはやめてらくなほうを５～６回。
(3)×印(胸椎棘状突起)を中心に押すと痛いところがとれる。

操　体　H

肩こり・重圧感の消去

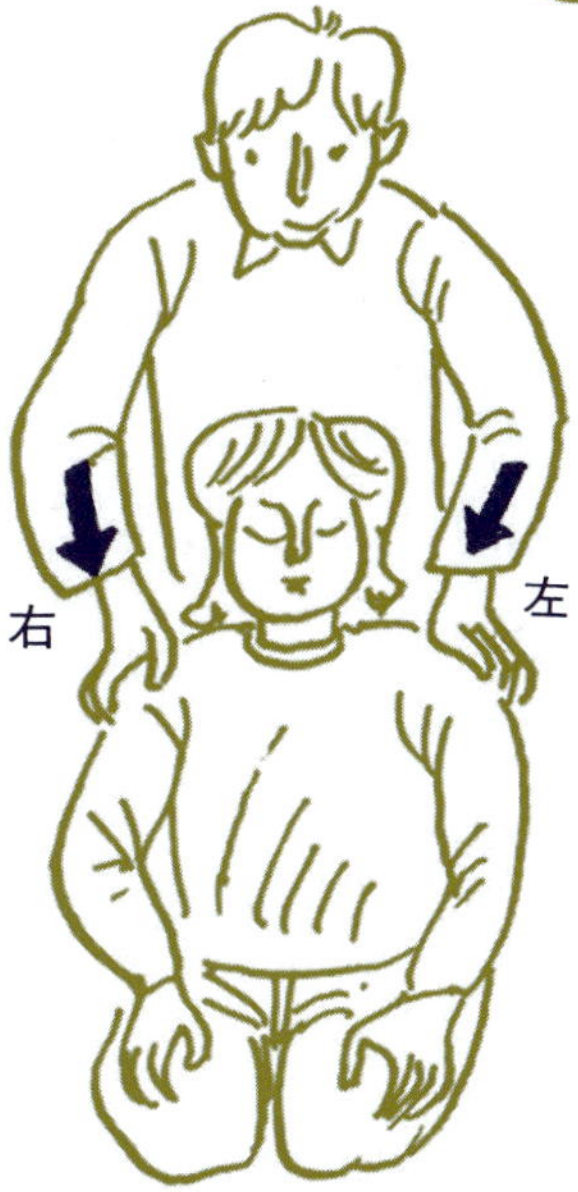

(1)患者は正座するか椅子にかけ、術者はその背後に立つ。

(2)術者は患者の両肩に手をかけて、左右の肩を交互に押し下げ、その左右感覚差を聞く。

例：もし、右肩押し下げに異和感(ぎこちなさ、苦しさ、痛さ）があるときは

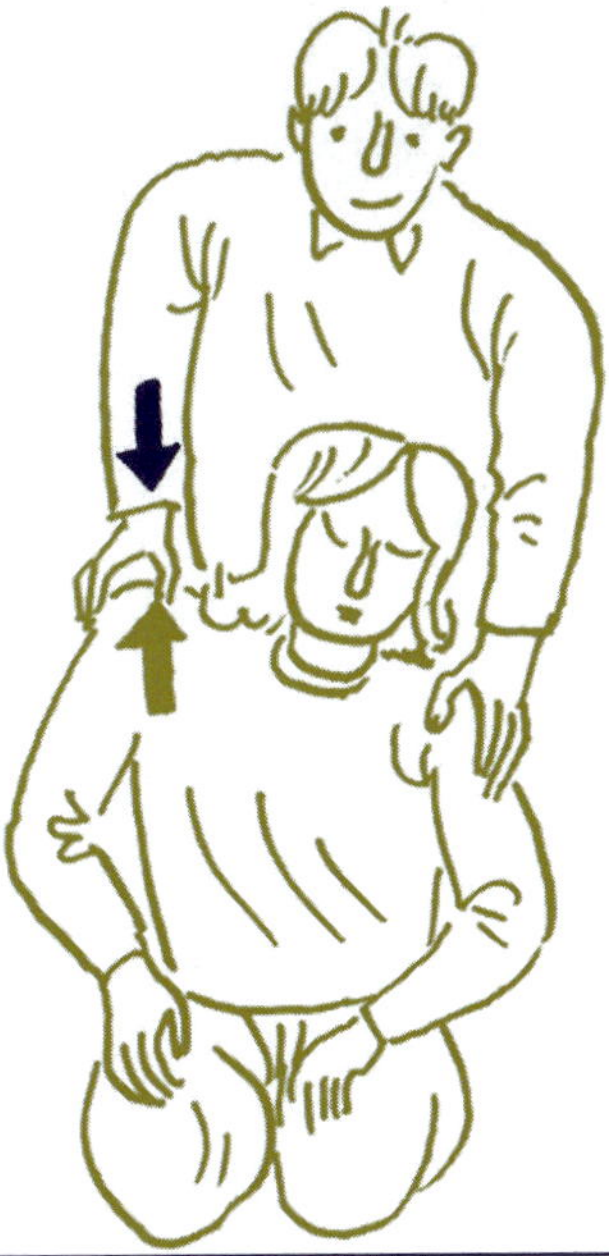

(3)患者は力まずに徐々に右肩を上げていき、術者は軽い抵抗を与える。

(4)右肩上げが最高点となった３～５秒後に瞬間脱力。

(5)これを２～３回行なうが、回を追うごとに肩上げ範囲が高くなり、肩こり、重圧感は消去する。

★あなたの肩は左右どちらかが下がっていないか？両肩が平均するように、**気持のよい動き**を自分でさがしてみよう。

操　体　Ⅰ

腰痛の消去

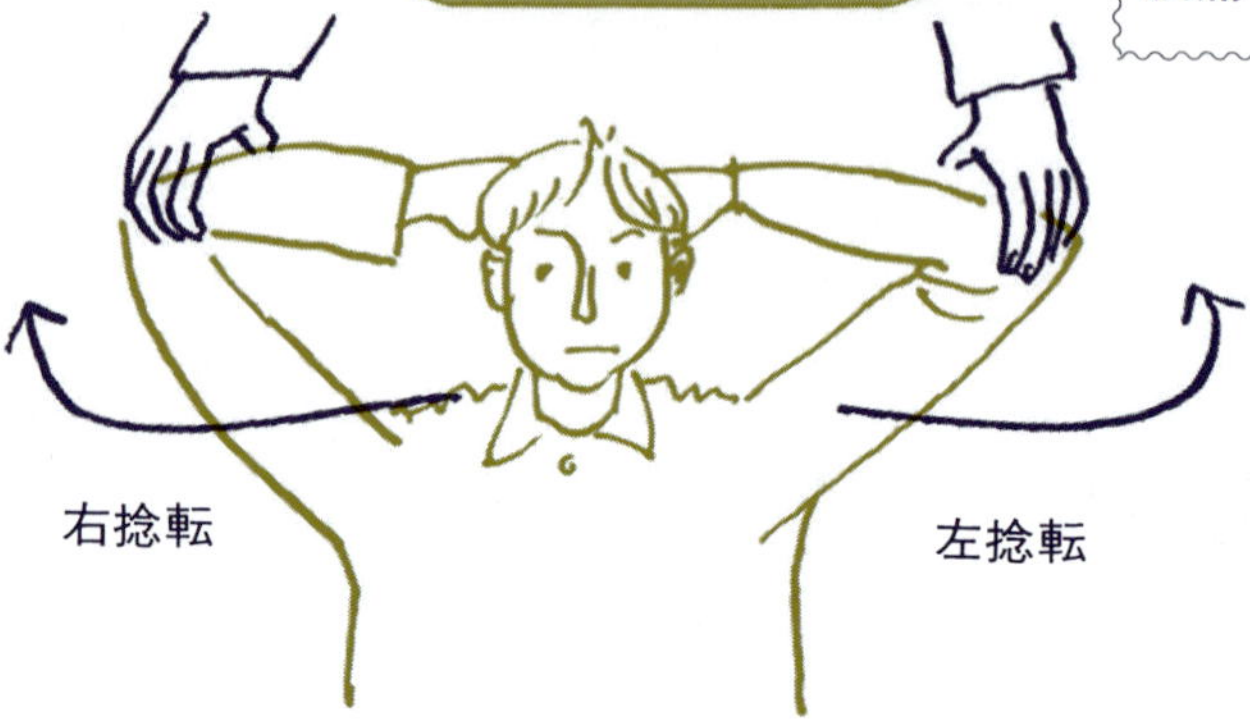

（椅座位で足はブラブラ）

(1)患者の両手を首のうしろで組ませ、術者は両ひじを持って患者の上体をねじる。

(2)上体をねじったときの左右感覚差を聞く。

（例：右にねじったときは楽、左は苦の場合）

(3)患者は力まずに右にねじり、術者はそれに軽い抵抗を与える。患者の顔が右側(80～120度）を向いて３～５秒後に瞬間脱力。

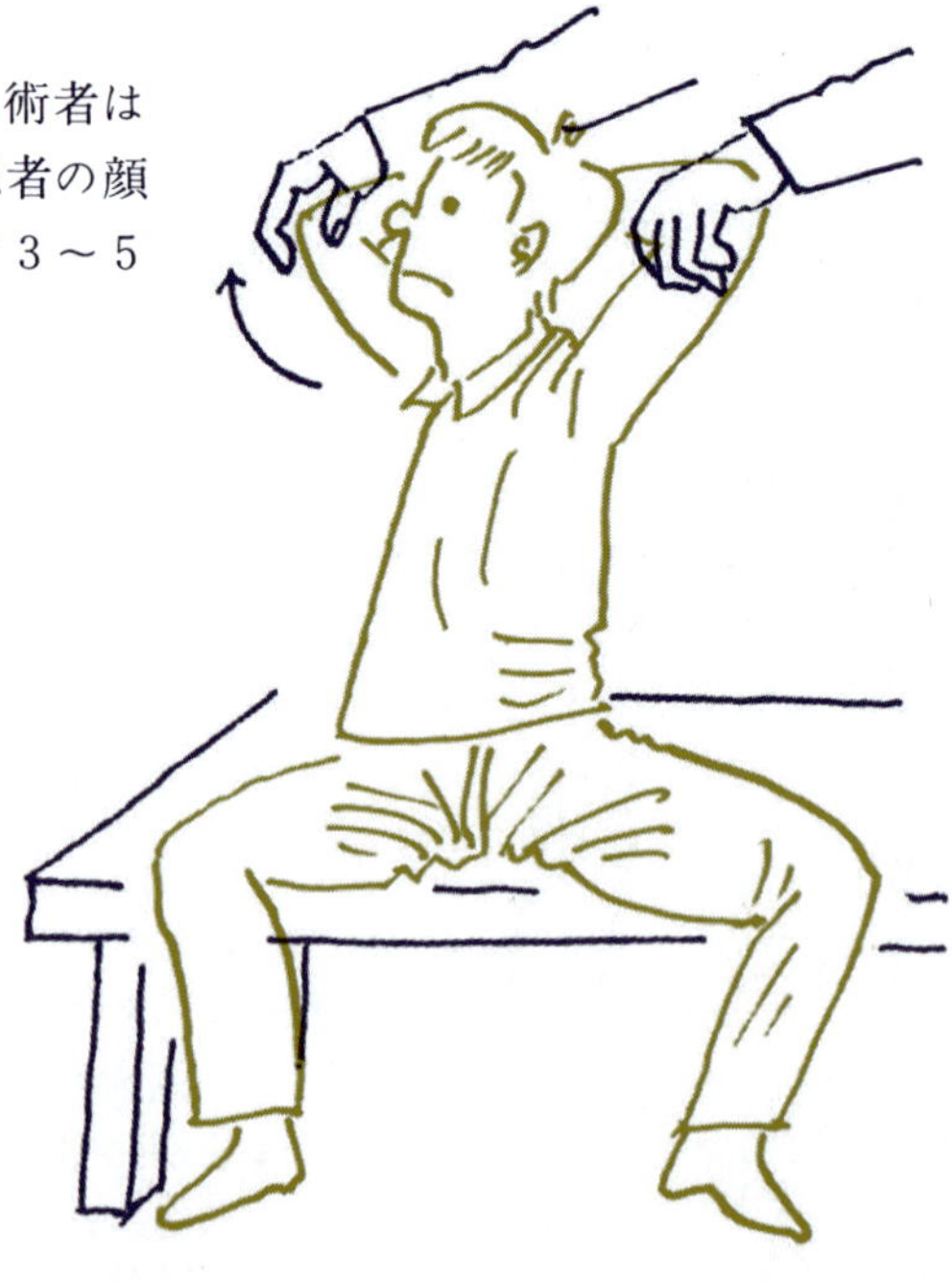

操　体　J

腰痛の消去

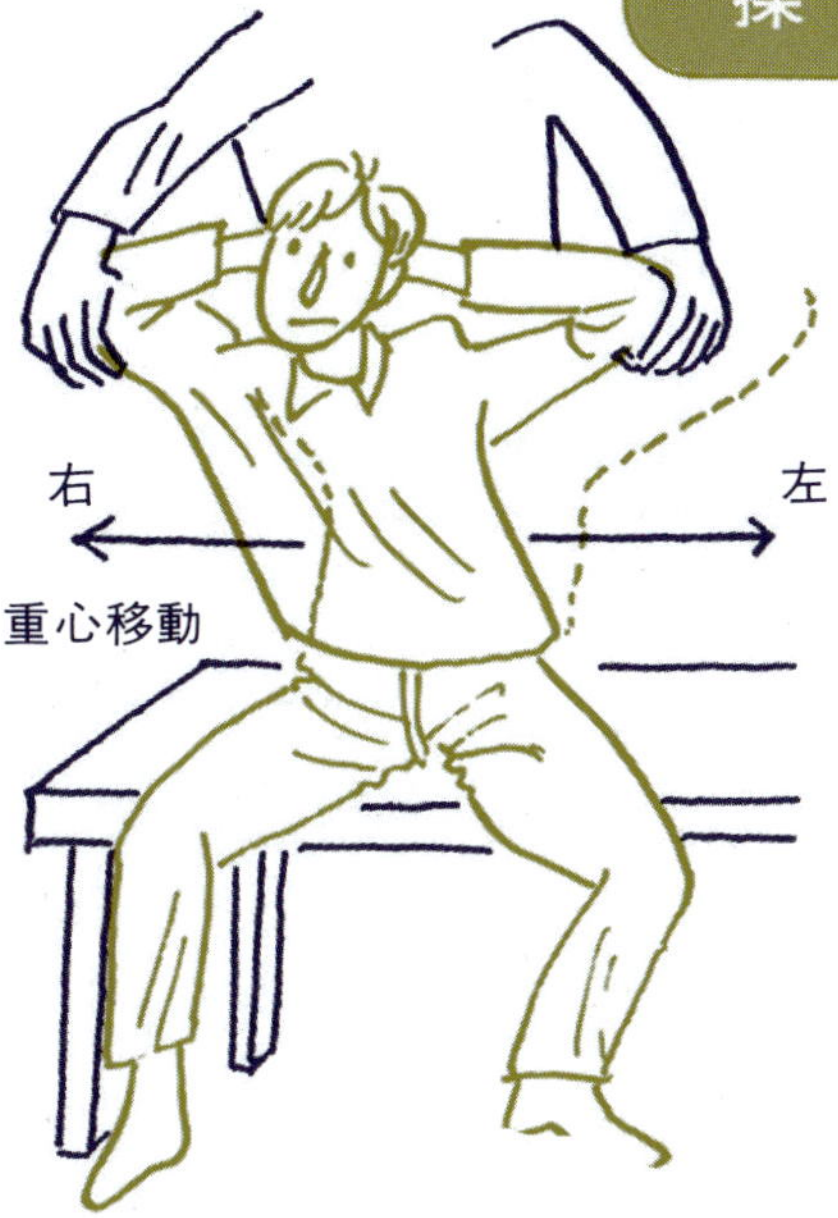

⑴患者の上体の左右重心移動を行ない、その左右感覚差を聞く。
（例：右移動は楽、左は苦のばあい）

⑵患者は若干の抵抗を受けながら上体を右側に重心移動し、患者頭上からの垂直線が右体側線を越えたら３～５秒後に瞬間脱力。

操　体　K

腰痛の消去

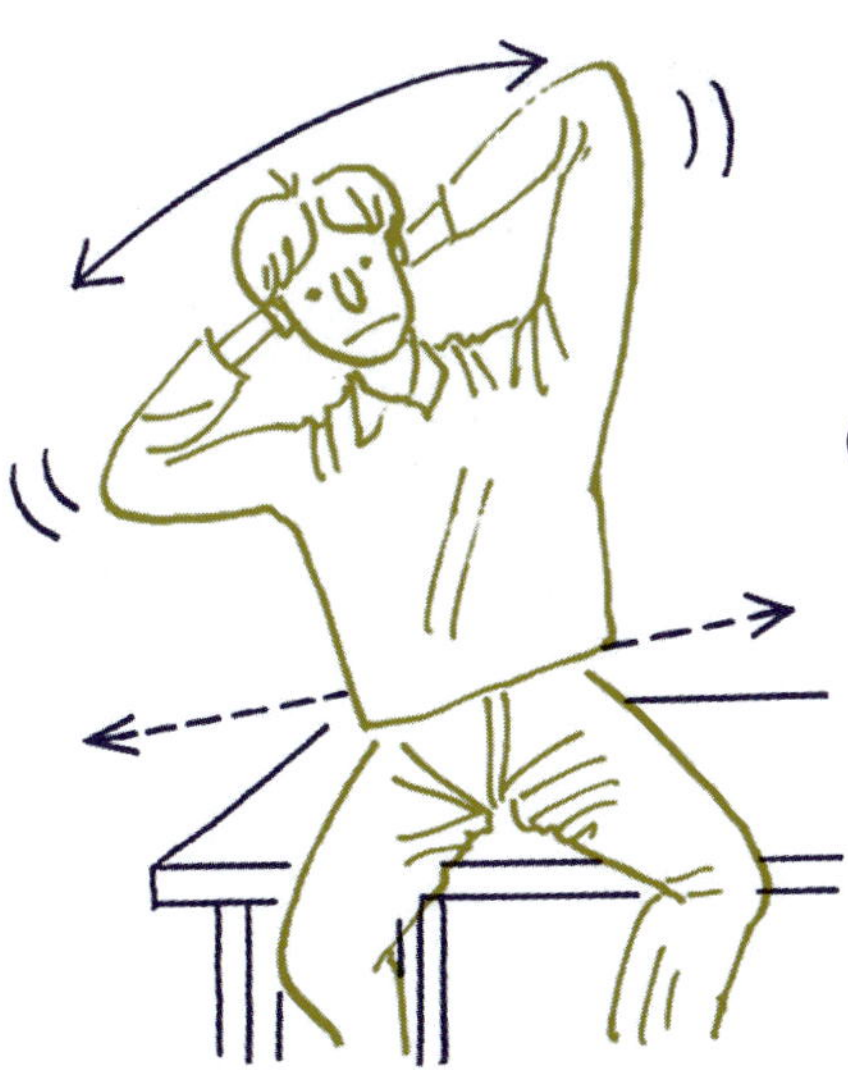

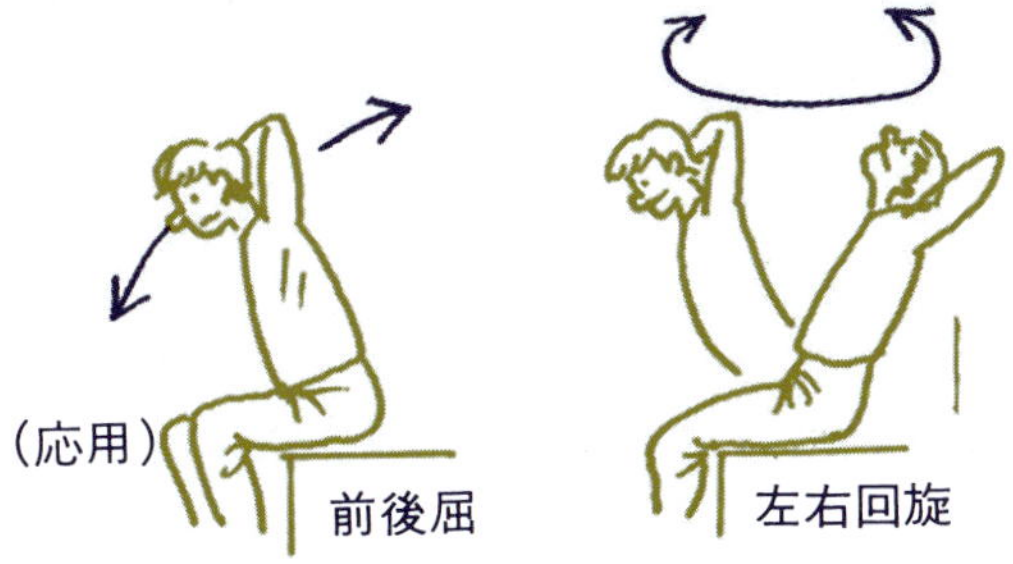

（椅座位）手を頭のうしろに組む。
⑴上体を左右に倒し、左右の感覚差をつかむ。どっちがらくか。
⑵苦しくなる角度でとめて、気持のよいほうに動く。

操　体　L

肩・腕の痛み消去

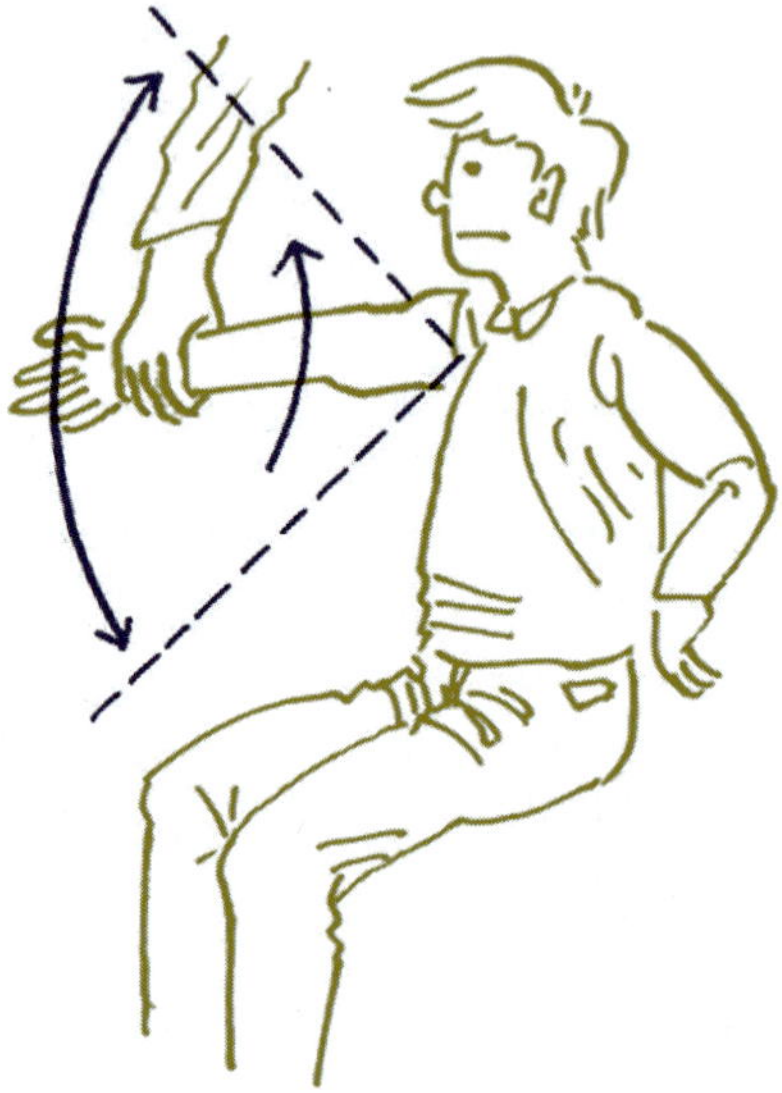

(1)手首をつかんで内側・外側にまわす。どちらがらくか、痛いか？
（右ききの人はたいてい右の手を外側に回すと痛く、左の手は内側に回すと痛い）
(2)痛くなったところで止め、逆の痛くない方向にまわさせる。術者はそれに抵抗を与え、急に肩で脱力させる。
(3)肩の角度は複雑なので、一番調子のわるい角度をさがすこと。

操　体　M

(1)腰・尻をフラダンスのように左右に動かす。顔を動かして自分のお尻を見るように。
(2)左右どちらの動きが気持よいか。痛くないほう、気持よいほうを５～６回やる。

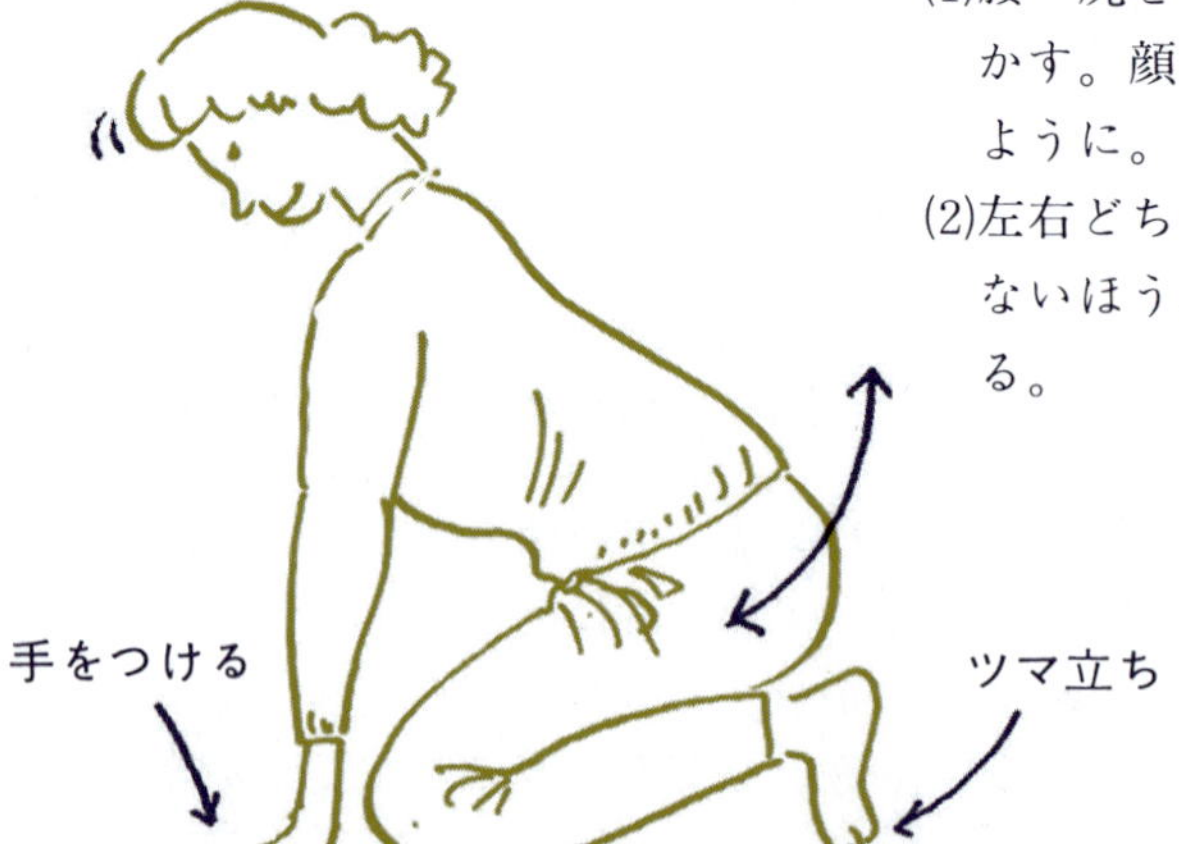

3、症状に応じた操体療法

(1) 頭が重い

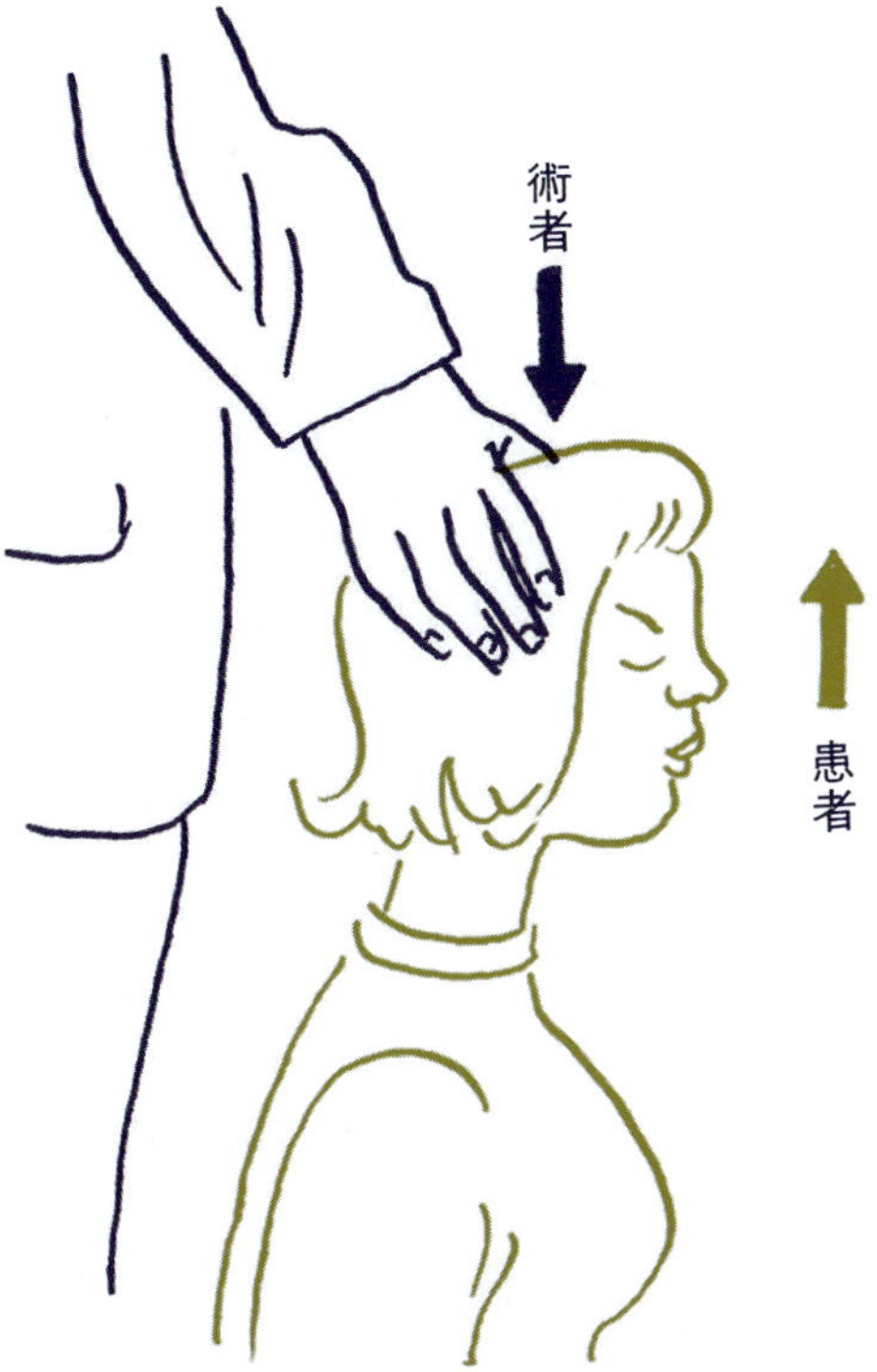

頭痛の軽いものは頭重である。患者を正座させ、術者はその後ろに接して立つ。頭部に両親指をあて、少しずつ圧迫しながら、患者に頭を垂直に伸ばさせる。

こうすると脊柱はまっすぐになり、頸椎の配列も正しくなってくる。

しばらく正常の呼吸を行なわせたのち、呼気の瞬間に、ストンと急速に全身的に脱力させる。頭重は即時に軽快し、目がさめたようだという。

(2) 側頭痛

右利きの人が多いので左側頭痛が多い。右利きの人は反対側の左半身が緊縮している。

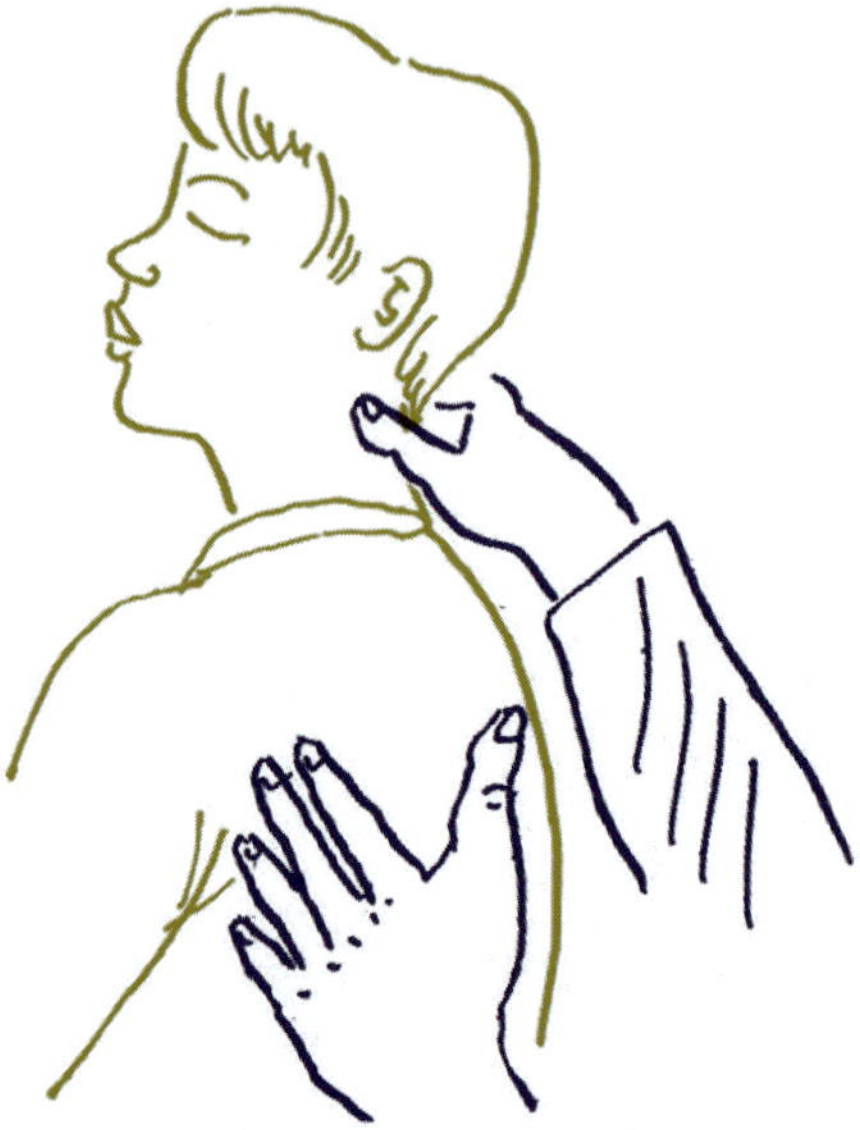

押されて一番痛いところがある。

痛いところをおさえたまま、術者が一方に頭部をまわすように引っ張ってみて痛みが軽くなれば、自分からそのように動かさせてもよい。

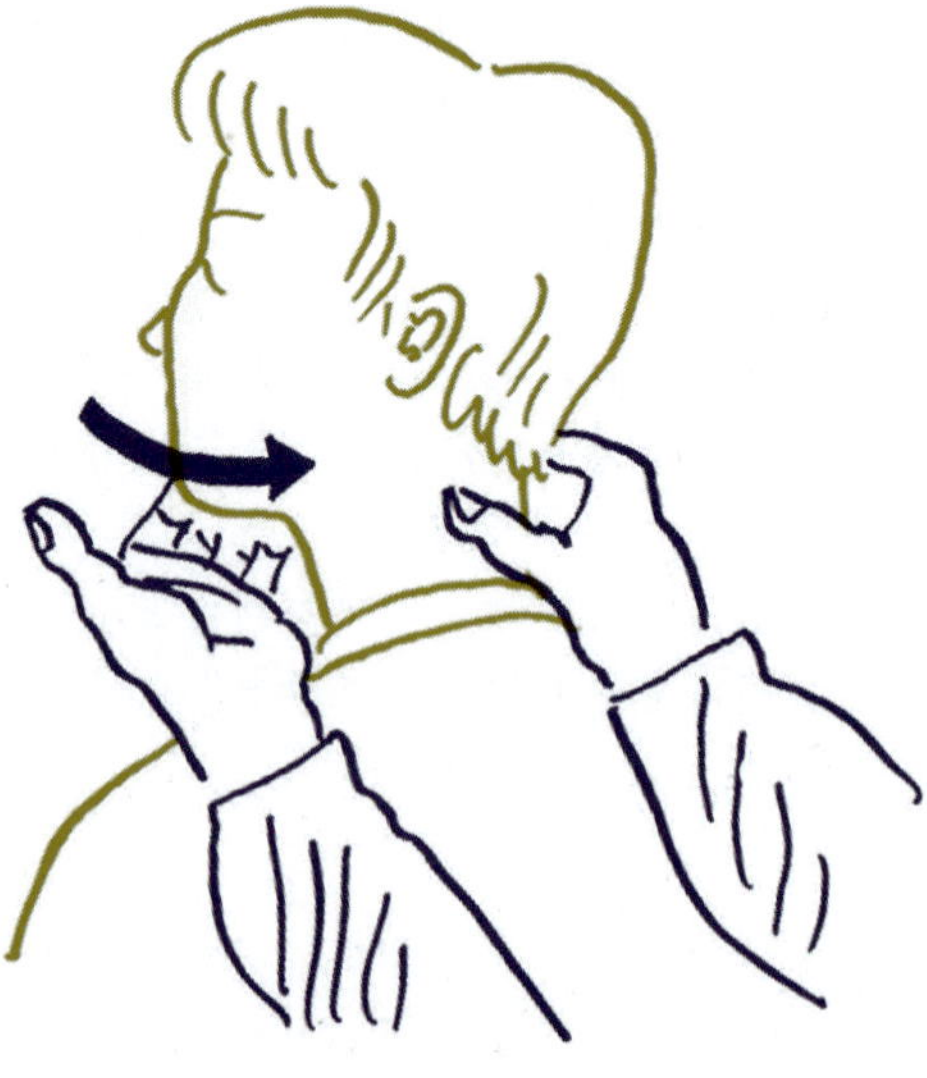

(3) からだの歪みによるメマイ

Ⓐメマイの原因はいろいろあるが、からだ（とくに脊柱）にあらわれた歪みによるものがある。

①

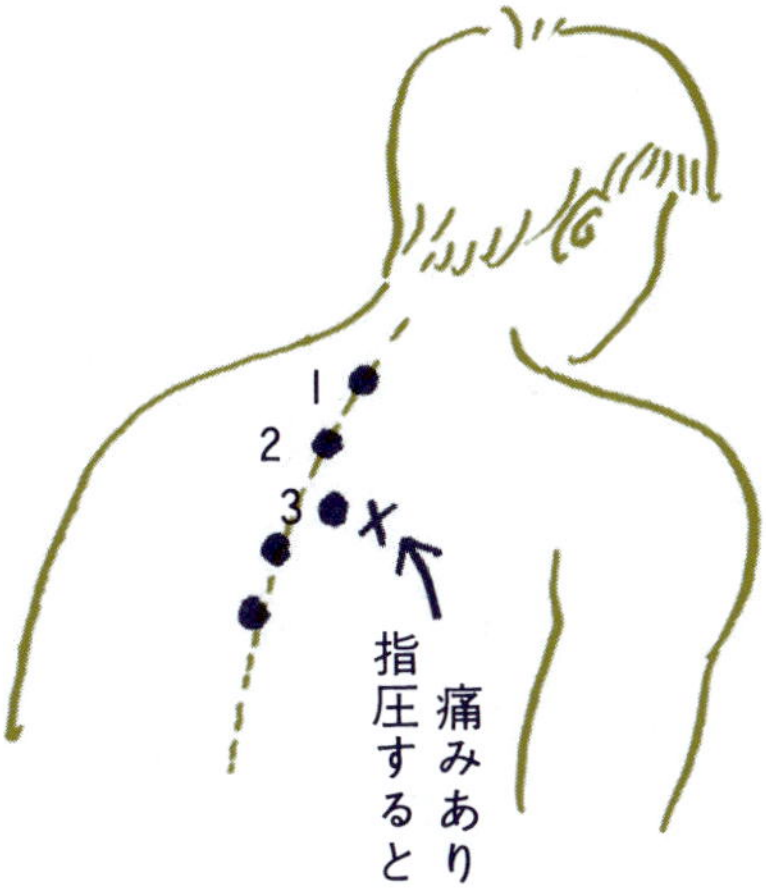

脊柱の胸椎棘状突起の3番を中心に上下を右側から圧迫すると左側にくらべて痛むことがある。これは胸椎が右側に突き出ているのであって、右利きの人に多い。これがひどくなるとメマイを感じることがある。

②

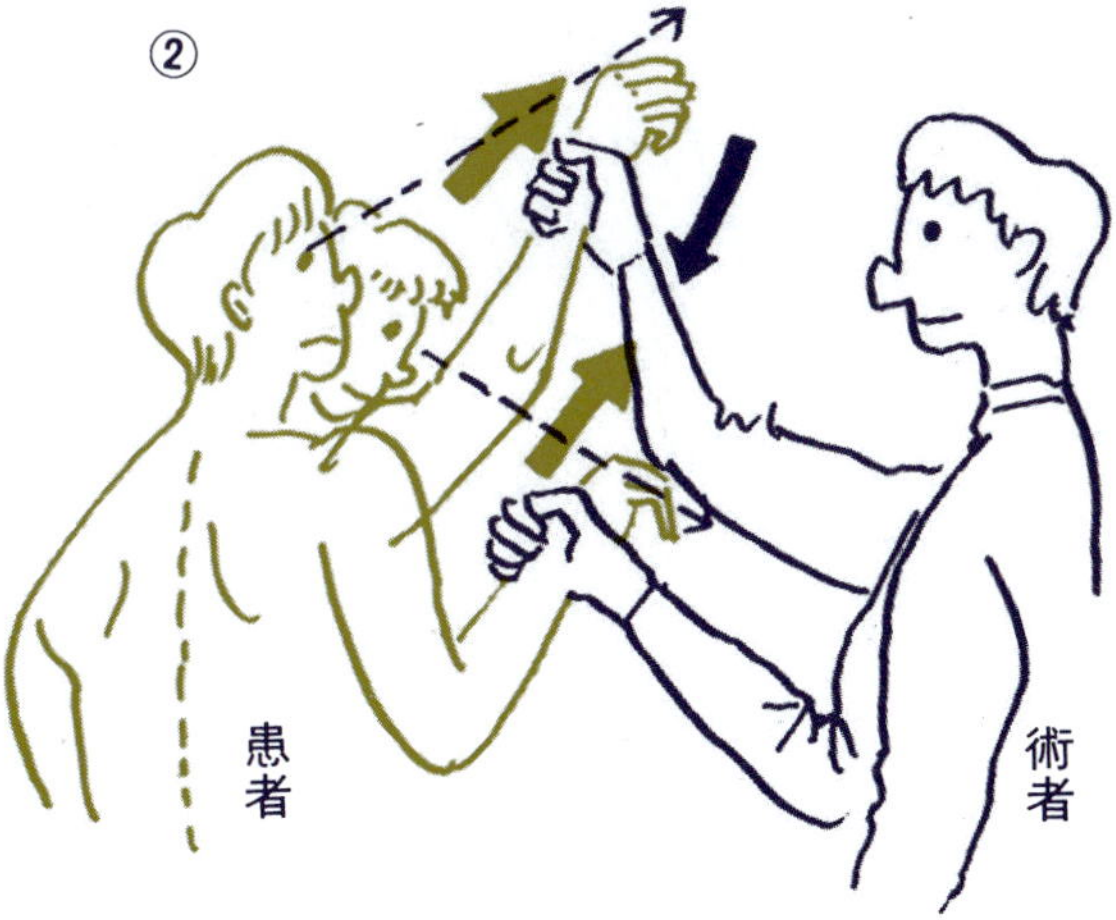

正座させて、まず右肘を軽くわき腹につけ、右手の甲を見させながら腕全体を徐々に上外方にのばさせる。術者は手首を押さえて多少の抵抗を与えてやる。このとき、首と腕の協同運動は歪みを整復するので、腕がのびきったところで急に脱力させてひじをストンと落とさせると、局所の圧痛はとれ、メマイは即治する。

Ⓑうつぶせにすると左背が高まっている。そんな人は……。

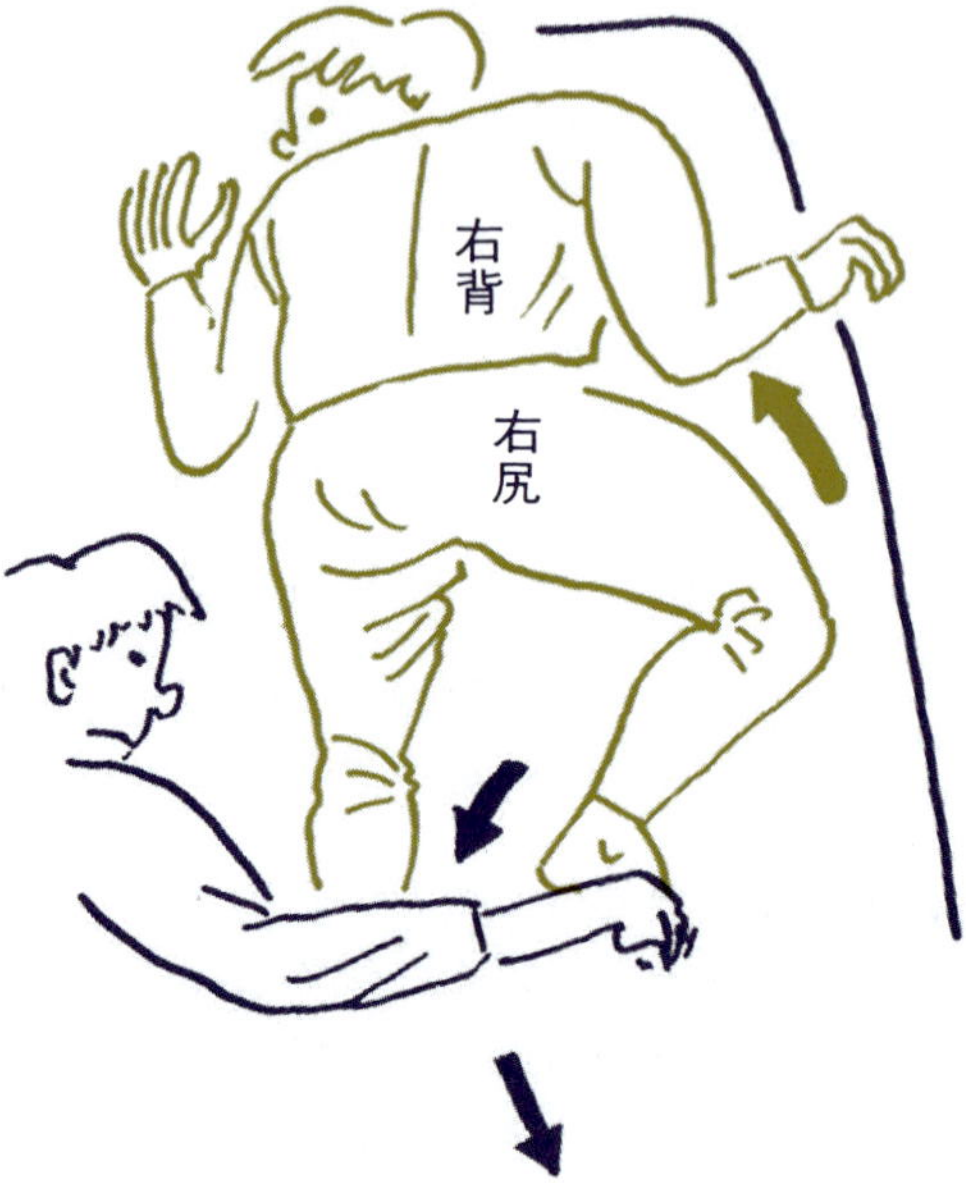

膝頭をわきの下へ向けて引かせる。右尻が盛りあがり、右背も高まってくるが、左背は低くなる。充分に足を引かせたところで一挙に脱力させる。

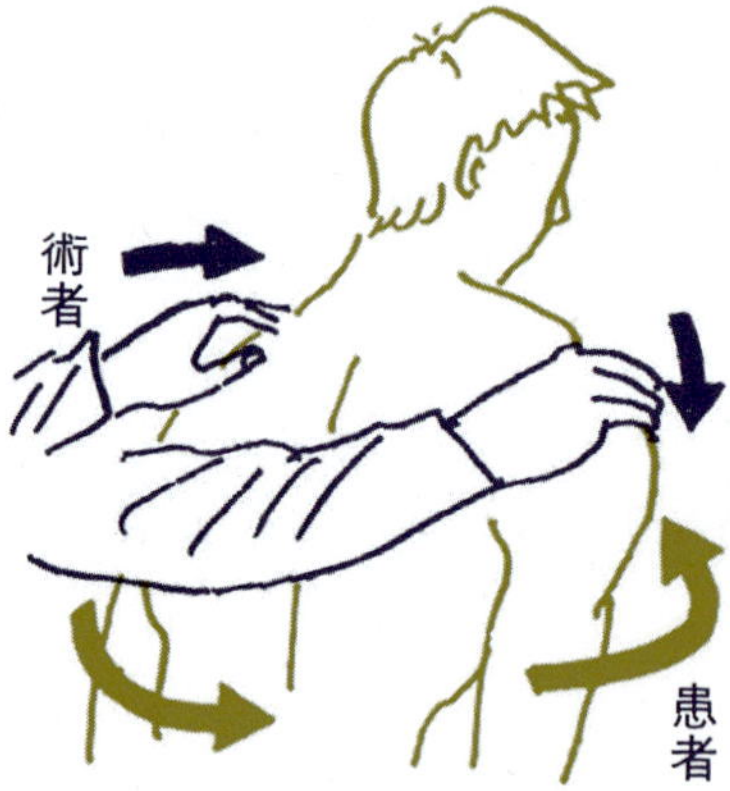

正座させて両肩に後ろから手をかけて交互に後ろに引いてためすと、右背の張っている人は体を右にまわすと具合がわるい。図のように抵抗を与えて左にまわらせると平均してよくなる。

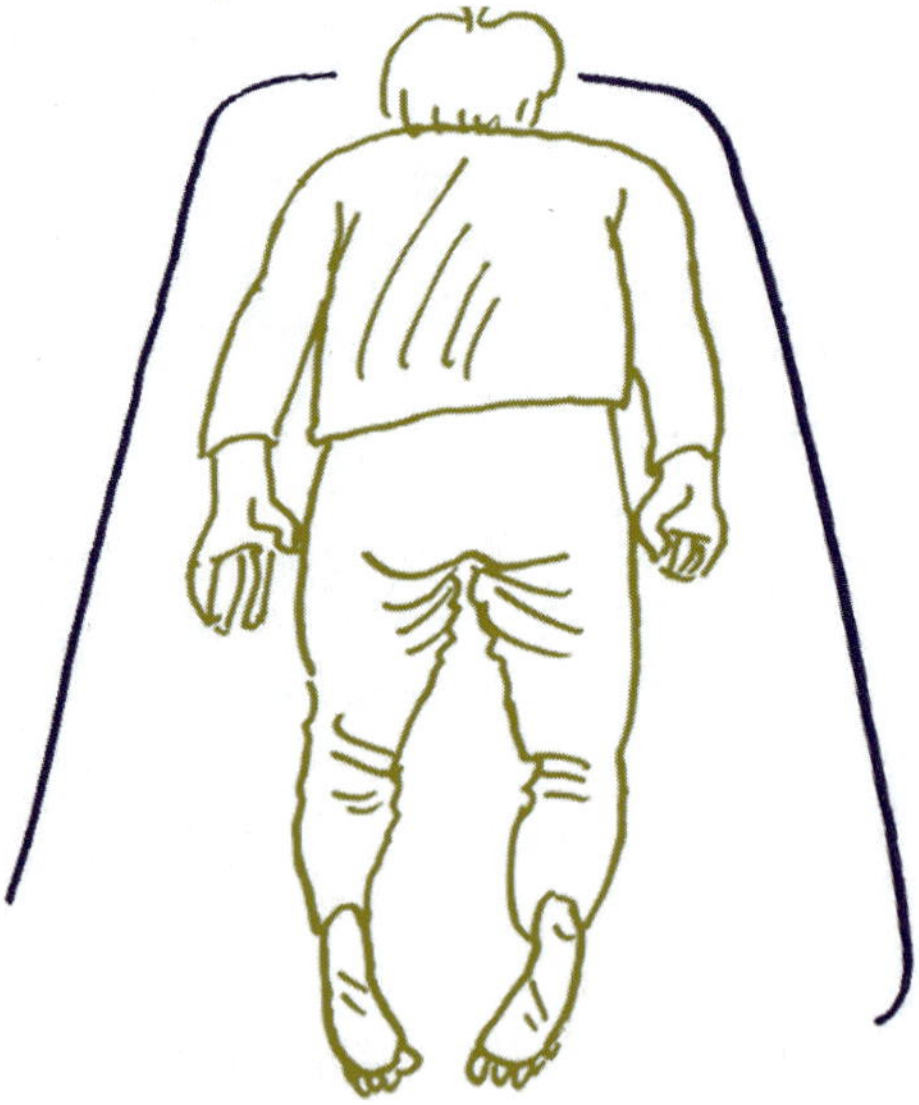

右足を元にかえしてのばしてみると左右の背は平らになり、胸椎３番の右側圧痛は消えている。

起こしても、もはやメマイはしない。

(4) 不眠症

不眠症の人は項部《うなじ》の緊張（こり）がはなはだしい。療法としては天柱に深くハリを打つのが最良だが、指圧・灸でもよく効く。

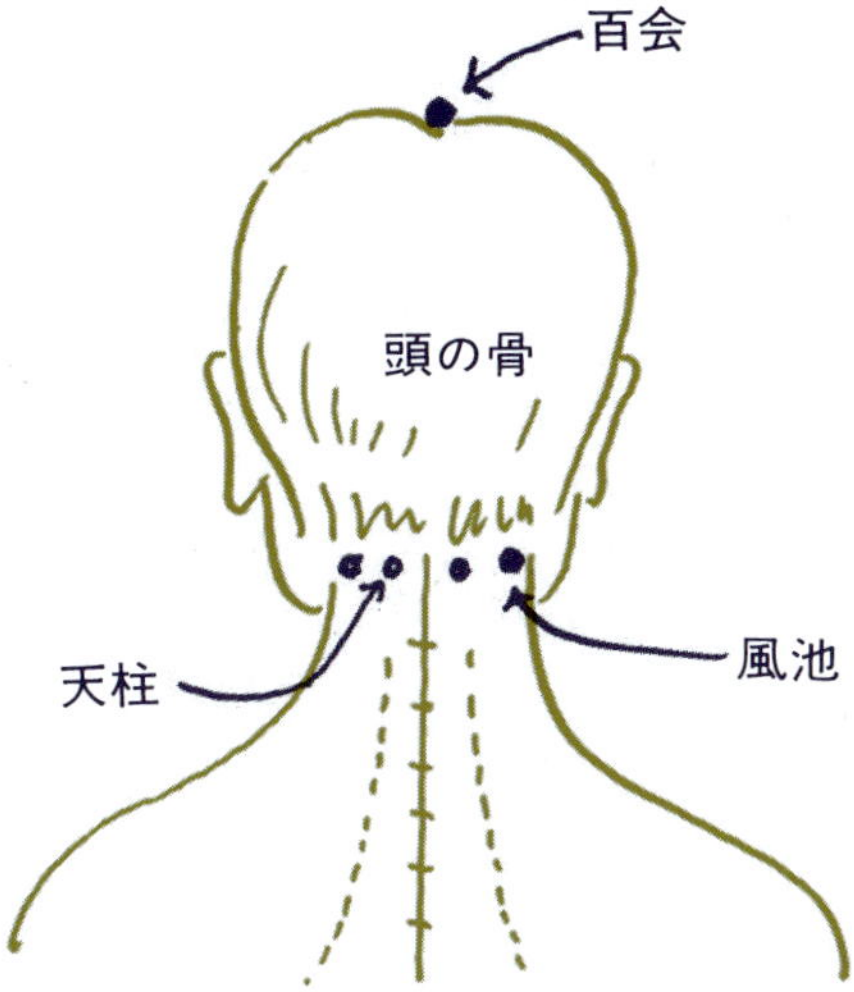

※天柱のほか百会、風池、三里、手の曲池にお灸か指圧を。

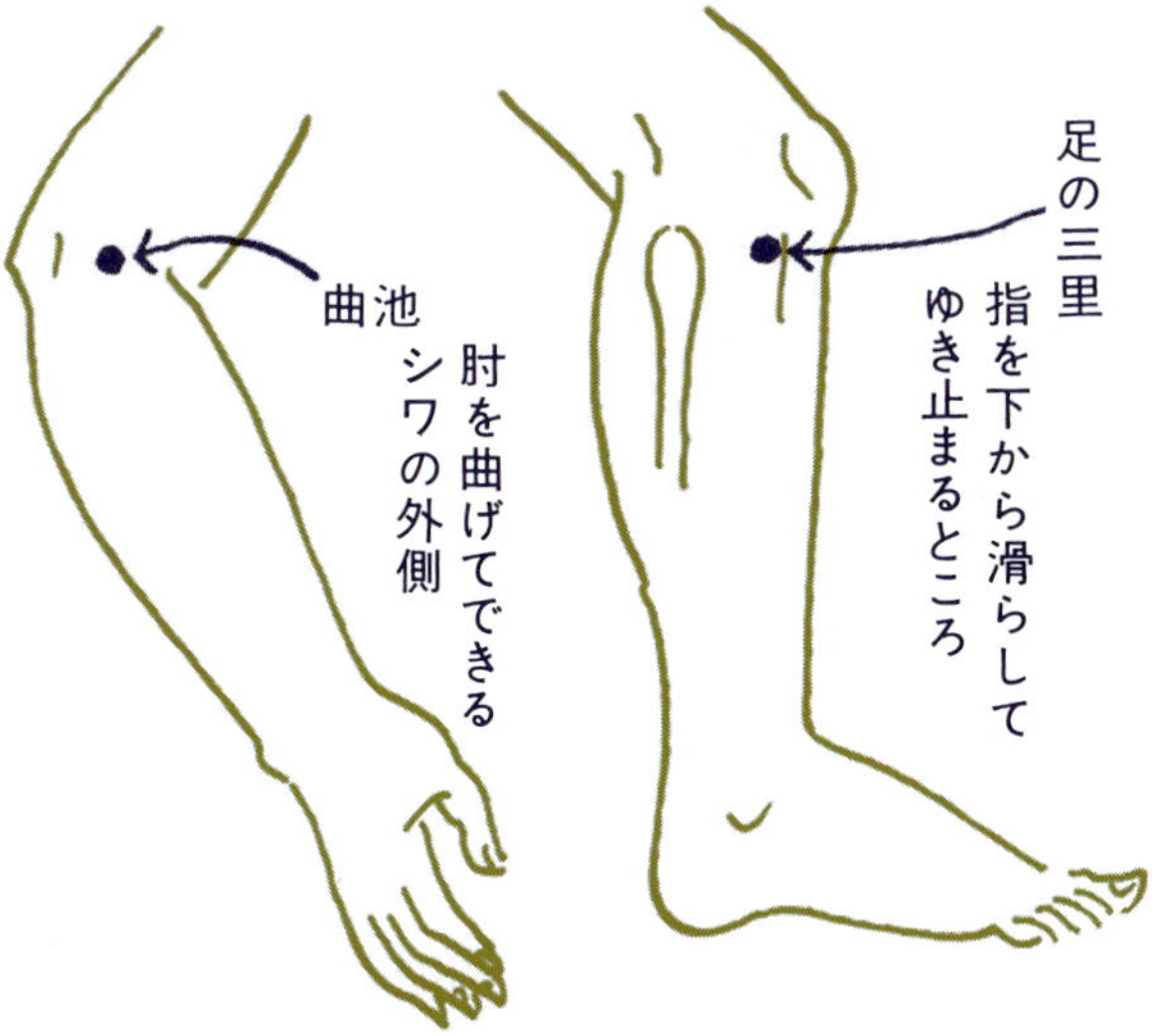

ツボは皆、動いて負荷のかかるところにある。

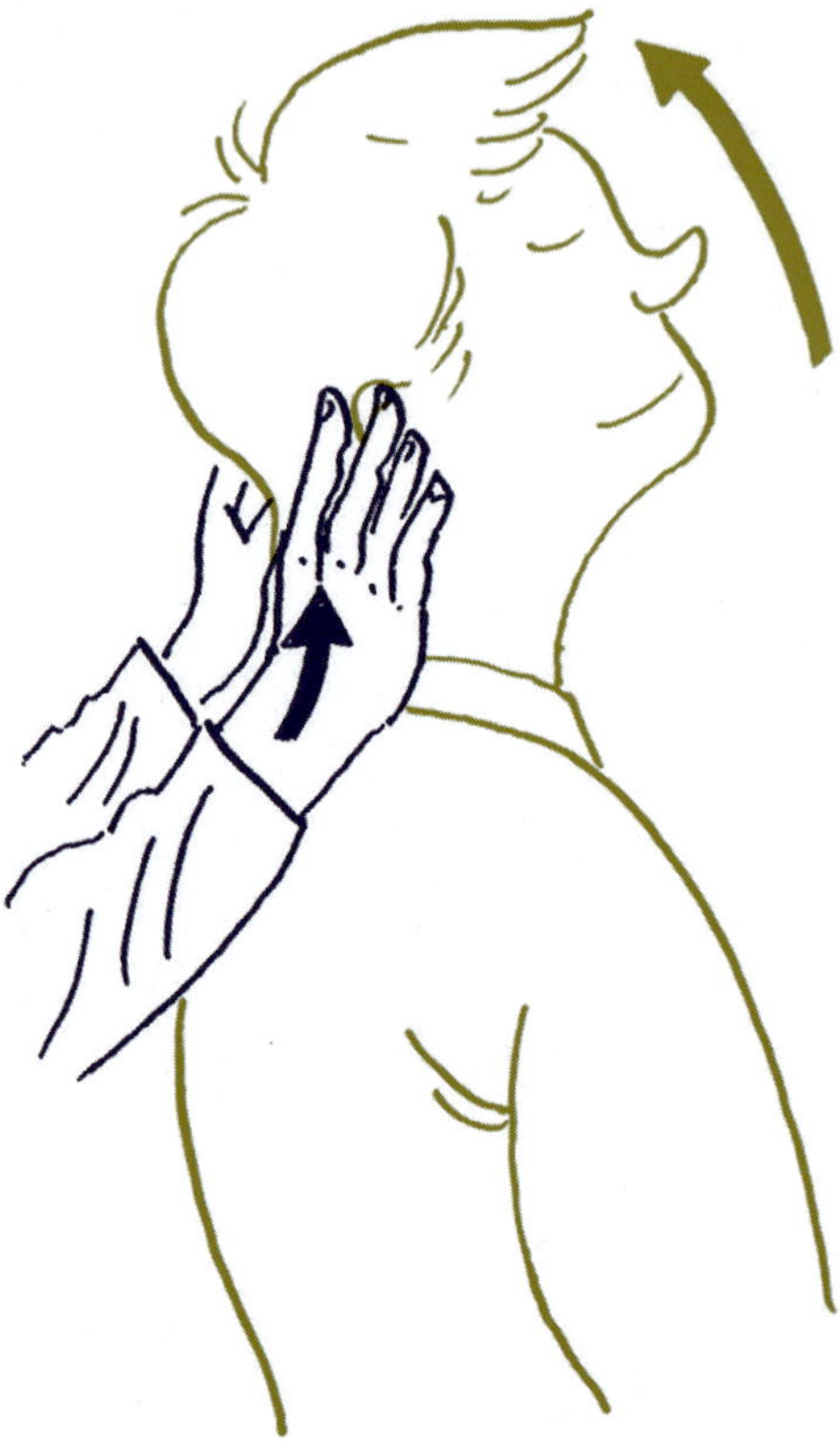

不眠症の人は後頸がこっている。上衣を後ろから頭部にかぶったように首すじの諸筋が緊張している。腰を支点に、上体を後ろにそらせるようにして体型を矯正していくことが大切。術者は後ろから頭をささえてやる。

自覚症状がなくとも、重役型の首だなどといわれる人は、この部類に入るから、放置しておくことは危険である。からだはやわらかく動くほどよい。

(5) 寝ちがい

寝ちがえて首が痛くてまわらないとき。

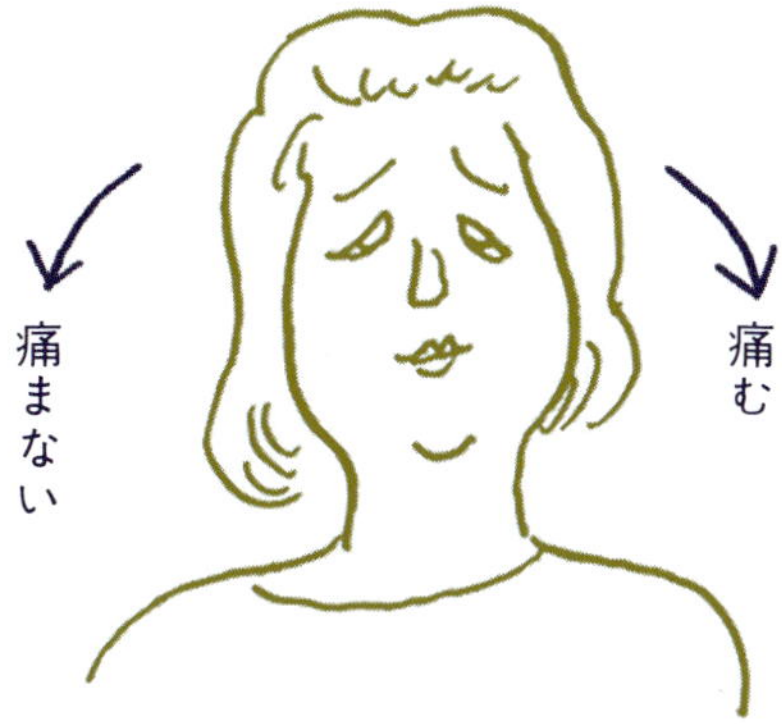

首を動かしてみるとある方向角度にムリに動かせば痛むが、その反対方向には痛まずに快適に動く。

この痛む方向に対する逆モーション（痛まずに動く方向）が、寝ちがいを治す整復コース。

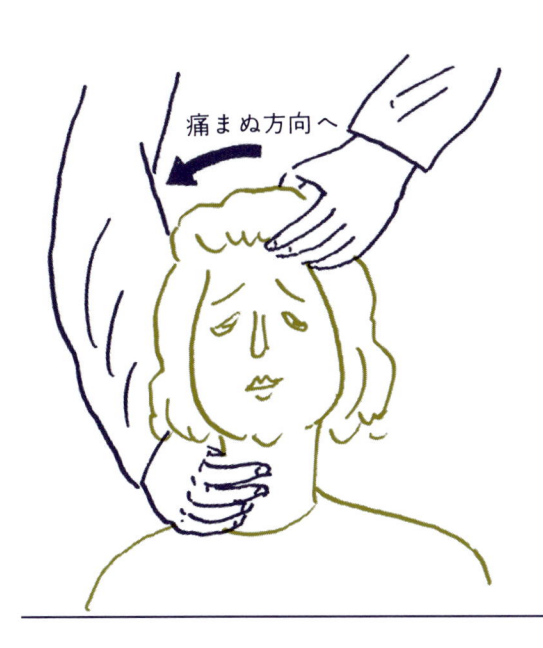

術者は、患者の頸の下部を片手で固定し、整復コース（痛まずに動く方向）へ他の手で急速に力を加えて押してやる。

ジャリッとマサツ音を発して、頸椎の配列異常は一挙に整復して首はクルクルと円滑にまわるようになる。

※もし反対にやると、みじめなことになるからご用心。治し上手とほめられることは危険です。

（次ページへつづく）

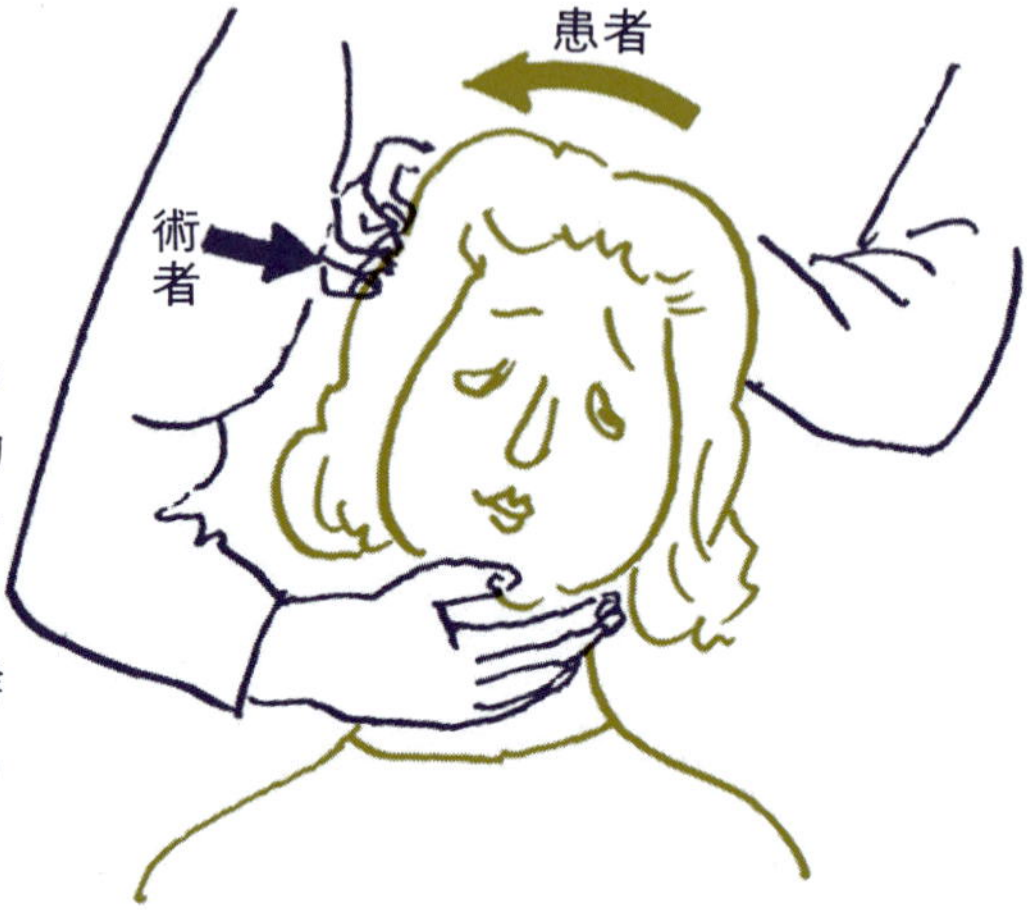

逆モーション誘導法という方法もある。患者は上記の整復コースへ首を動かし、それに術者は図のように抵抗を与えてやる。

しばらく呼吸をはかって、呼気の瞬間に急に脱力させると、軽いものなら一発でよくなる。

(6) 肩のこり

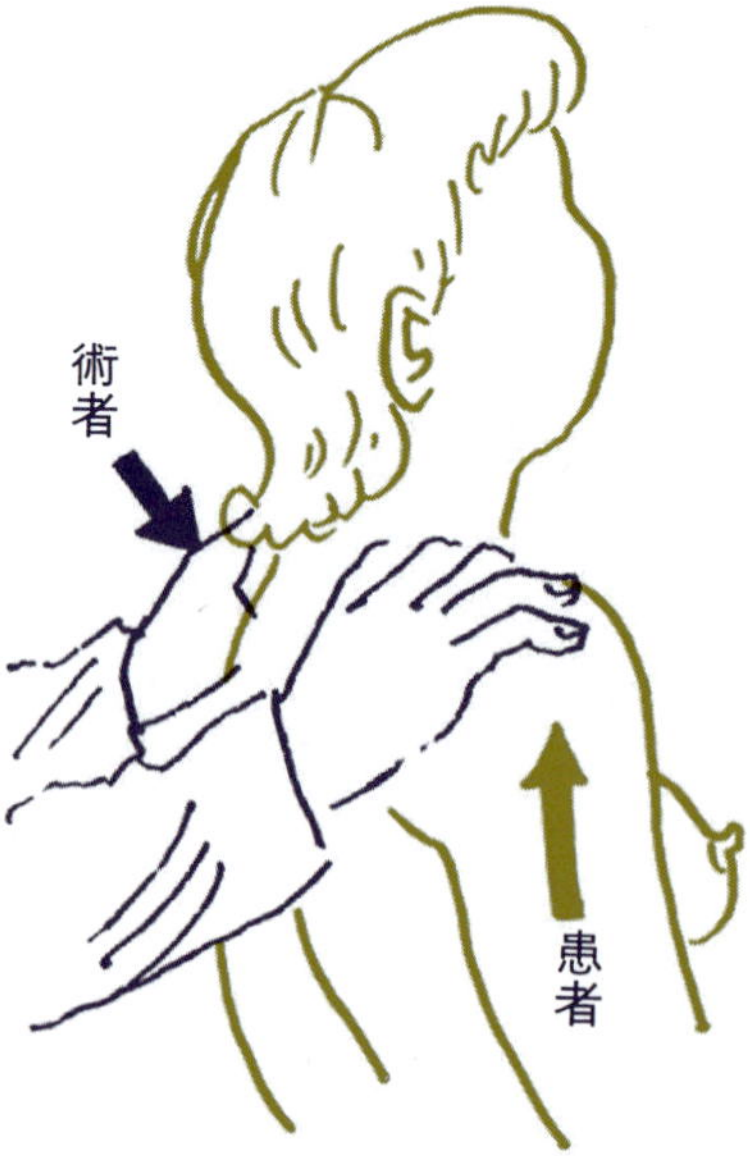

頭重のときの要領で、術者は患者の肩を押し下げてやり、患者に下から肩を釣り上げさせる。呼吸をはかり、一挙にストンと瞬間脱力させる。肩を落とさせてもよい。

(7) 肩・腕の痛み

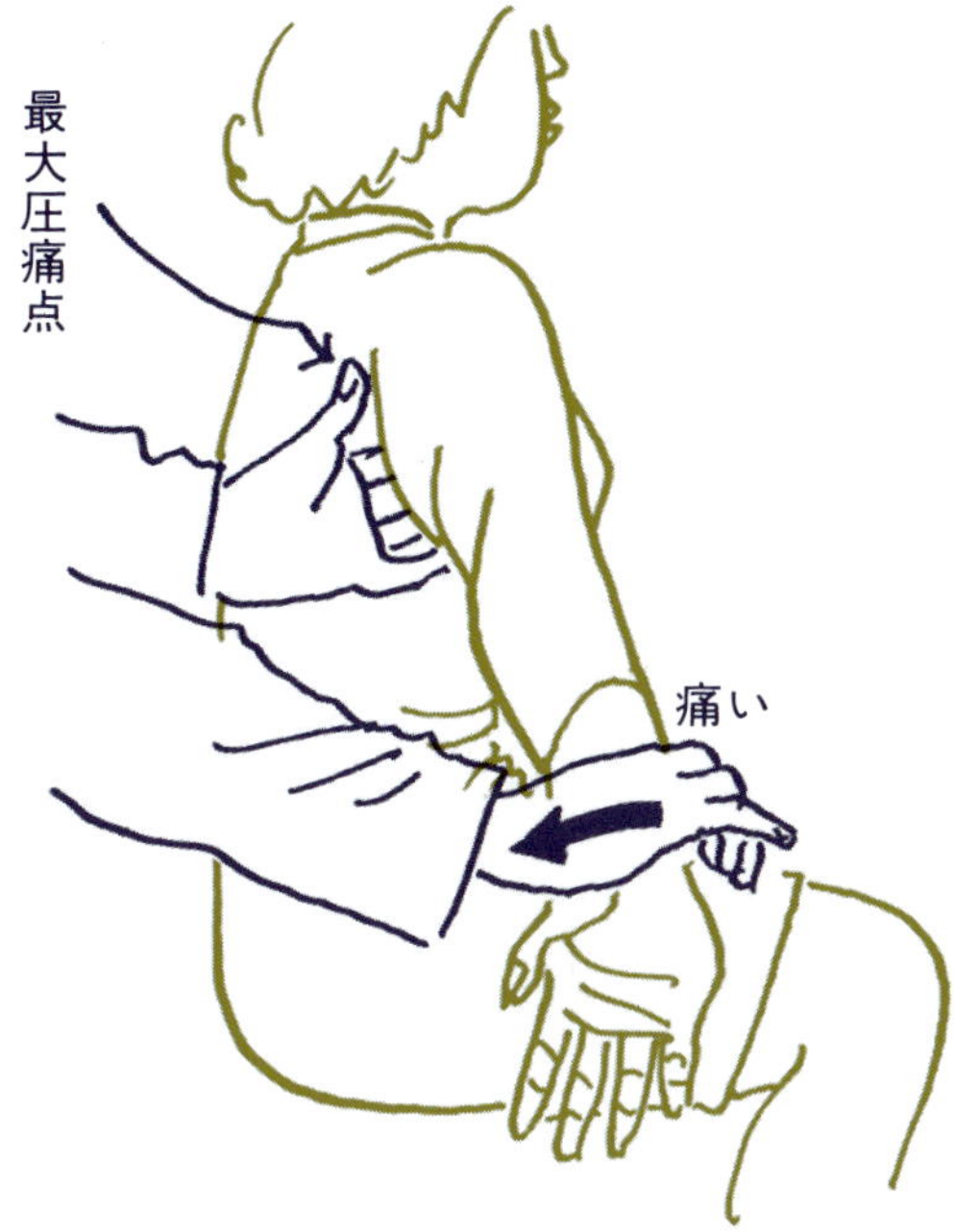

手をうしろにまわして帯をしめられない。手を前上方に伸ばして上げると痛む。

痛い方の手首をつかんで腕を外側にまわすと痛い。

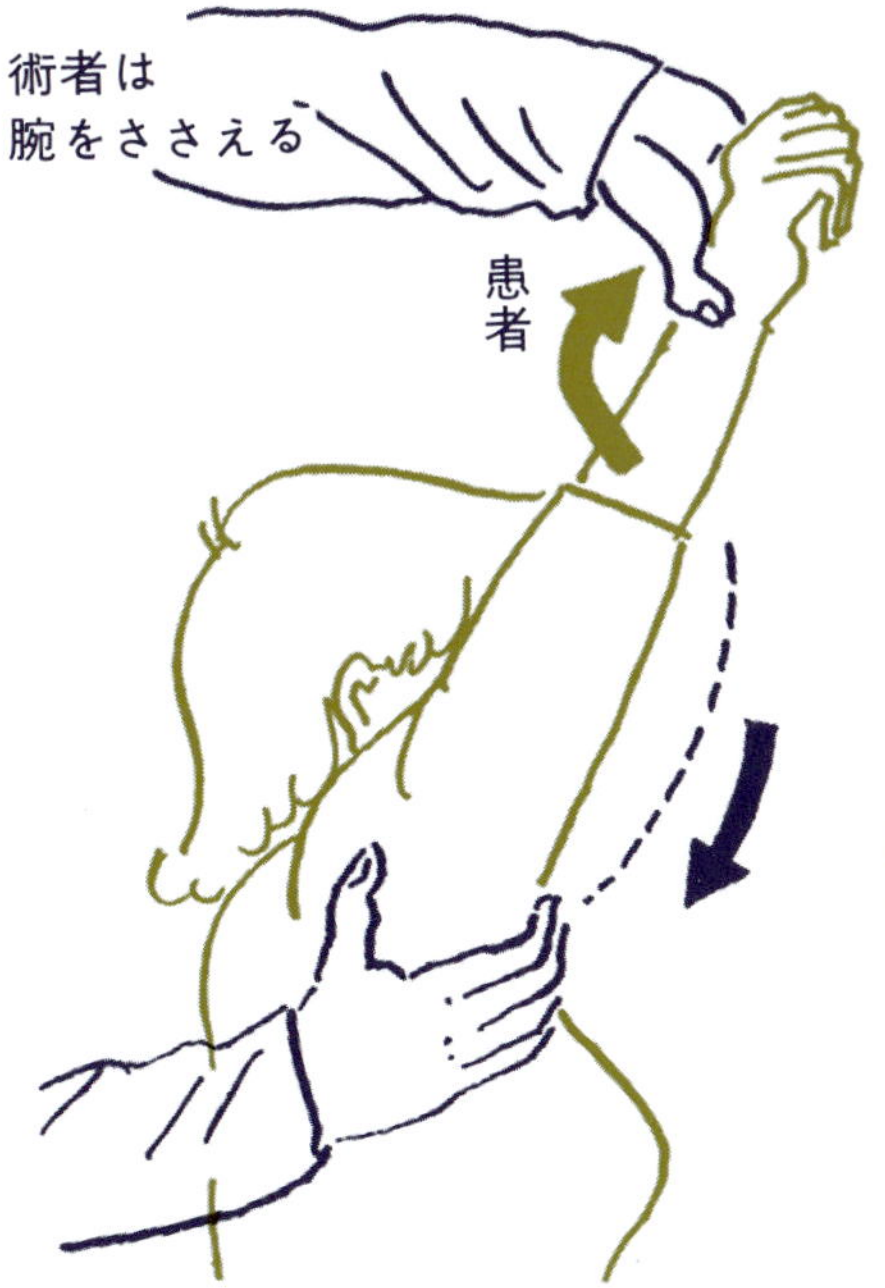

患者に痛いほうの腕を内側にまわさせて、呼吸をはかって急に肩で脱力させると、軽いものなら一発でよくなる。

腕を上に上げると痛むなら、軽く肘を曲げて、下へひき下げるようにし、急に力をぬかせるとよい。

肩関節の痛みは全身中一番なおしにくい。運動範囲が広いからだ。はじめからかかってはだめ。足から順々に歪みを治し最後に操法すること。

(8) 腰の痛み（立ってやる場合）

▼腰痛に悩む人が多いようだ。腰の激痛のために寝たきりで動けない場合は別として、起居や作業時に痛むというばあい、その治し方は？

▼いろいろ腰の運動をためして、痛い運動の反対の気持よい運動**（快適運動）**をすると腰痛は治る。

①前後屈・どちらが痛いか？

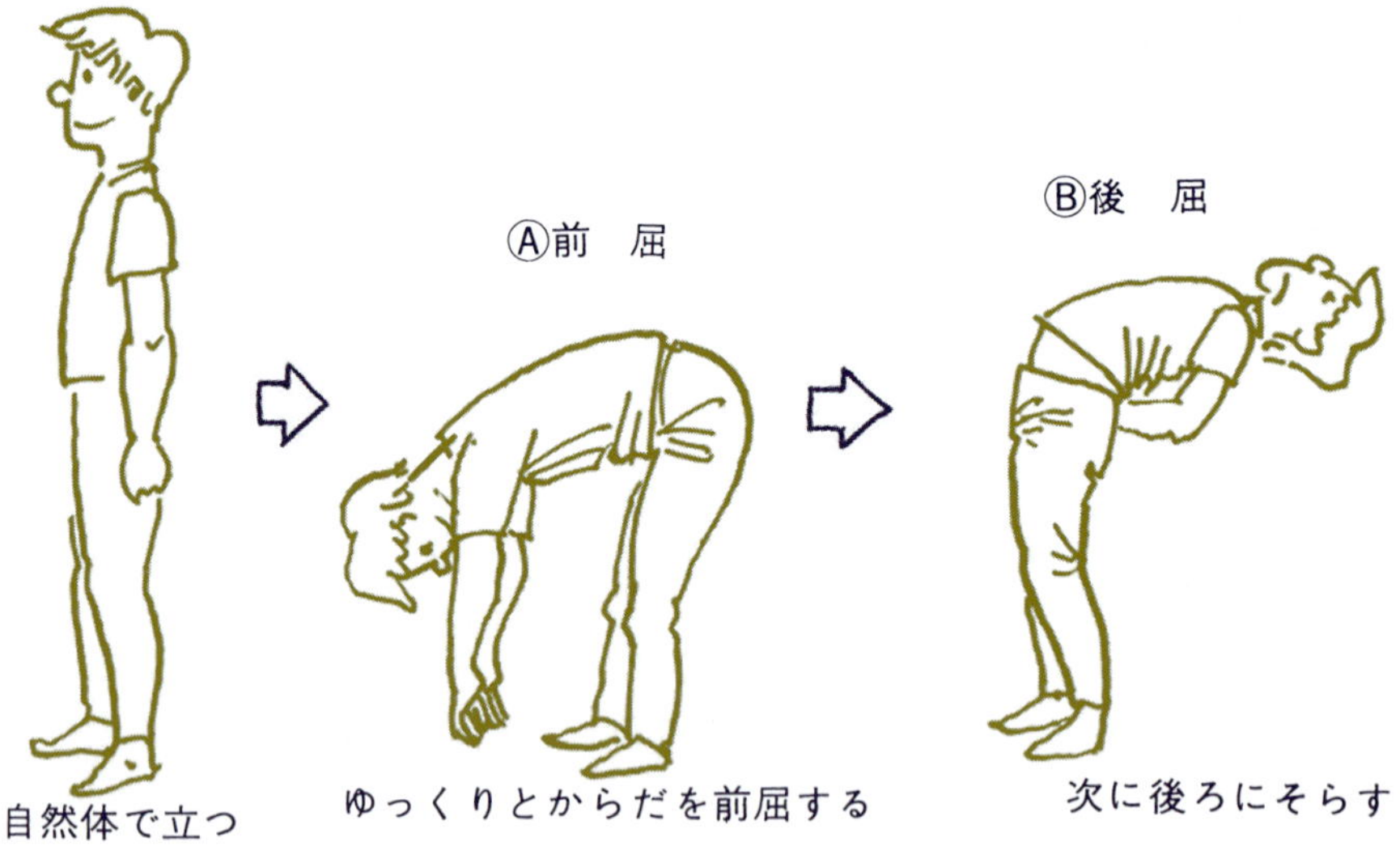

どちらか痛いほうがあったら、それはくり返さないで、痛くないほうの運動を、ゆっくりと５～６回くり返す。痛くない運動は、やればやるほど気持がよい。５～６回やってみて、こんどは反対の痛いほうを静かにやってみる。だいぶ先ほどよりよくなっているはず。まだ痛みが残っていたら、また痛くないほうの運動を４～５回くり返す。だんだんよくなってくる。

②左右屈・どちらが痛いか？

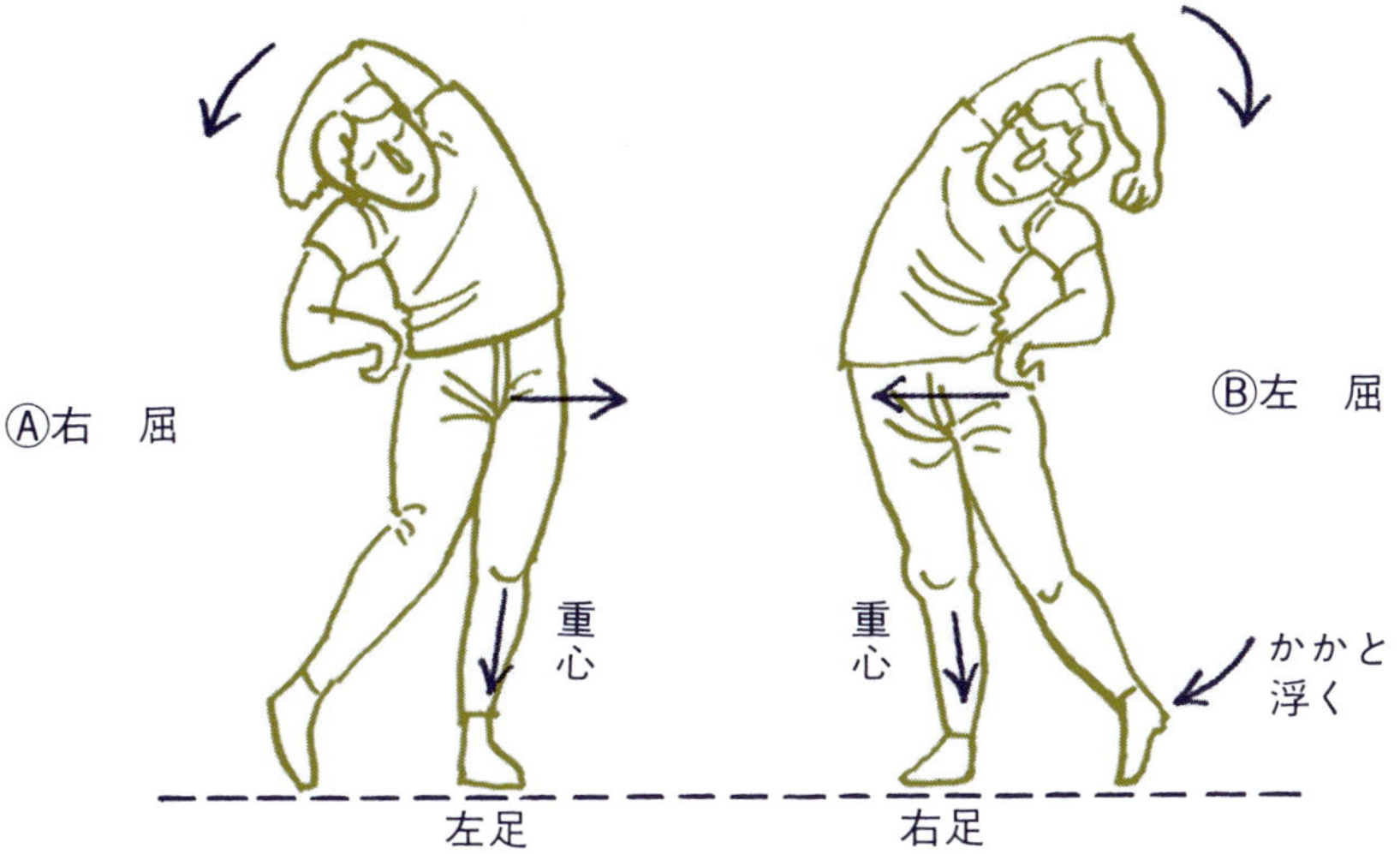

ゆっくりとからだを右に、左に倒してみる。痛いほうはくり返さずに、痛くないほうをゆっくりと５～６回くり返す。以下①に同じ。

〔注意点〕上体を倒すほうの足に体重をかけると、ムリがきてからだが狂ってくる。左にからだを倒すときは、必ず右足に体重をかけること。

③腰が痛い人への宿題

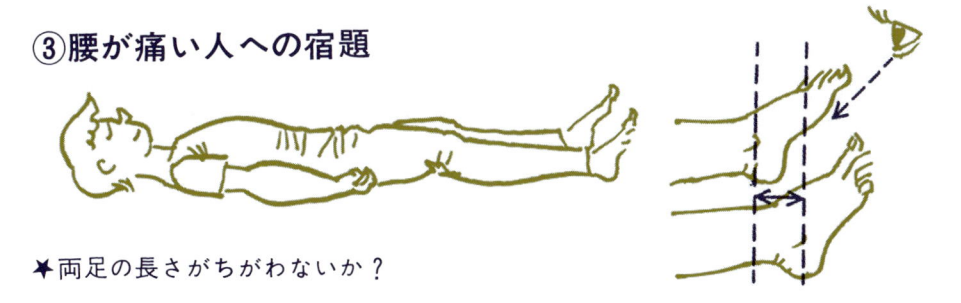

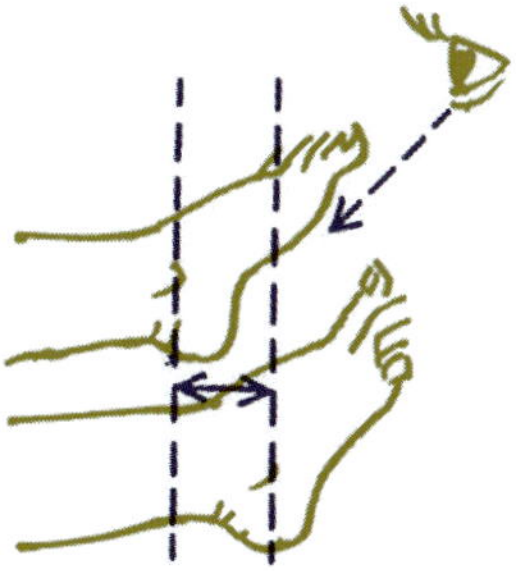

★両足の長さがちがわないか？

あおむけに寝て脚を伸ばし、両脚をそろえて左右の長さをくらべる。たいていの人が、左右の長さがちがう。これが歪みの原因。

(9) 腰の痛み（寝てやる場合）

人間は立っていても寝ていても動ける。
これは寝ていて治す法。

①

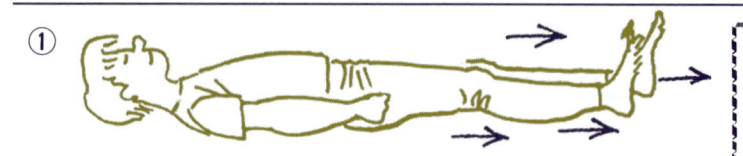

あおむけになり、左右の足をかわるがわるかかとに力を入れて伸ばすようにふんばってみる。気持よくのびるほうと渋いほうがあったら、気持よいほうを何回かくりかえす。

②

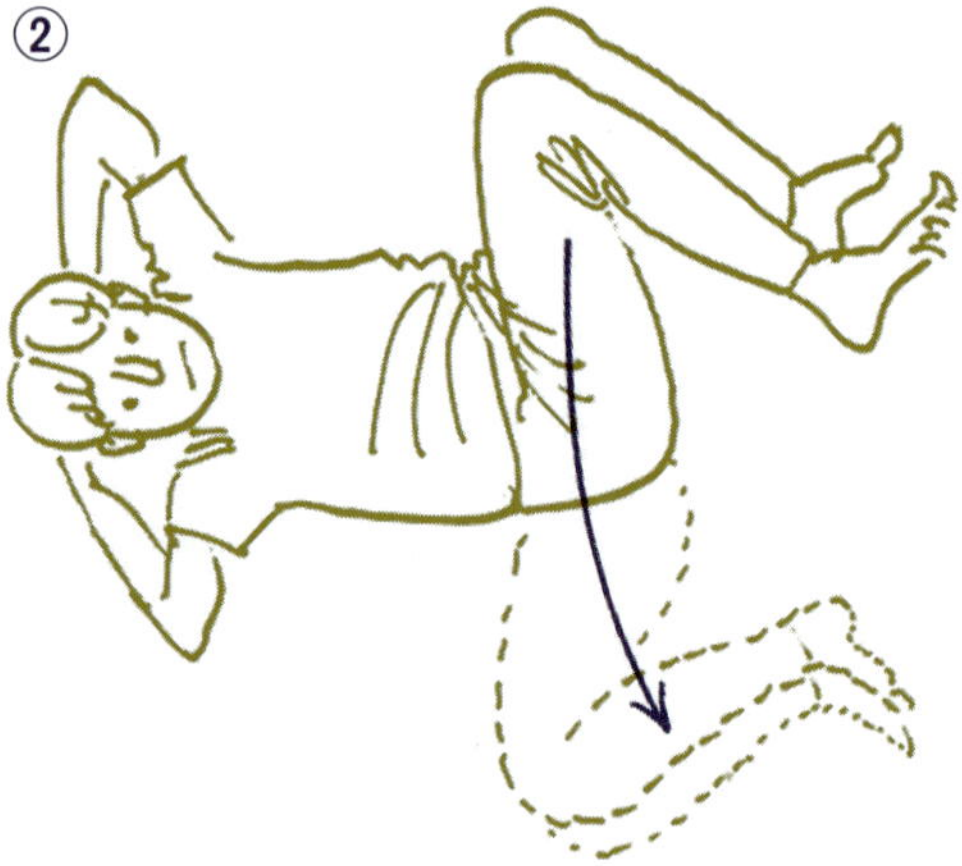

両膝を折り立て、足も膝も互いにくっつけたまま、左右に倒してみる。痛い動きと気持よい動きが左右で異なっていたら、気持よい運動をくりかえすとよくなる。

③

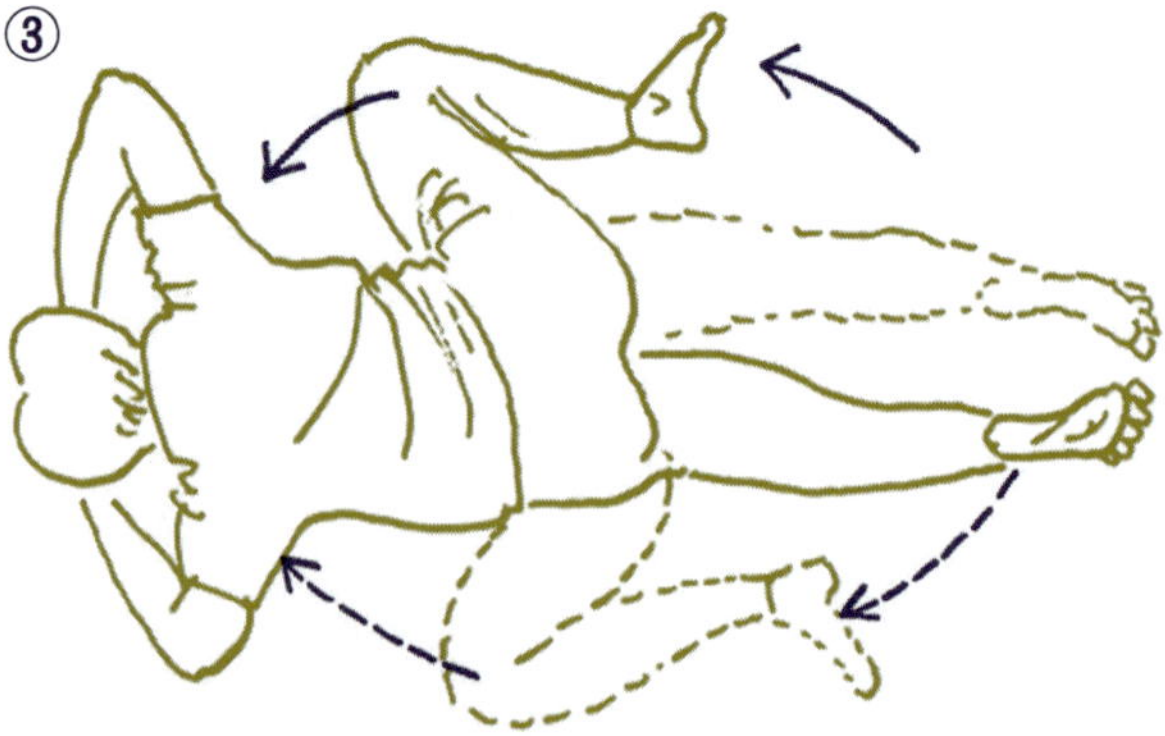

うつぶせに寝て、片方ずつ膝を折りまげ、同側の腋の下に向けて脚をちぢめてみる。どちらかやりにくいほうは頑張らないでやりやすいほうをくりかえす。腰痛はよくなり、背中もラクになる。動きが左右平均すれば、よくなった証拠。

⑽ ギックリ腰

▼俗名キックラセンキ。寝がえりもできないとて、往診を求めてくる。術者が介添しての治し方は？
▼一発で成功しなければ、充分に二～三回やる。

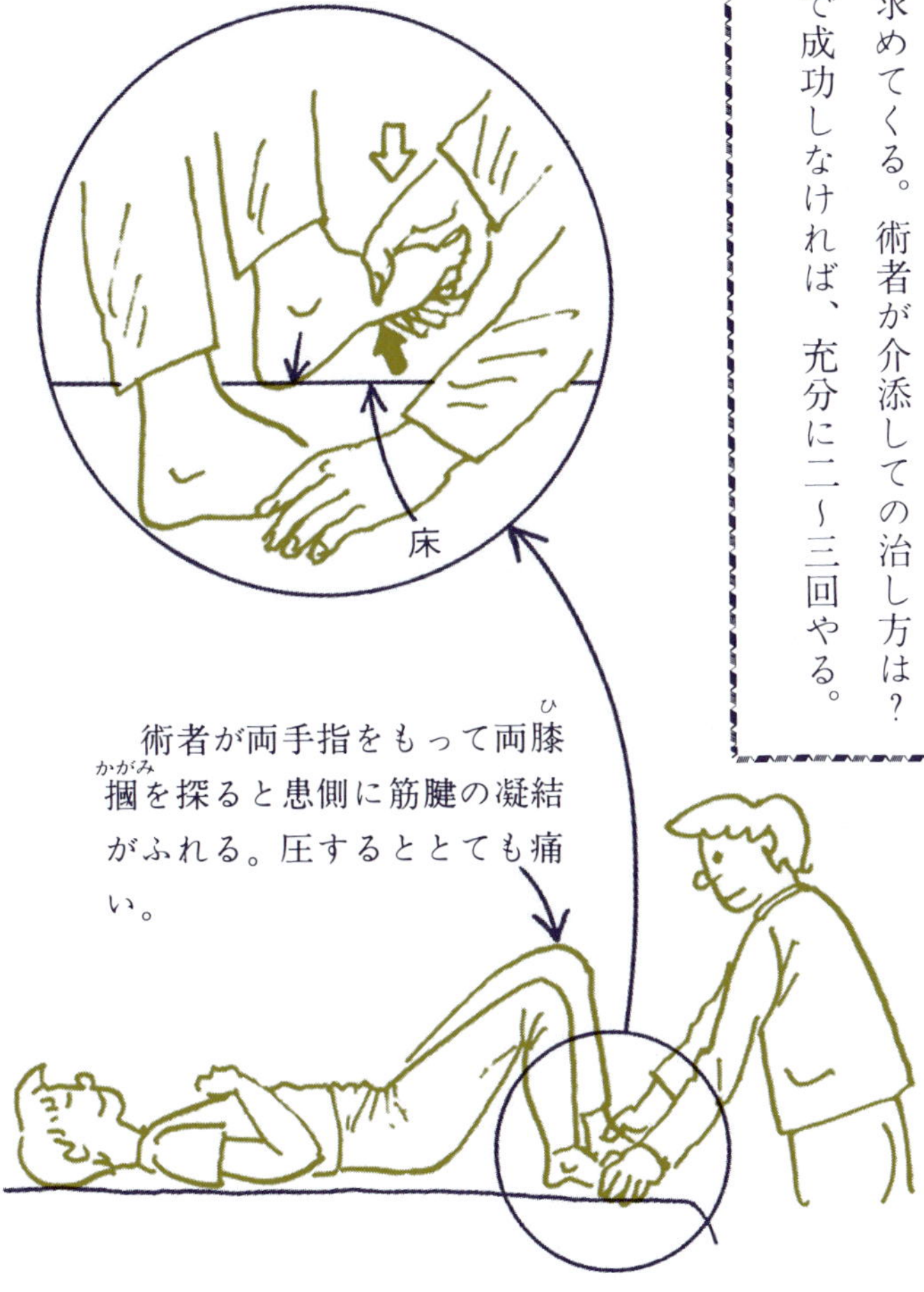

術者が両手指をもって両膝《ひ》膕《かがみ》を探ると患側に筋腱の凝結がふれる。圧するととても痛い。

(A)痛い側の足のかかとを床につけたまま、足先を上げさせる。術者は足甲から抵抗を与えてやる。
(B)しばらくして、ストンと急速に脱力させて足先を落とさせる。凝結は消失し、圧痛もない。

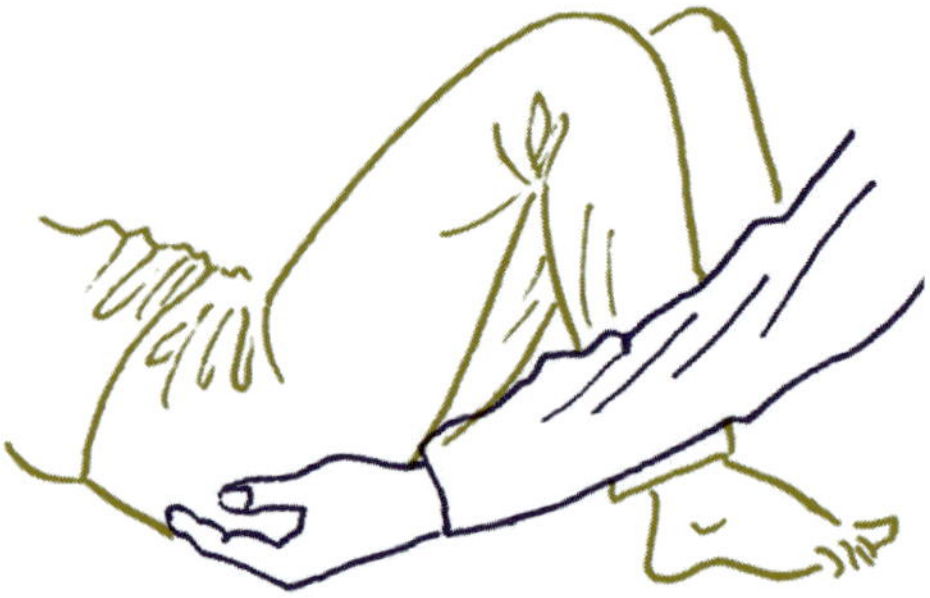

両手を尻の下に差し入れて、仙腸関節稜にそい外側を中指頭で指圧しながら探ると最大圧痛点がある。

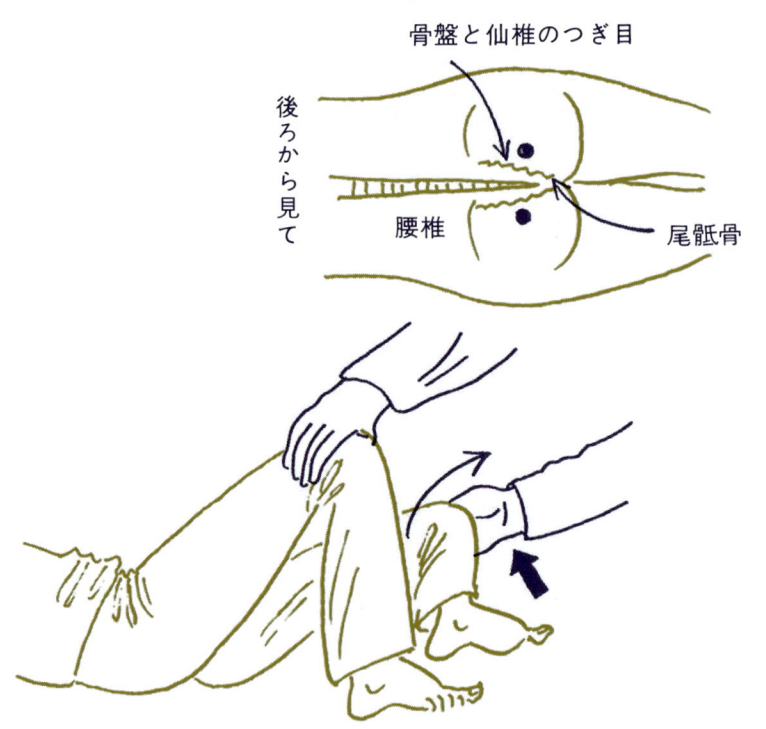

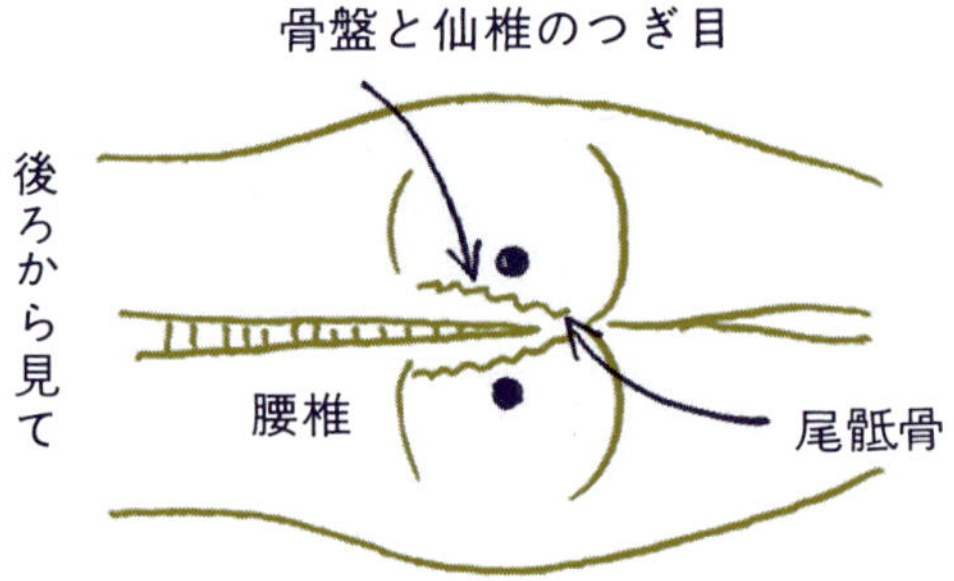

痛い側の膝を外側に倒させて、術者は外側から膝頭をすくうよう支えて抵抗を与えてやる。充分に押し倒させてから、力をためておいて急に脱力させる。

再び先の圧痛点をさぐってみて痛みがとれていれば、もはや腰痛は解消。正座が痛くなければ、歩行も可能。

⑾　腹痛

われわれが腹痛で往診を求められる場合の大多数は、大腸・横行結腸の両角屈曲部に停滞拡張しているガスである。打診すると鼓音をていする。

①

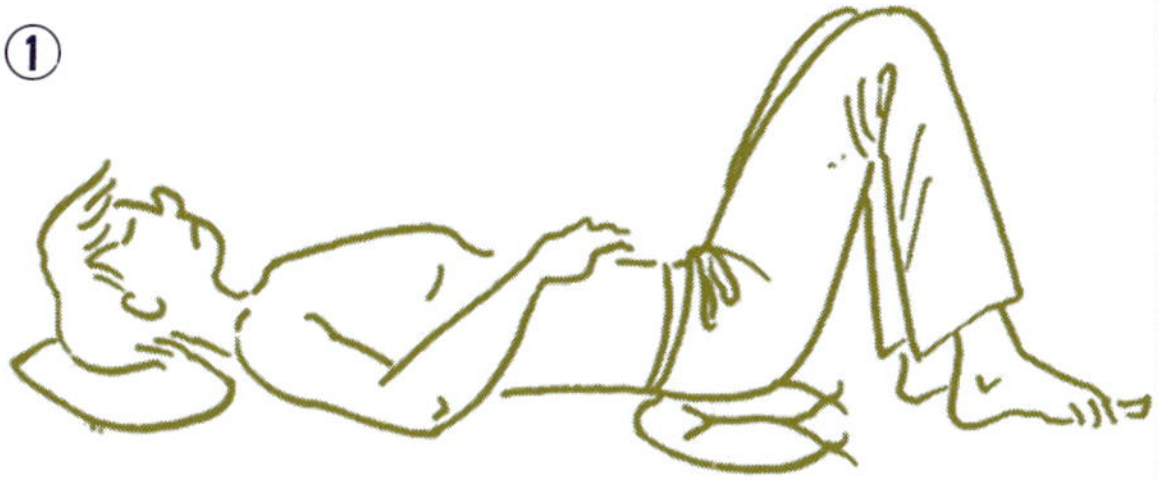

あお向けに寝て、膝を深く折り立てると、腹直筋がゆるむ。

腰仙部に座布団を入れるとなおさらゆるむ。

②

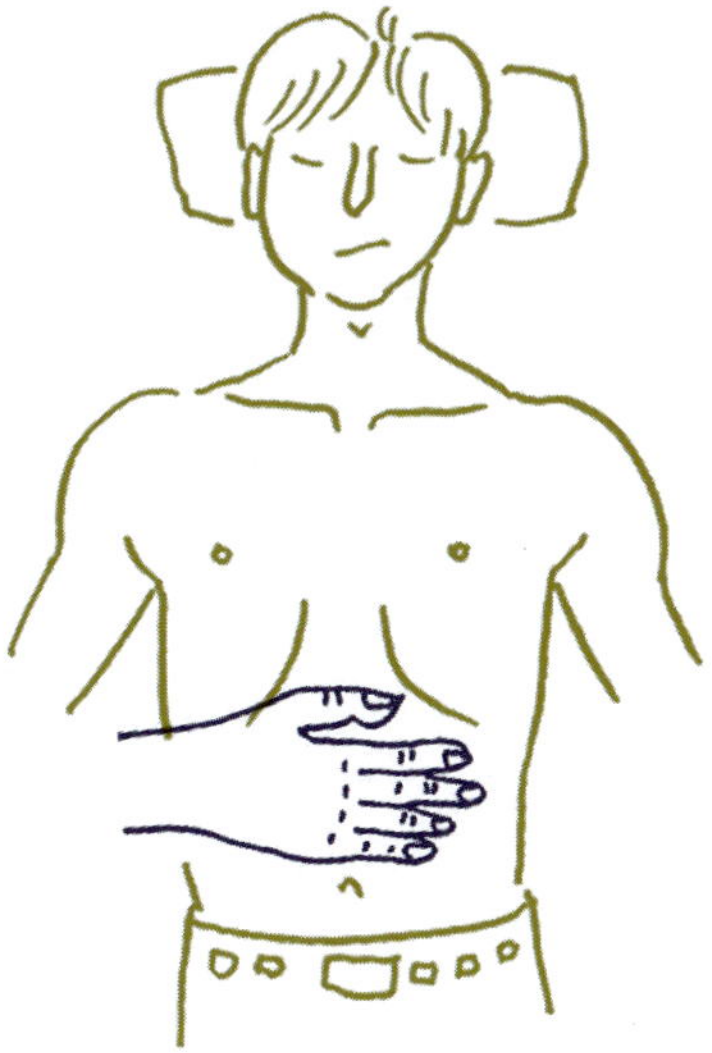

鼓腸部に手のひらをあてて深く息をはかせながら静かに圧迫を加えてやると、少なくとも数分以内にググーッというガスの移動流下音をきくか、または触知できる。

これで腹痛は去る。これが効かないときは他の原因（外科的腹症）を考えて慎重を期すこと。

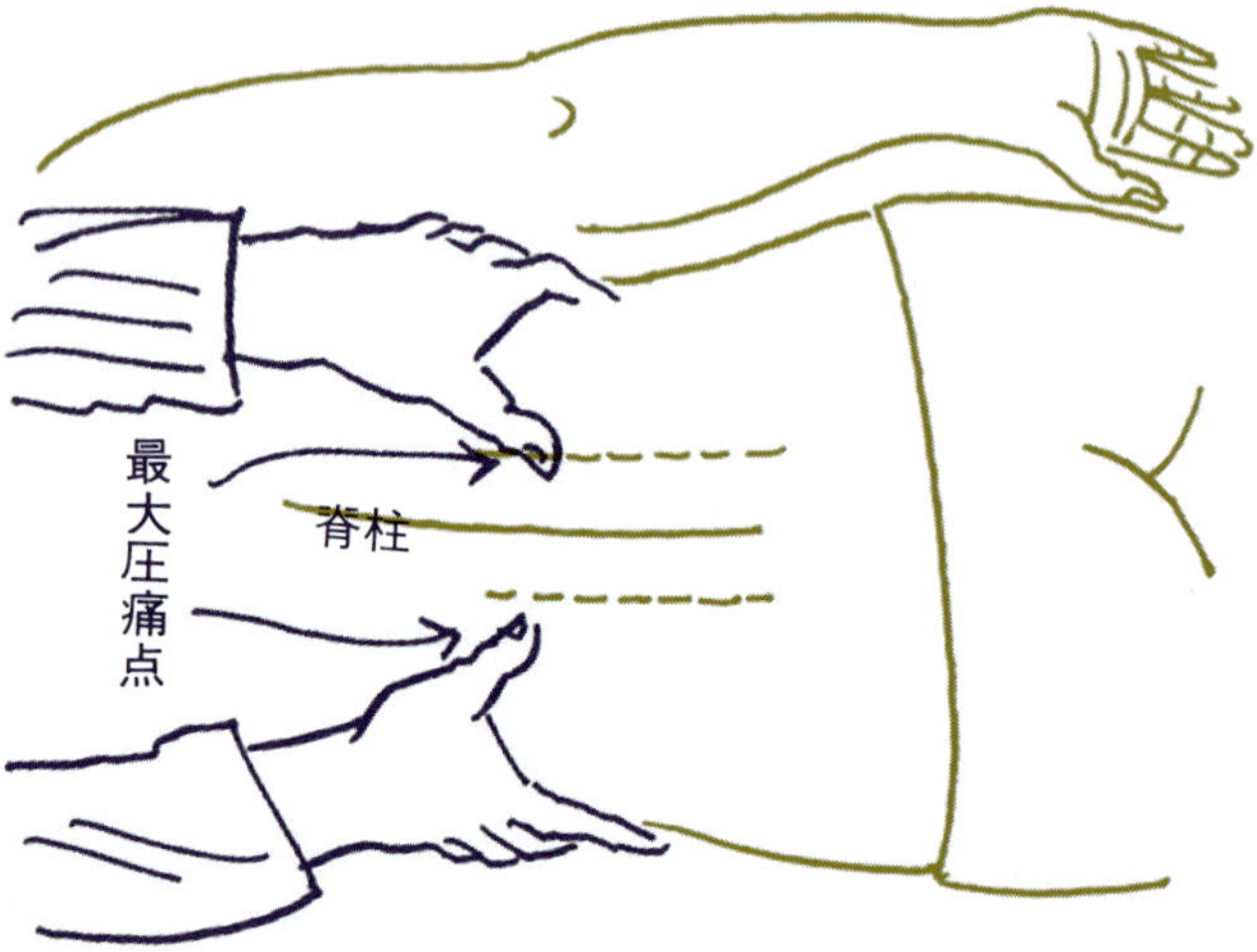

腹痛のばあい、うつぶせにして脊柱の両側の縦の筋束上を指圧してさぐると、胸・腰椎の境界付近に最大圧痛点がある。ここを強く指圧すると、患者はその痛みに耐えかねて呼吸をとめ、からだをひねって痛みからのがれるような姿勢をとる。なおも力をゆるめずに指圧していれば、圧痛は徐々にとれていき、最後に患者はフーッと呼気をする。

指圧を続けても、だんだん呼吸が平常にもどる。このときすでに圧痛はなくなって腹痛もとまっている。

⑿ 胃のつかえ

腹のはり、不快なとき、腹痛の項①、②も応用できるが、正座でも治せる。

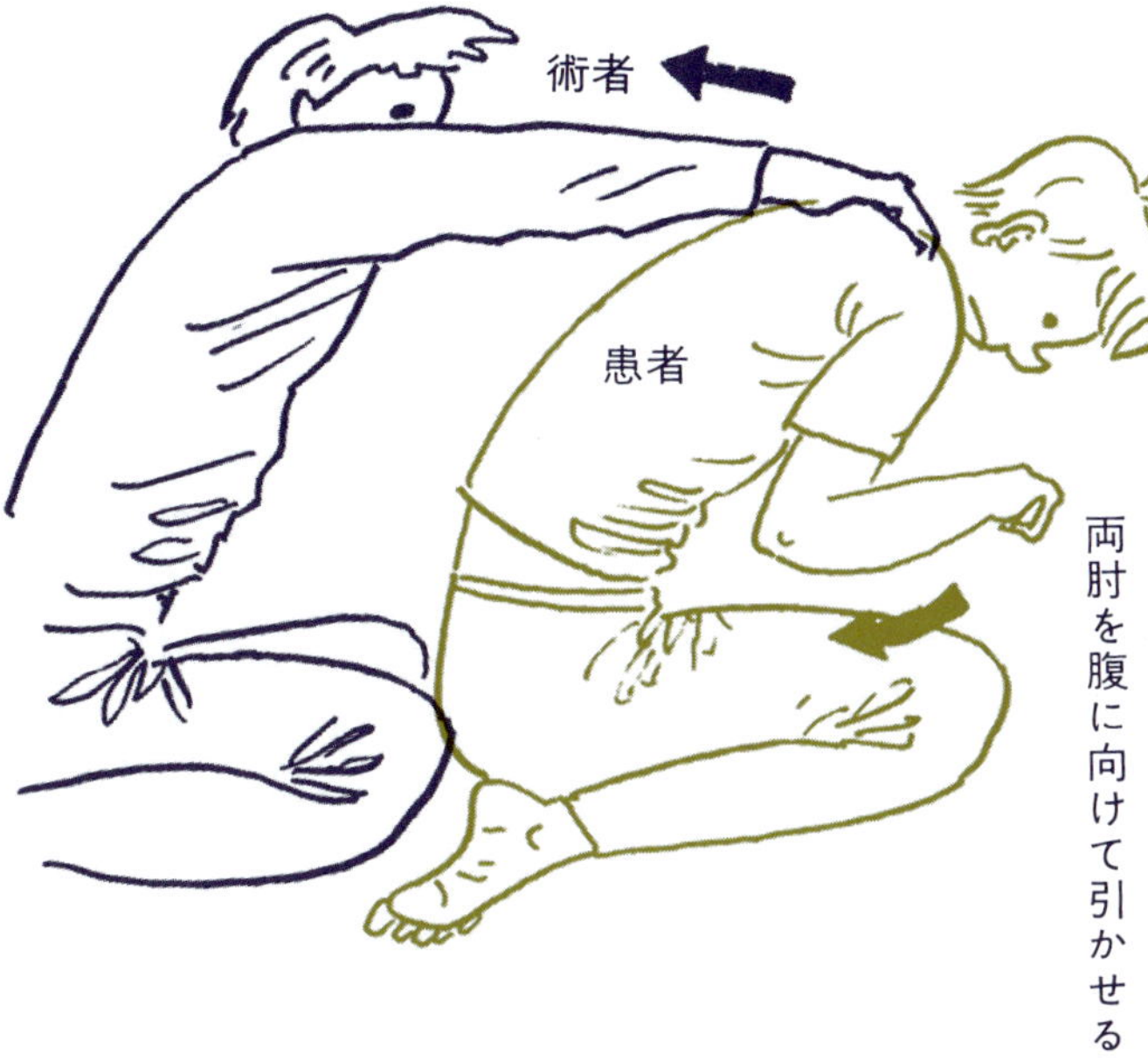

正座させてから、お腹をへこませるように上体を前屈させ、術者は膝を患者の腰に、手を肩の前にあてるようにすわる。患者を後ろに引きおこすように抵抗をあたえてやり、最後に一挙に前屈の力を腰で抜かせると、腹はとてもらくになり、つかえはとれる。

からだの向きによって考えること。

⒀ 内臓下垂・慢性婦人科疾患

内臓下垂（あるいは慢性婦人科疾患）の患者は、ほとんど骨盤のひずみか前傾であり、梨子状筋の大腿骨大転子付着部付近が凝縮していることが多い。（右利きの人は右傾し、凝結は左にくる）

下図のように術者は、その膝の上に患者の両足かかとをのせ、静かに垂直にふませる。わずかに尻が浮く程度でよい。

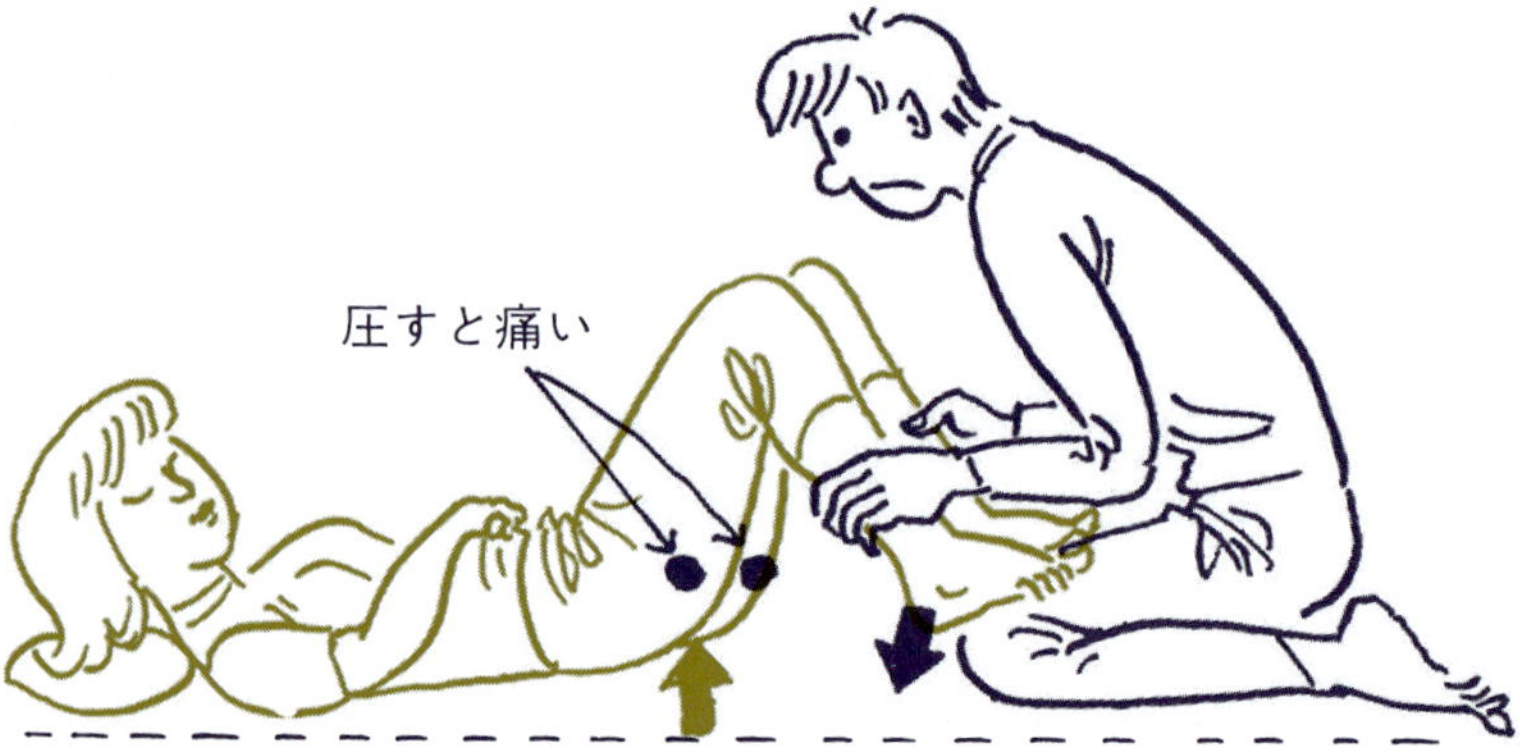

３～４呼吸の後、ふむ力を瞬間的に脱力させると、お尻がドカンと落ちる。

右利きの人は左側を余分にくりかえしてやらせる。骨盤が整復されて、腰が軽くなり、とても快適になる。

毎日くりかえす。流産癖のある人、不妊症にもよい。

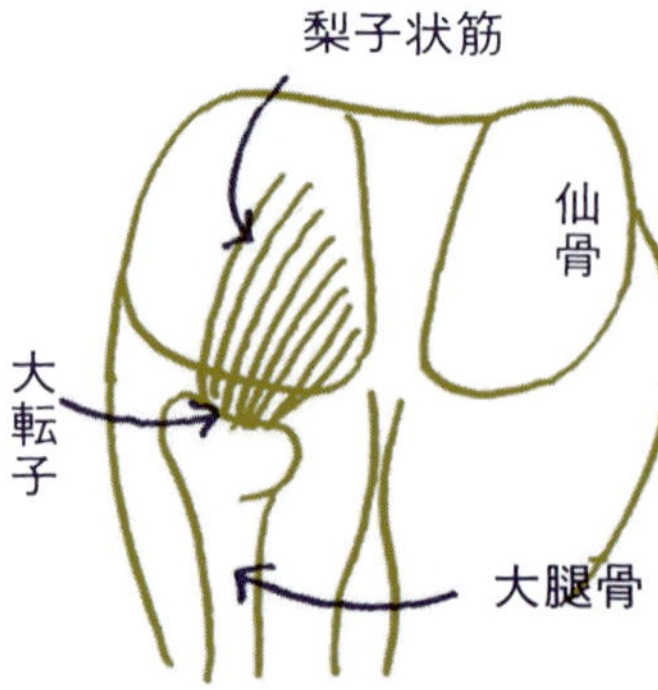

農作業、山登りなどで大腿前面、腓腹筋などが緊張して痛むとき。

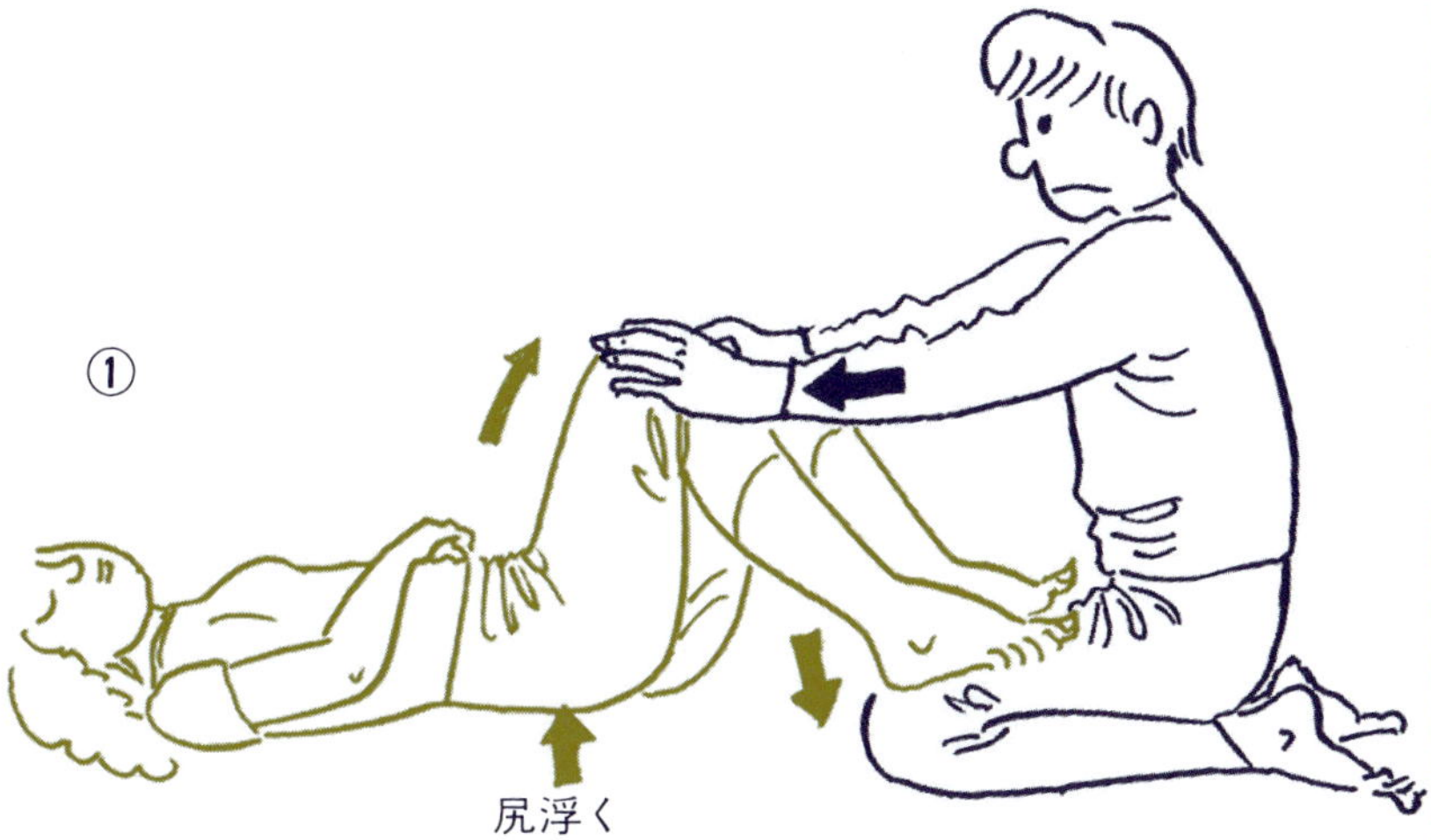

患者は仰臥して術者に足をのせ、膝を垂直に立てて腿が快適に伸びるように押す。

術者は膝頭に手をあてて抵抗を与えてやればお尻が少し浮き上がる。

しばらくして急速に脱力させると自身の重力で尻がドスンと落ちる。

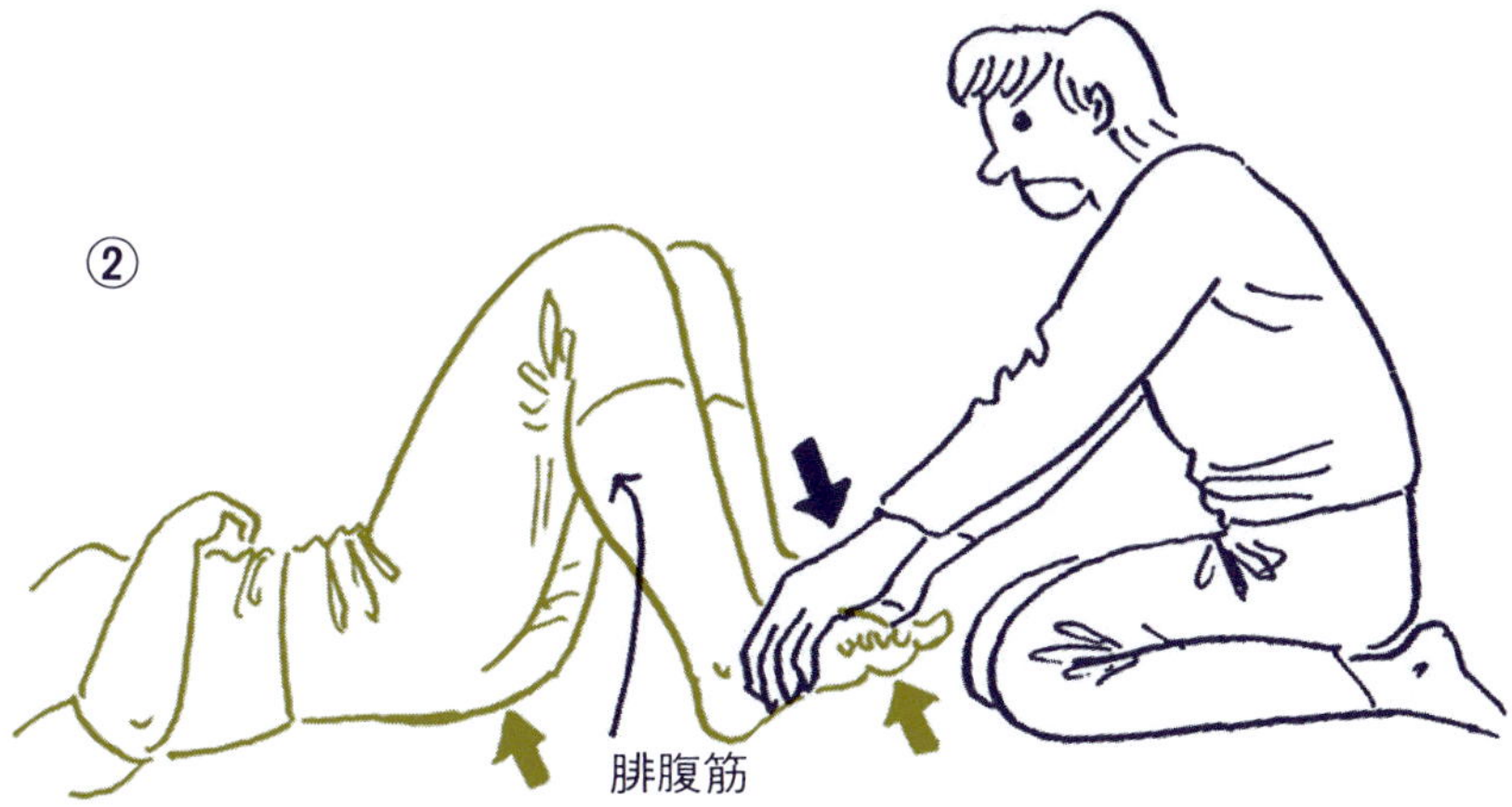

腓腹筋の腱緊張痛は、爪先を反らして上げさせておいてから、急速に脱力させるとよい。

⒂ 下肢がだるい

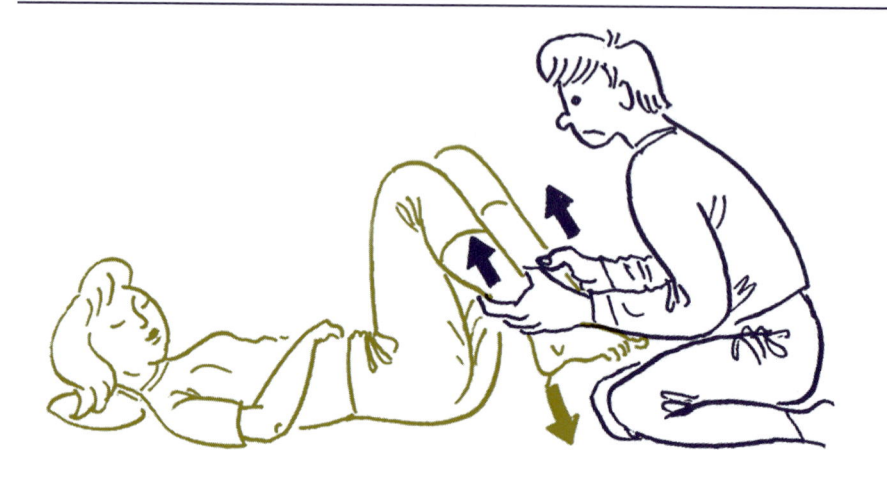

下肢がだるくてたまらないとき。足首の下端を強くにぎって下から持ち上げるようにしてやりながら踏ませるとよい。

立たせて足踏みさせてみると、脚はとてもらくになり、軽くなったという。

⒃ 膝痛

関節に炎症はないが、正座困難という人。

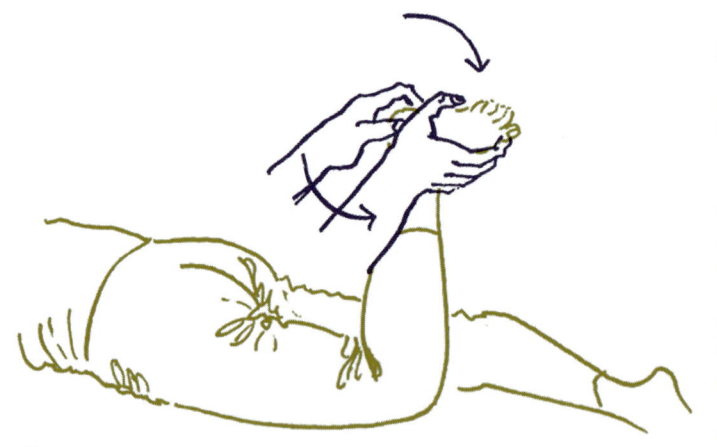

膝をひねってみる。内旋か外旋させてみると、どちらかの方向に痛む。その逆方向には痛まないもの。内外転も試みる。

膝を直角に折って、足の力を抜かせておき、ひねってみて痛む方向の逆モーション（痛くない動き）を誘動。急に力を抜かせるとよい。再び試してどちらにも痛まなければ、正座は可能。

⒄ 手首・足首の痛み

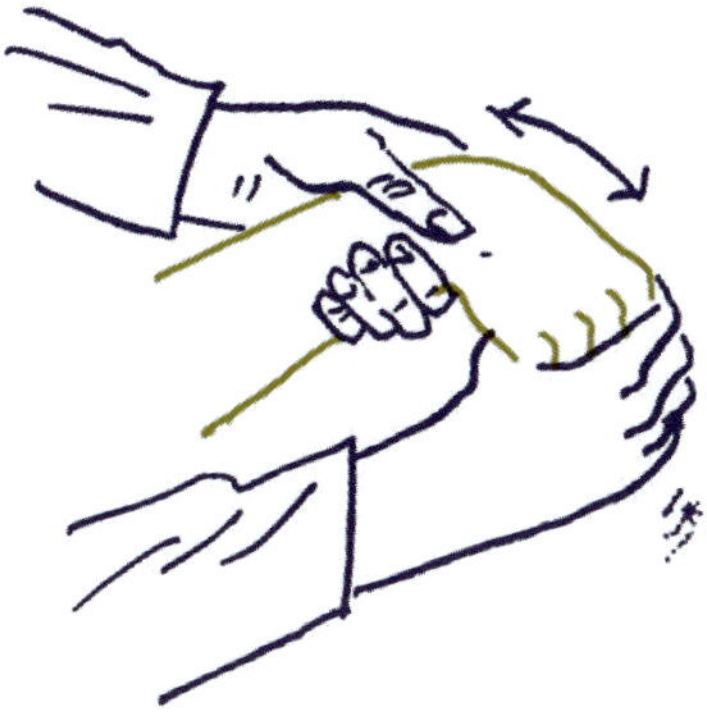

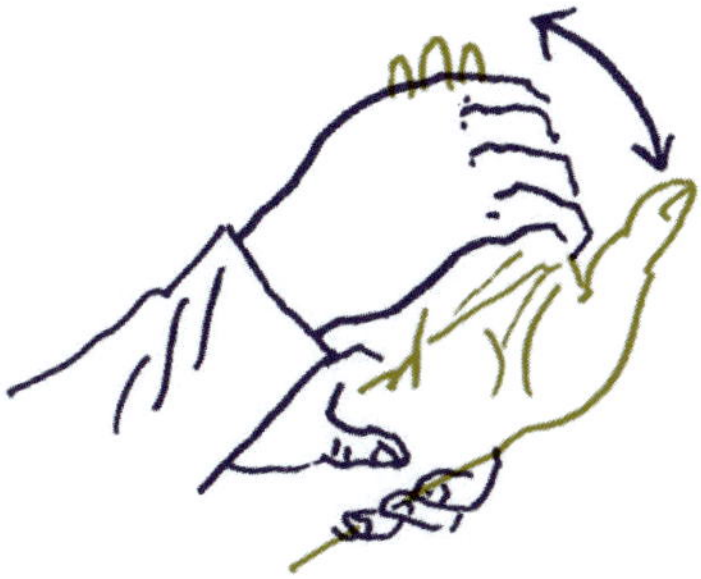

ねんざを含めてすべての関節痛は、その運動を分析してみて、運動が制限され、痛む方向の逆モーション（痛くないほうの動き）をくりかえせばよい。

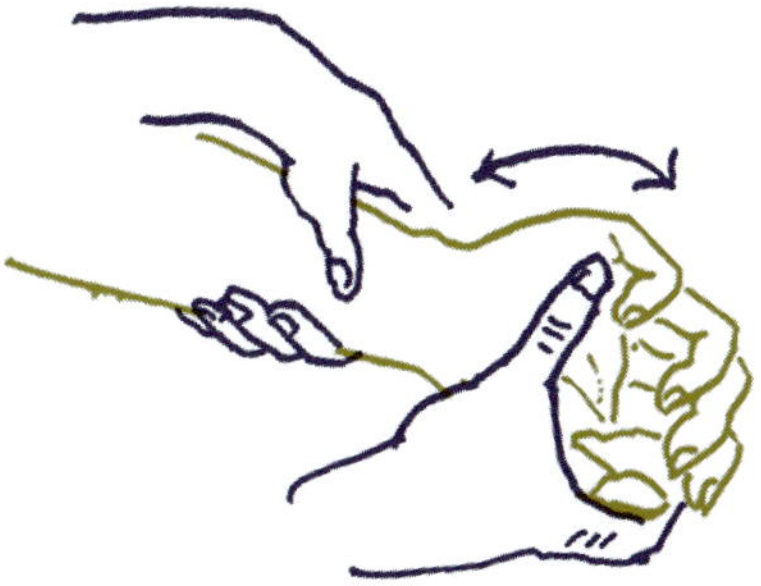

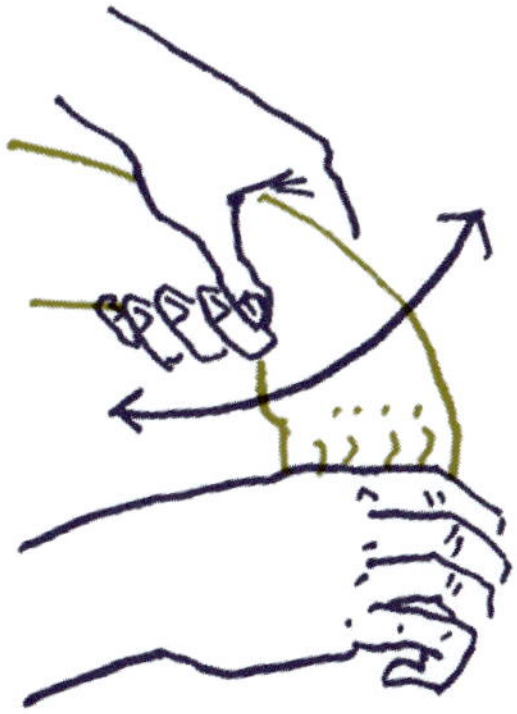

⒅ 寝小便・小児ぜんそく
……現代医学も手こずる難病

無意識の動きはすべてからだの歪みを元に戻す。

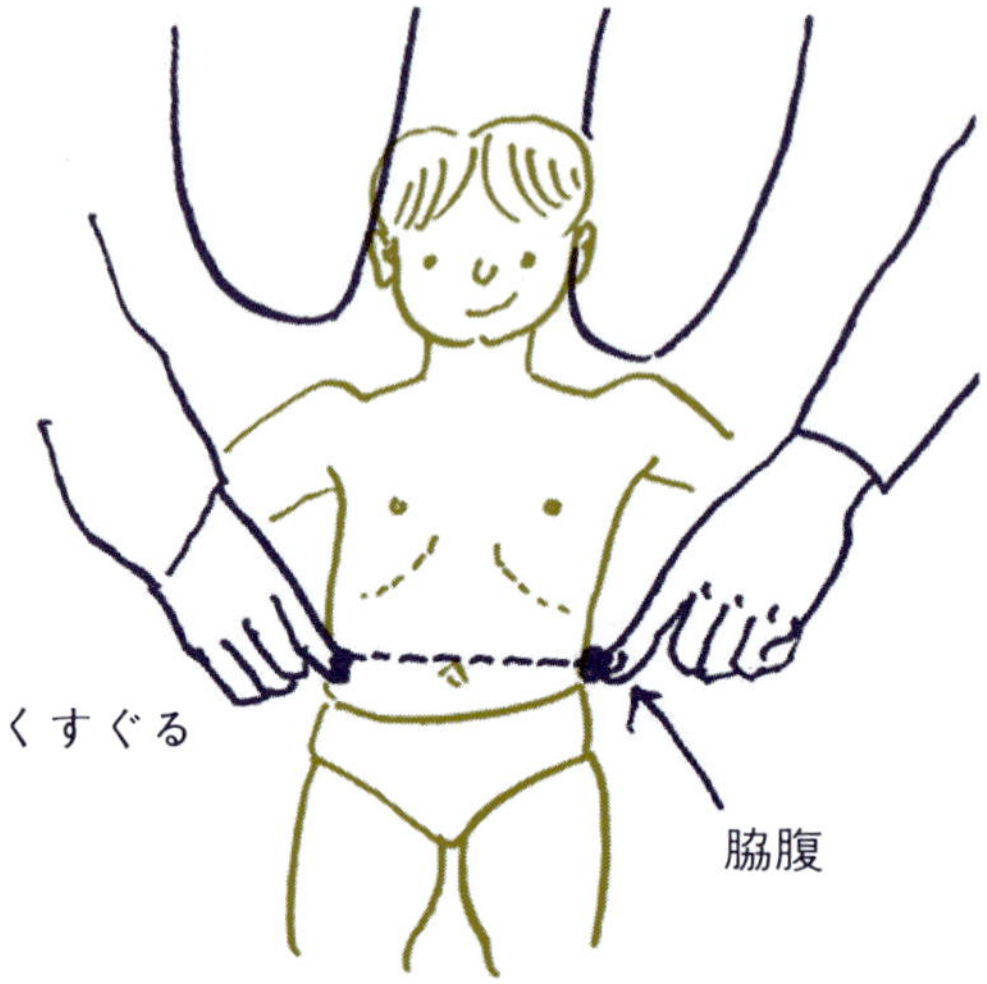

1～2ヵ月も続ければ、たいがいの軽い病はこれだけで治ってしまう。ただし、砂糖や肉食が多いと効きにくい。

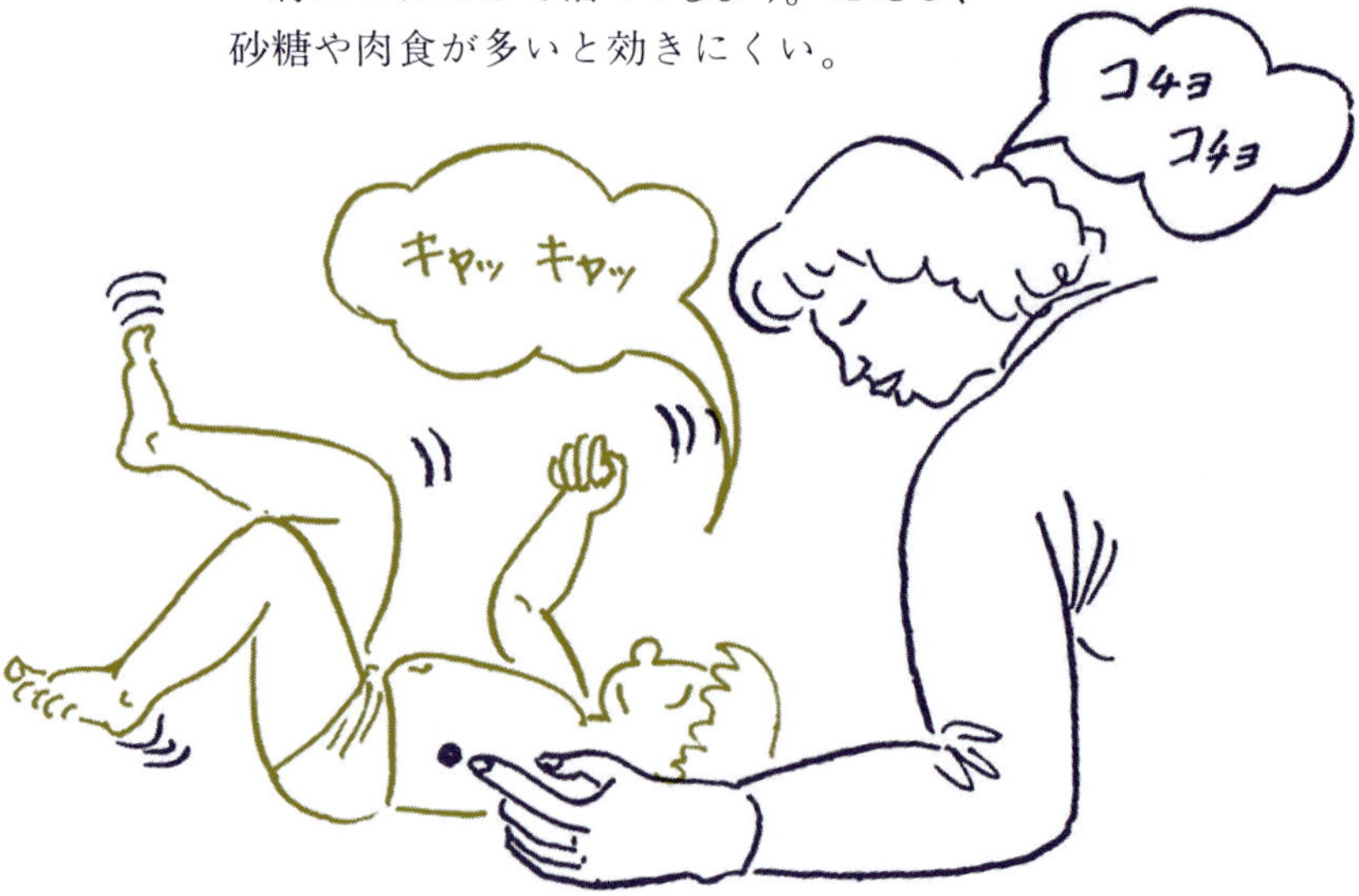

おへその高さのわき腹を軽くくすぐってやる。子供は手足や全身をジタバタ動かして無意識に全運動系を調節する。あばれるほどよろしい（内臓に直接影響を与える脊椎の歪みをなおすポイント）。

一、病気はなぜ治らないのか

1、難病の患者

(1) 筋ジストロフィーの子供

去る昭和五十一年五月たまたま筋ジストロフィーの子供さんがきました。私は今まで診たことがなかったのです。廊下を歩くのを見ていると、つまだちしていてかかとをついては歩けず、肩や尻をプラプラと左右に振りながら歩くのです。小学五年生とかで、生後二年目あたりから動作が異常なのに気がつき、あちこち診てもらい、専門医から〝筋ジス〟の診断をつけられたとのこと。

私には初めてのことだし、勉強もしていないから、まったく見当もつかなかったのです。しかし、〝盲者《めくら》蛇におじず〟で、基礎構造の足、膝、腰と下から順々に診ていくと、あちこちに歪みがあります。それを元に戻すように、すなわち痛い動きの反対の快適運動を誘導してから歩かせてみたら、歩くのが楽になり左右のからだの振れも目立たない。お母さんは「アラかかとをついて爪先も上にむけて歩くようになった」と大喜びです。

からだが急に変化するのは毎度のことですが、何しろ病名が病名だし、私のところでは諸検査もろくにできないし、入院管理もつづけかねるので、操体法を理解し専門技術者もかかえている同僚の病院にお願いしました。その先生もビックリして興味をもって診てくださいました。やはり真正の〝筋ジス〟で血液の酵素値CPKが二〇〇〇もある（正常値は一〇〇以下）というのです。入院させながら治療を続けたらCPKが数日後三〇〇に下がりました。X線写真でみると、脊柱も歪曲していたのがまっすぐになりました。

遠く関東から来た患者なので、家庭でのクスグリ療法（七二ページ図解参照）を教えてひとまず帰宅させました。しばらくしてまたみえましたが、歩き方はあまり悪くないのに、CPKは四〇〇〇にも悪化していました。脊柱も前ほどではありませんが少し曲がっています。その先生も、珍しい例なので、研究会で報告・発表しました。

筋ジストロフィーは不治の病で、生命も二〇歳くらいまでといわれ難病中の難病とされているのですが、帰宅してから水泳もできるようになり、日焼けして元気になっています。いままで出たことのない運動会の競技にも出るようになっているとのことです。

たまたまその年の三月と七月に私がNHKのテレビに出ることになり、七月の放送でそのことがとり上げられました。そのテレビを見て筋ジストロフィーの患者が外来で数人きました。その人たちも操体すると、からだが目の前で変化します。もちろんこれだけで治ってきたと断定するものではありませんが、よい変化が出ていることは事実です。最近になり専門家の注目をひき、研究しようという動きが出てきました。私も今後の課題として観察・治療をつづけてみたいと思っております。

(2) エリテマトーデスの女性

昭和四十六年のことでした。左卵巣、胆のう、左腎臓の摘出手術をうけたエリテマトーデスの三八歳の女性が治療を受けにきました。大学病院に一〇年間かかっているが、手のひら、足のうらは赤むけし、ものをつかむことも歩くことも大へん困難な状態で、全身が痛むと訴えています。かろうじて皮質ホルモンで支えられてきましたが、典型的な満月顔をしています。

この人のからだの基礎構造の歪みを操体療法で調整し、呼吸、飲食、精神活動、身体活動の自然法則を説明し、実行をすすめました。八回の外来で手のひら、足のうらの赤むけは正常に回復し、それ以来かなり精力的な勤務に従事できるようになりました。それからもときどききておりましたが、二年ほどしたとき、よくなった顔がまた少し丸くなってきていました。痛みがあるようで、密かに薬をのんでいるようでした。生活の精進におこたりがあるらしい。指摘するとニヤニヤしていました。

この人、当時も毎月大学病院の検診をうけていたようで、病院に行ったところ、三年前に一緒に入院していたことのある二七歳の女性にバッタリ会い、自分とまったく同じ症状なのでむりやり私のところにひっぱってきました。その女性は、手のひら、足のうらは赤むけのため軍手をし、足はほう帯と、いたましい病状です。

三年大学病院にかよい、つい最近二度目の入院から出たばかりでした。からだの歪みを操体で調整してやったところ、脊柱がのびのびして胸のまわりがゆるんだような感じで、呼吸がらくになったという。外来三回目から顔の播種症が淡くなり、五回目ではまったく正常になって、足のヒビ割れが多少チクチクするが全身の痛みはまったくないという。

この女性に食生活をきいたら、甘いものが大好きで、香の物にも白砂糖をかけ、チョコレートを毎日かかさない。さらに、ウズラの卵を一〇個も食べ、肉や魚を栄養と思って多く食べるようにしているとのこと。これでは治るものも治らないので、食生活指導もしました。福島県相馬市から来ているが、親をビックリさせるからもう一週間仙台にいて治療するといっていましたが、六回目には来ないで帰ってしまいました。

エリテマトーデスという診断は現代医学ではつけることができますが、原因がわかっておりません。しかも、治療法はホルモン剤を与えることくらいしかないとされているようです。大学病院の診断は確かでも、治療についてはおそまつとしかいいようがありません。一般に、不定愁訴はなにか疾病があるからおこると思っているらしいが、考え方が逆立ちしているのです。生活のまちがいから、からだに歪みが出て、疾病への警報として、まず不定愁訴が起こることを認識すべきです。

何々病を治すとかいう発想ではなく、生活のまちがいからおこる歪みを正す、つまり健康の基本を調整するだけで、いろいろな病気がひとりでに治ってくるのです。この事実を知ってほしいのです。

人間は動いているが無意識にも動く。その動作は、元に戻りたい本能にかられてしらすにやっているのです。だからこそ何も治療しないでいてもたいていのものはいつかよくなっている例が多いのです。これが自然療能というもので人体の恒常性はこのために保たれるのです。しかも、人体運動には自然法則があるので、これをわきまえて意識的に元にもどるようからだの動きを操作してやることもできるわけです。

2、現代医学の盲点

(1) 現代医学はお手上げ

中西選手の手首

だいぶ古い話になりますが、もう一つのエピソードを紹介しましょう。

昭和三十六年三月三十一日号の「週刊朝日」のスポーツ欄にあらまし次のような記事が載りました。

「西鉄の中西太選手が左手首の故障のため彼らしい働きを見せなくなってから二シーズンすぎた。〝打撃の神様〟川上（巨人監督）の大記録と肩を並べる彼である。

いつどんなぐあいに痛みを感じたのか、中西に聞くのを忘れたが、とにかく一昨年には五九試合しか出場していない。痛いのである。バットを振ると猛烈に痛いんだ。中西は右打者だから、左手首をよりいっそう使うし、大切なのだ。ボールをカーンと打った瞬間、左手首がグイと返る、つまり自分のほうを向いていた左手の甲が地面に向くように返るというワザが打撃術に要求されるのに、その手首が激痛を感ずるとは、気の毒もこれ以上のものはない。『骨の上にうすい膜があるんだってね、その膜の神経がピリッと痛いんだって、まるで強い電気をかけられたようになるんだそうだ』。医学に暗いのがそんな説明をする。

いや医学に暗いのなんていっていられない。医学に明るいその道の人にも、中西の病気のほんとうのことは、どうもわかっていないらしい。わかっているなら、あれだけ一心になおそうとしていたんだから、もっとらくに治癒してもよかったんじゃないか。

金はある。ヒマだってそのためにはつくれる身分なんだ。〇大学病院でせいいっぱいの手当をうけた。別府にある電気療養所にも行った。三十四年ころから治療につくしたが、はかばかしくなかった。

こんな話もあった。中西は〝良い〟とすすめられる療法はたいていはやっていたので、プロ野球界でかなり知られている東京の某接骨医にかかった。その接骨医は、かつて巨人の広岡の腰（これも難病であった）をなおした人だったが、中西の手首を診て『ああ、これは脱臼ですな』てなことをいってなおしてしまった。その時〝コキン〟と音がして、それから左手首の痛みは感じなくなってしまった。

……その接骨医のおかげでなおった、ということに一時は信じられたものだ。

イヤーな感じを受けたのは〇大病院であった。〝奇病〟として治療に手をやいていた医学の最高知識が、その〝脱臼〟がわからなかったとは何事であるか、ということになるからである。〝コキン〟と音がしたものの、中西の左手首の病気は、夢からさめたように、すっかりなおっていたわけではなかった。中西は〇大病院に通うことになったが、病院の権威筋は『脱臼程度ならなにも大学病院に来るに及ばないでしょう』と皮肉をいいつつ、中西に対して御気嫌がよくない——そういう話も伝わっているほどだ。〝コキン〟の音とともに全治したわけではないが、中西の左手首はだいぶいいようだ。わずかな手首の部分というなかれ、中西にとって、左手首の故障は、歌手が声帯を痛めたにもひとしい。球を打つときより、思わずカラ振りしたときの方が手首にひびくという。完全になおっているとはいいにくいようだが、オープン戦には出場している」云々。

手首の関節は、バットを急に振ったときに起こす運動で動き、ちょうどその逆モーションでもとどおりに整復されるというようになっています。これが関節の特性です。正常であれば痛みはないのですが、何かの原因で歪んでしまい整復されず、痛みとなるのです。

だから、手首の関節の歪みを元に整復してやれば、すなわち正常にかえれば異常感覚は即時に消えるものですから、痛みはなおるわけです。コキンと音がしたのは、ずれていた関節がだいたいうまくスッポリと元のさやにおさまったしるしです。ベテラン接骨医は痛みの逆モーションをうまく誘導して整復コースにのせたのにちがいありません。

もちろん、コキンでパッと痛みがいつも消えるわけではありません。徐々にいつの間にか消えることもあります。これはべつに不思議なことではなく、痛みがときとして電撃的にギクッと瞬間的に起こることがある反面、徐々に刺激が蓄積されてどうにもがまんができなくなる痛さもあるのと同じことです。

現代医学の最高の権威の大学病院で奇病としてとりあつかわれ、どうしてもなおらなかった手首の痛みが、街の一接骨医の治療によってなおってしまったわけです。完全とはいえないまでも、一瞬にして痛みが消えたわけです。現代の西洋医学の医師社会では、「そんなバカな」という声があがらないでもありません。しかし、東洋物療やカイロプラクチックなどをやっている人々なら日常経験していることであって、べつだん不思議とは思わないことです。いわゆる即治というやつです。異常感覚が突如として消失するのです。

痛みの原因すらつかめない

こんな経験をしている人も多いのではないでしょうか。

あなたが仕事の関係で腰を曲げる姿勢が続いたり、他の原因で腰が痛くなったとします。そんなときに整形外科に診てもらえば、まずレントゲン写真をとります。腰椎がそろっていて、骨にも何ら変わったところがなければ、お医者は首をひねる。別な検査を次々にやっても反応がなければ、「疲れが出ているのだ。むりな仕事がたたったのだから安静にしていなさい」とかいわれる。異様な感覚に対しての原因がつかめず、医者としては治療の方法がないのでこういうよりしようがないのです。

また、逆に少しでも変化が出ていれば、それこそ鬼の首でもとったように、「第何番の椎骨がずれているから」とか「老化で骨がへったため」だとかいわれます。「それではどうぞよくしてください」とたのんでも、なかなかよくならない。

実はレントゲンで明らかに変化のある人でも、なんら苦痛を訴えない人もあるのです。変化のあるなしだけでは本当の病気の原因をつかんだことにはなりません。だから、よくする方法もはっきりつかめないのです。

しかし、患者は異常感覚で苦しいものだから、Aの医者がだめならBの医者に行くというように、医者から医者へと転々としますが、それでもだめ。大学病院に行っても、治すことはおろか、検査では何の異常も認められずわからないことが多いのです。

神経痛などはその代表でしょう。痛いというのは知覚神経が感じ、中枢神経に伝えるのですから、神経自身が炎症をおこして痛くなっていることもありますが、神経は何の異常がなくとも神経に対して何か物理的な力が作用して異常感覚を起こしていることが多いのです。

よくあることですが、脊椎の痛い患者さんで、いくら調べてもどこがわるいのかわからないことがあります。それでも、整形外科ではみんな首や脚を引っぱったりします。見ていてこっけいでしかたがないのですが、いまの医学ではそれで治ったという例が一度でもあれば、いわゆる治験例として皆がまねてやります。

その理由、根拠などは考えないで、いわば当てずっぽう療法です。偶然、適応症であれば有効なのは当然ですが、いつでも柳の下にドジョウがいるとは限りません。こんな状態だから、東洋物療の民間療法に鼻をあかされることにもなるのです。

(2) 現代医学に何が欠けているか

病気への認識不足

私は医者でありますが、いままで医者というものは病気を治すのが商売というか、使命とされているのですが、現代の医学だけでは病気を治すということがうまくできないのです。第一、病気ということに非常に大きな誤解というか、認識不足があります。一般素人《しろうと》はもちろん、医者、これは医学者をも含めて、たいへん考えちがいをしています。近代以降、解剖病理学が発達し、現代では臨床病理学が発展してきて、「病気とはこういう状態なんだ」と説明しようと努めるのですが、学者が何といおうとそんなことは病人はどうでもよいので、この病気の苦しみから救われたい、命が惜しいというのがねがいです。生命のことは医者でも手が届かないのですが、とにかく病気の苦しみからのがれたいというのが本人にとっては大問題なのです。現代医学は解剖病理学および臨床病理学からこの苦しみに立ち向かっているのですが、どうも思うように効果があがりません。

近ごろは九州大学の池見酉次郎先生などが研究しておられるように、精神身体医学というのが発達してきて、精神分析や催眠術、自己暗示などがだいぶ効果をあげてきておりますが、これは人間が生きる最低条件のうちの一つ、精神活動の分野で、同時相関相補性の理由から有効なわけです。大脳の働きもだいぶ研究が進んできていますが、臨床に応用できるところまではまだいっていません。

現代医学は内臓の研究にその主力をそそいでいますが、私の伜《せがれ》も外科をやっておりますので腹を開いてみることがあります。このままではたいへんだと思われる内臓の器質的な病気もたくさんありますけれども、外科はなおすのでなくて悪いところを取ってしまうか、あるいは、継ぎ合わせて何とか間に合わせるという方法をとるわけです。うまくいくと病気の苦しみから助かる。けれども外科的に処置しなくてもよい程度、または体力などの関係でしないほうがよいばあいでも、病の苦しみにせめられて、悶え苦しむ病人がたくさんあります。こういうのにかかると現代医学はいたって弱い。漢方とか、鍼灸、指圧、カイロというのが大変効果をあげています。

私は神経生理学の教室から臨床教室を素通りして、巷の臨床に飛び出してしまいました。それで臨床教室で多少のうぬぼれをもつひまがなかったので臨床に劣等感をもったばかりでなく、不信感すら抱いてしまい、民間で行なわれている物療をあさってみたのです。そうしたらおもしろいことがわかりました。治療家は「おれは鍼でなおすんだ」「おれは灸でなおしてやった」「いや、おれは指圧でやるんだ」「カイロは脊椎をなおしてやるから病気がなおるんだ」と、皆天狗になって力んでいるのです。

かえりみると現代医学は直接内臓や、中枢神経に研究をすすめているのですが、それを包んでいるボデーのことはほとんど考えていません。ところが民間治療家は直接内部に手を入れるわけにはいかないから、手をかけているのは、みなボデーなのです。

このボデーは内部が悪くなってもおかしくなってきますが、ボデーがおかしくなると内部も変調をきたす性質があるのです。

人体の構造のもつ可能性を知る

日本医学会というのがありますが、そこでは四年に一回全国から医学者や医師が集まって総会がひらかれます。この分科会が六〇〜七〇くらいになっています。最初はもっと少なかったのですが、次次と分科して数がふえたわけです。それぞれの専門に分かれて研究を深めているのですが、いっこうに成果が上がらない。それで、最近では分科会で問題になっていることを総合しようとする動きが出ています。分科会の内容で大事なことを抜き出し、いろいろな分野をまとめて総合的に判断しようというわけです。この動きについては歓迎すべきなのでしょうが、大事なことが落ちているのです。人体の構造に対する目の向け方が足りません。

もちろん、解剖学とか生理学とか、からだの構造を調べる学問はあります。そこではからだの組み立て、しくみについては非常にたんねんに調べられてはいます。ところが、決定的に欠けているのは、その構造がどんな働きをするのかといった可能性についてはまったく研究されていないのです。つまり、からだの構造がもっている可能性を開発していないわけです。

たとえば、筋肉には平滑筋と横紋筋とがあるとか、どのように骨につながっているのか、筋肉が疲労するのは細胞に乳酸がたまるためだ、とかいうような個々の構造や化学的作用や変化についての学問は非常に進んでいます。ところが、こういうことについて詳しく知っていても、それがからだ全体にどういう影響をおよぼしているのかについては目が向けられていないのが現状です。

部分品を集めて全体ができるかというと、そうではありません。全体がどのように部分に分かれているのかと、逆に考えていかなければならないのです。全体をわすれて局所だけ治療しても、一時的なものでしかありません。全体をなおさないかぎり、いつまでも同じことを繰り返しているだけで、進歩も発展もないのです。

化学検査では半分しかわからない

現代医学は分析主義で、血をとったり、尿をとったり、血圧を測ったりといったように、理化学的検査をして病名を割り出し、治療法を考えています。しかし、現代病、成人病といわれているものにはとくに多いが、そうした検査では病気として現われないことがあるのです。そんなときには現代医学では手のほどこしようがないわけです。

私は化学検査をすることはよいことだと思う。いろいろなことを検査してからだの中がどうなっているのか究めることは大切なことです。現代医学の化学分析法の成果については尊敬しています。その最も大きな成果は、細菌性の病気についての研究、また免疫の研究で、昔のような伝染病が大流行することがなくなったことによく示されています。しかし、それだけではオールマイティーではありません。

たとえば、二〇人が同じ料理を食べても、全員が食中毒にかかるとは限りません。一八人は食中毒になっても、残りの二人はケロッとしているような例はよくあります。また、カゼなどもそうです。カゼが流行してまわりの人が全部かかっていても、一人だけ何ともないというようなこともよくあります。

公害病でも、たとえば「四日市ゼンソク」をみると、ゼンソクになっている人もいるし、なっていない人も多くいるわけです。「スモン病」でも、キノホルムを飲んだ人が皆かかっているかというとそうではありません。逆にキノホルムを全然飲まなくともスモン病になることだってあるのです。

もちろん、細菌だとかビールス、毒物などによって体内に異常を生じ病気にかかるので、そのメカニズムの追究は必要なことです。それを知ることによっていろいろな対策を立てることもできます。しかし、同じ条件にあっても病気になる人とならない人がいることをみると、人体の健康について、化学的な分析的研究を進めるだけではとらえきれないと考えざるを得ないのです。化学的な分析による検査も必要だが、現代医学が無視ないしは軽視している物理的な検査も必要だというのが私の主張です。

人間は動かなければ生きることはできない。そのからだの動作、動きというのは力学なのです。力学は物理学の分野になりますが、それぬきでは人体の半分もわかったことにはなりません。ところが、現代医学は物理的な検査についてはまったくとり上げようとしないのです。ここに現代医学の決定的な問題点があります。

ところで、物理的検査の方法ですが、からだを動かしてみるのです。よく動くほうと動かないほうとがすぐわかります。そして、なぜ動かなくなっているのかを考えるわけです。動かないとか、動きがわるいというのは、どこかに障害があるから起こるわけです。しかもこれは、からだの動きだけでなく、内臓とも深いつながりがあるのです。

統計に人間をあてはめるむり

さて、現代医学では化学的な分析によって病気の診断をするのですが、その判断の基準になっているのが統計です。いままでの研究や統計から割り出して、健康の範囲を決め、それにあてはまらないばあいを不健康、病気と疑うのです。さらに細かく、その数値と個別の病気、またその進度との関連についても基準がもうけてあります。医者はこれを基礎にして、患者を診断するわけです。

しかし、ここに大きな問題があります。もちろん、基準はほぼまちがいないと思いますが、あくまでも平均的な数字であり相対的なもので、すべての人にはあてはまらないということです。物事には絶対ということはないわけで、その人なりのバランスのとれた状態があるわけです。

たとえば、血圧が二〇〇あって、高いからと薬を使って適正な血圧まで下げた人が、高いはずの二〇〇のときのほうがからだの調子がよく、下がったら調子がわるくなったという例もあります。これなども、平均的な数字をすべての人に機械的にあてはめたことによる失敗です。

私が考えるには、その人は、二〇〇なければならないからだのしくみがあり、その状態でバランスがとれていたわけです。ところが、からだのしくみを全体としてとらえた中で血圧を下げたのではなく、薬によってむりに下げたために、平均的には適正だといわれている血圧では保たれていたバランスがくずれてしまい、からだが対応できなくなってしまったと考えられます。それぞれに、自分の適正範囲があるわけで、それが平均値と合わないからあなたのからだがわるくなっていたといったところでしようがないわけです。

血圧は下が八〇、上が一四〇くらいあればふつうで、それが九〇になり一六〇以上になると高血圧ということになっています。平均値にくらべて高いとか低いとかいうわけです。しかし、個人差があり、高くてよい人もいるし、低くてよい人もいるわけです。統計だけで判断したのではまちがってしまうのです。医者も素人も、こういうことを考えないでものをいうので、世の中が混乱してみさかいがつかなくなるのです。

(3) 現代医学に望むこと

ところで、からだの構造について考えていたのが東洋医学です。

東洋医学は人のからだの組み立てと、どういうようなときにはどのような変化をするのかについてちゃんと調べていたのです。だから、心臓がわるいときは背中のどこを刺激すればらくになるとか、胃のわるいときには足のどこらを刺激すればよいとか、目のわるいときにはどこを刺激すればよいのかということを経験上知っていました。つまり、からだの構造のことについて注目していたわけです。

ところが、動きについて、どのように動けばどうなるということについては、知っていたとは思いますが記録がありません。人体は動くわけですから、当然その意味、関連について知ることぬきには、構造をきちんととらえたことにはなりません。

現代医学でもようやく東洋医学に注目しはじめてきています。どういう刺激を与えればバランスを回復するのかについて着目してきています。それは、中国の医学についても各方面から関心が示され

第１図　仙台市医師会有志による〝橋本先生を囲む会〟の様子（51年１月25日）

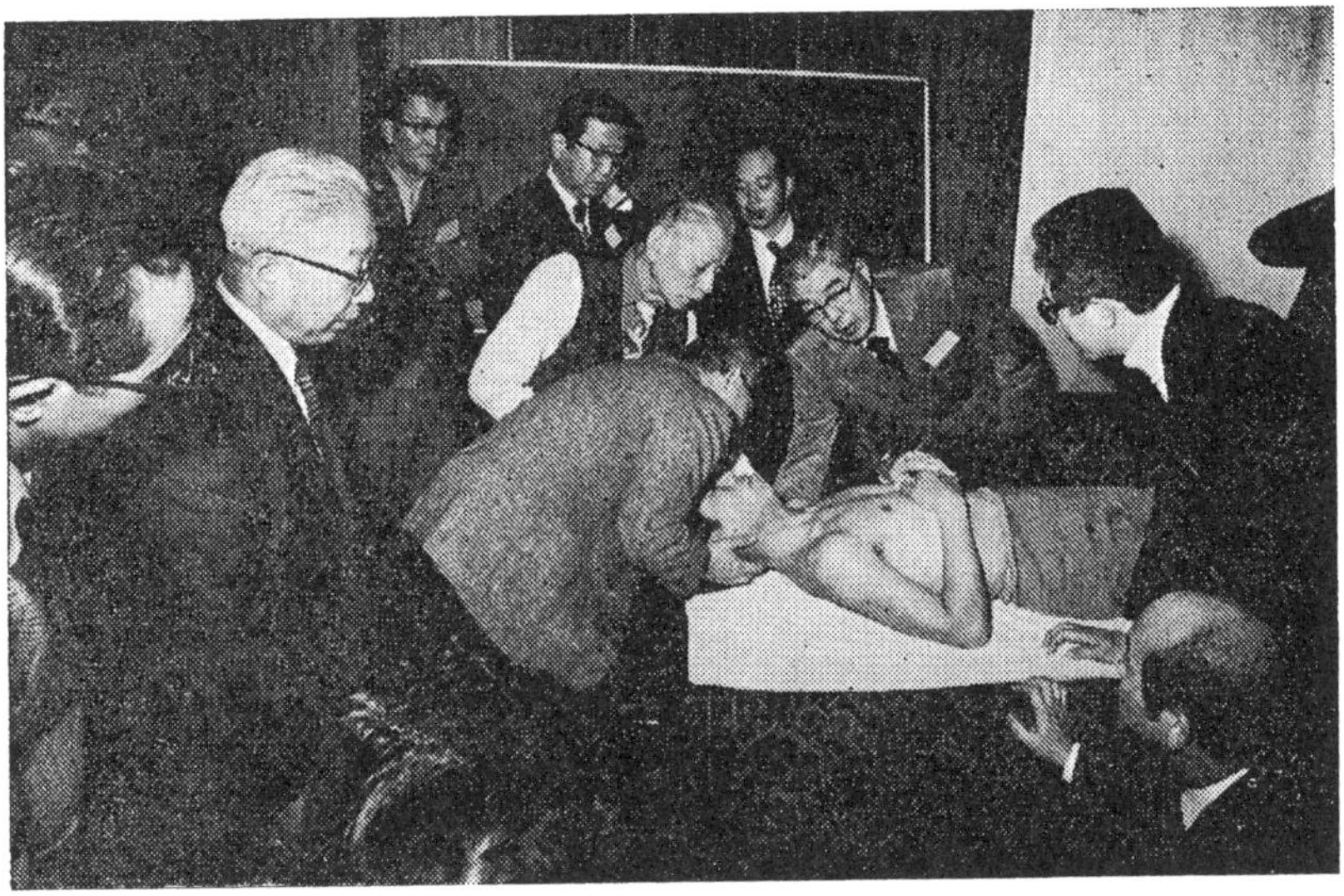

有志一同により数回の操体法の勉強会がもたれた。鍼灸師，薬剤師なども出席し，〝西と東の結びつき〟の場でもあった（中央チョッキ姿が著者）。

ていることにも現われています。しかし、東洋医学とは発想がだいぶちがうため、うまくかみ合っていないのが現状のようです。

現代医学の責任は、東洋医学で体験的にわかっていたことを解剖学的、組織学的、生理学的に明らかにすることにあると思います。さらに、薬理学的、化学的、電気磁気学的にもと、いろいろな点について解明していくことが求められているのです。

部分的には、いろいろなことがわかってきていますが、大きな全体をつかむという点については、それをとらえる目がないことが決定的な欠陥になっています。部分的なことが少しくらいわかっていても何にもならないのです。

現代医学は、東洋物療や私の操体法でなぜこんなに変化がおこるのか追究する責任があると思うわけです。私は学者ではないので、どういうわけで治るのか、細かいメカニズムについての研究はできません。ただ、からだの構造にアンバランスがあるから、アンバランスを整えてバランスがとれるようにしてやればいいんだという考え方でやっているわけです。この細かいメカニズムについて現代医学で追究する責任があると思うのです。

二、健康の原理——発想を逆転する——

1、人間のからだのしくみ

(1) 基礎構造のとらえ方

人間は動く建物

健康であることも病気であることも本人の生活次第で、どちらにでも自由になります。逆にいえば、人間の健康状態は何を基盤にして成り立っているかということを知らないから健康でなくなるということになります。自分の毎日の生活でわざわざ病気になるようなことをしていながら、知らないために平気でその生活を続けていることです。しかし知るということは「至知は機ならず」という言葉のとおり、何でもかんでも専門的なむずかしいことを知っていなければならないということではありません。

現在のように細分化した専門知識を全部つめ込むなどということは人間わざではとうていできないことで、要は根本原理をしっかりおさえておればそれでよいということです。

私は「人間は動く建物である」と考えています。簡単な三角屋根の家の四隅の柱を四本の足として、棟木を背骨と考え、これに首と尾をつければ動物であり、さらに後足で立ち上がったかたちが人間です。ただの建物であれば動きませんが、この建物は動きまわると考えてください。動くからこそ、からだを操《あやつ》って健康を守ろうという理由も出てくるわけです。建物に構造上のくるいがあっては健康はまっとうされない。それればかりでなく、動き方にも故障があってはならない。構造にも動き方にもちゃんと自然の法則があるのです。これが人体の基礎構造です。

構造からも想像ができるように、一ヵ所が動けば、それにつれて他の所も必ず動かなくてはならないようにできているわけで、これを同時相関連動性といって、そのためには運動の法則があるのです。ところがこのことを知らないために、人間はしばしばその法則を無視した運動をして骨格の歪みができます。

運動の中心は腰にある

骨格の中心は脊柱で、人間は直立しているために、その脊柱を支えているのが骨盤、いわゆる腰です。だから運動の中心はいかなるばあいも腰にあるものです。

たとえば、からだを前に曲げるときには、腰を少し後に引いて上体を前に曲げればむりなく曲がりますが、腰をそのままにして上体を曲げると、なかなか曲がりにくいもので、むりをして曲げれば筋をちがえたというようなことも起こります。右に曲げるときも腰を少し左に出して左足に重心をかけるようにして上体を右に曲げれば楽に充分曲がる。逆に腰も動かさず右足に重心をかけて右に曲げよ

第2図　人間は動く建物

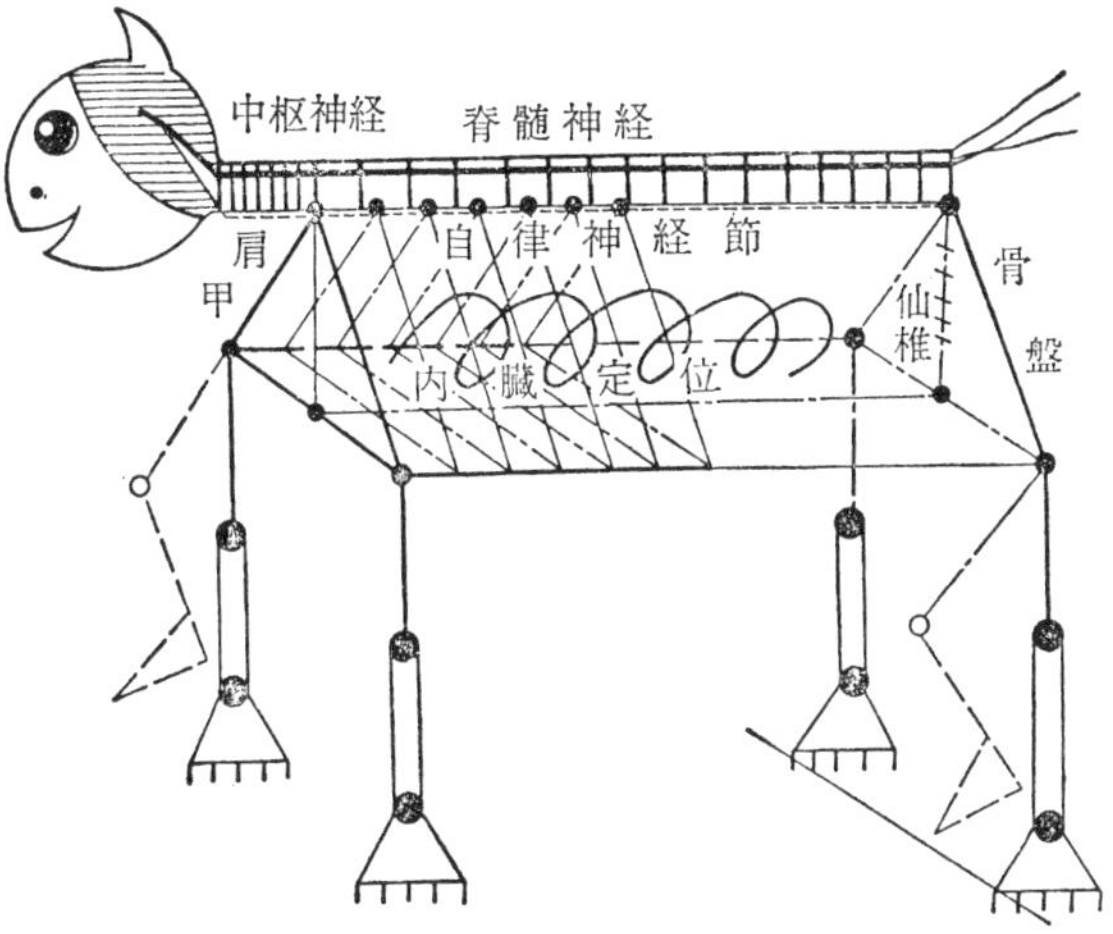

後足で立ち上がったのが人間。

うとすれば、大変窮屈で骨の折れることになります。NHKのラジオ体操はこのことの理解がない。骨盤を固定しておいて上体だけ曲げろと指導している。また足の運動では、足の親指の付け根のあたりの足のうら（足心）といわれているところに重心を置くようにして、腰を少し落とせば安定します。いいかえれば、足の運動は内側に重心をおくようにすればよいが、反対に足の小指のほうに力がはいれば、膝が不安定になり、したがって腰が不安定になるので運動中に障害を起こしやすい。

手についていえば、手の小指によけいに力を入れるとひじが体側につくので、からだの中心線にそって力がはいるが、逆に親指に力を入れるとひじは開いて力が外に向かって流れるので本当の力を出すことができない。そのうえ肩によけいな力がはいり、肩こりを起こすことになります。

また右きき左ききでいえば、右ききの人が自分の正面の床に物を置いて右手でこれを拾うばあい、膝を曲げずに右足に体重をかけて拾うのと、左足に体重をかけて腰を左後に引いて拾うのとを比較すると、左足に体重をかけ、腰を左後に引いて拾うほうがずっとらくであるのに、右ききの人の多くは右足に体

第3図　脊柱の歪みが病気の原因

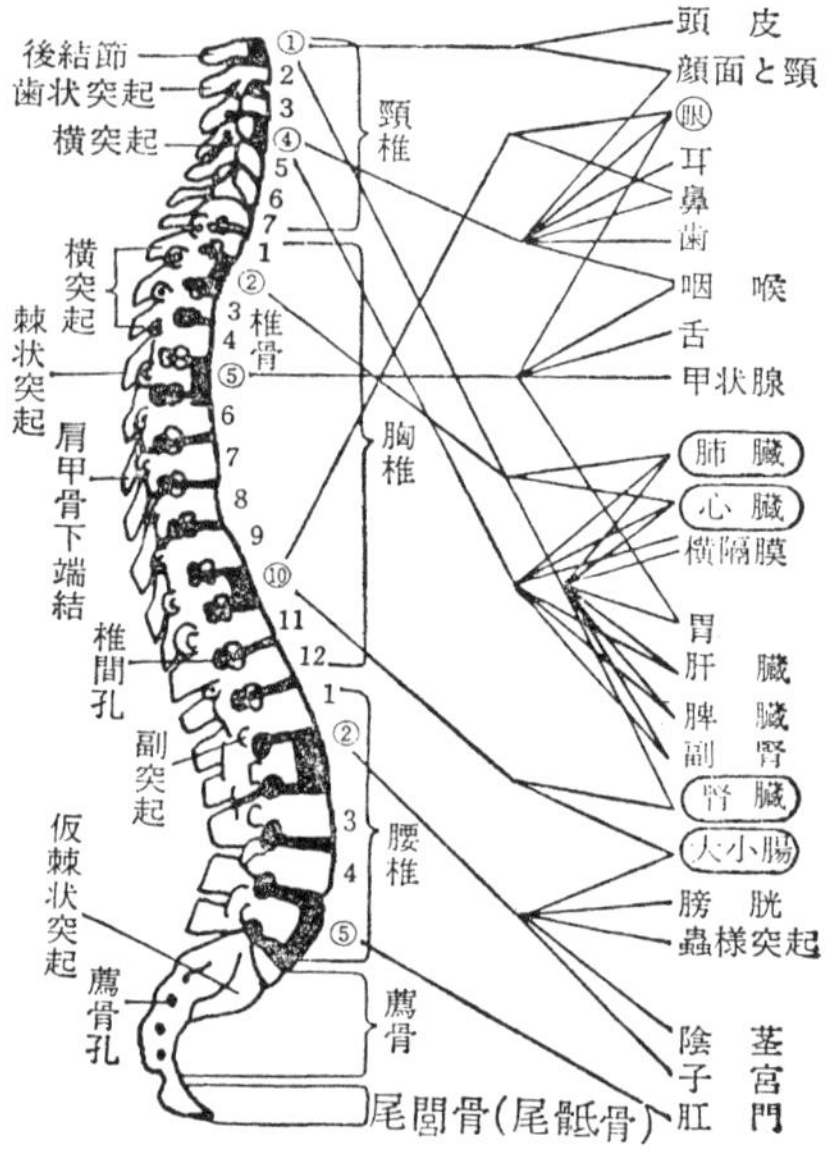

脊柱が歪むと全身に影響が出る。

重をかけたまま拾おうとします。これは法則に反した動き方だから、**一般の人のからだの歪みは大部分この動作からきている**と言っていいほどです。右ききの人は右足をちょっと後に引いて動作すればらくに動けます。

脊柱の歪みが病気の原因

からだの運動の中心は、脊柱とそれをささえている骨盤です。脊柱が短い椎骨のつなぎ合わせであるということは、運動にとっては大変好都合です。しかし、歪みやすいという大変不都合な反面もあります。この脊柱の歪みということは四つ足で歩く動物には起こらないのですが、二本足で直立した人間にとっては非常に頻度の高い、常に起こり得る現象です。それは頭の重さを垂直に脊柱で支え、運動には右きき左ききの偏差があり、体重を支える足にもかたよりがあるうえに、法則を無視した動きをするからです。

この脊柱の歪みが自律神経失調とか不全とかいわれる状態を起こしたり、脊柱に付随する筋肉の異常緊張による神経や血管の圧迫などで、いろいろな病気の原因になります。

筋肉の異常緊張は脊柱の歪みに付随的に起こるだけではなく、手足などの局所的な連続酷使によっても起こります。キーパンチャーの腱鞘炎で代表される職業病のように、いわゆる過労といわれているものです。これは、関節を中心とした運動による筋肉の連続緊張の結果、疲労の蓄積が炎症を起こしたためです。一般のコリとかシコリとかはその軽症といえます。

(2) 四つの基本行動と健康

四つの基本行動

生命体が自然環境に適応するということ、これは生きていくうえでの至上命令です。この原理は絶対的なもので、自然の救いにもなっていますが、生命体の救いになっているのです。

しかしながら、現実には生命体はなかなか自然環境に適応するようにはならない。それはなぜか。すなわち、生命の宿る生命体が、自ら営まなければならない生活のあり方が、自然の法則にはずれることがあるからです。とくに、人間は動物とちがって、知識によって環境に適応しようとしますし、しかも自然法則を知らずにまちがって対応しようとするからはずれやすいのです。

人間の健康状態は、呼吸、飲食、精神活動、身体運動の個人個人の行動と、環境との関連から成り立っています。いいかえれば、毎日の自分の生活が自分のからだをつくっているということです。しかも、呼吸、飲食、精神活動、身体運動は各個人の責任行動ですから、個人によってどうにでも変えられるし、その結果である健康にもまたいろいろとちがった状態が現われるということです。

たとえば身体運動で、構造上のむりをしてからだに歪みができていれば、飲食や呼吸が充分であっても、どうもからだの調子がおかしいとか、肩がこるとかしているうちに病気になるというように、四つの基本行動はお互いに関係があって、どれか一つが充分だから健康だというわけにはいきません。互いに相補性になっているのです。どんなに栄養満点の食事をしていようと、呼吸が小さかったり、からだに歪みがあればやがて病気になるし、からだに歪みがなくても、偏食だったり呼吸が小さかったりすれば、やはり病気になります。というように、この四つの基本行動が自分の健康状態をつくり出しているという基本原理をしっかり理解しておく必要があるということです。

呼吸のコントロール

普通われわれは何気なしに息をしています。だいたい一分間に一七～一八回です。女の人は少し多い。

運動すればそれだけ酸素の消費量が多くなりますから息も大きく早くなります。気が沈んだり何か熱中したりしているときは数も少なく浅くなっています。自然の救急処置としてため息が出てきます。生きることは息をすることですから、上手に生きるためには上手な息のしかたがあるはずです。

昔から調息法が研究されて修養ともなり、武道諸芸の上達法にも応用されました。呼吸によって空気中の酸素が肺の中で薄い膜を透して血液の中にはいり、赤血球によってからだ中の全細胞に運ばれ、生命を与え、老廃物を吸い取ってきて、はく息や他の排泄器から体外に出し、肺の呼吸はいつも連続的に行なわれています。生命力収支のバランスに重大な影響を及ぼしているのです。人間は無意識的にも呼吸するが、意識的にもそれをコントロールできるのです。そこが知恵の働かせどころとなるわけです。

歯の種類と数に合わせた食事を

歯の種類と数に注目し、これに比例させるように飲食することが大切です。前歯八本は野菜、犬歯四本は肉、臼歯一六本は雑穀・堅果類という具合になりましょう。人間のからだは、各部分が互いに関連し、対応しながら作用しているわけですから、からだに必要な養分がとれるように、歯のしくみも形成されていると考えてよいのです。

歯のしくみから考えると、野菜二、肉一、雑穀類四の割合になります。肉食はたったの七分の一。いまのような、動物過剰の食事は不自然なわけです。七分の六までが植物をとるようになっているわけで、植物を基本にした食べ方が人間にとって自然だといえます。

第４図　人間の歯の種類とならび方

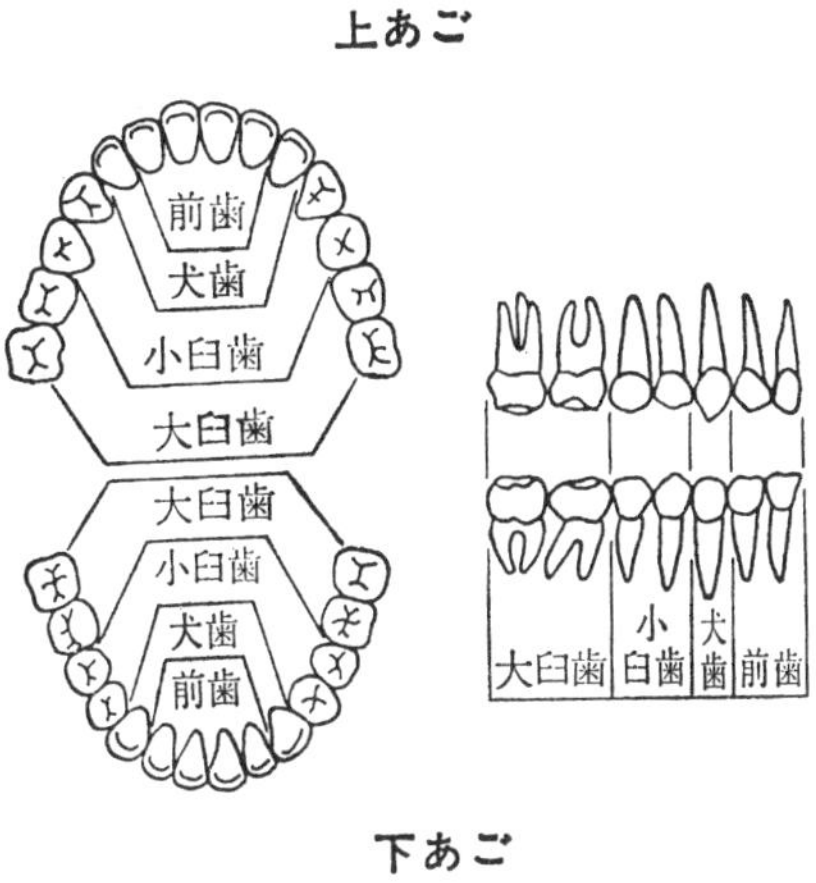

どんなものでも、自然食であれば、料理の工夫によっておいしく食べられます。よくかみ、唾液を多く出してドロドロにしてから胃に送るようにして食べてみます。このようにして食べると、不自然なものがいやになってしまうからふしぎです。人間のからだはもともと不自然なものは受けつけないようになっているわけです。

身体運動にも法則がある

からだの動かし方にも法則があるのです。運動の根本は、からだの中心（腰）に重心を安定させてすることにあります。そのためには、上肢では手の小指側に、下肢では親指側に力を入れるように動くとよい。履物の外側がへっているのはその反対に動いていることの現われ、要注意。腰を心持ち落とし、足の裏を大地に吸いこませるようにします。

精神活動も大切

自然界に生を受けたことは、これに適応して生きていく素質が与えられているわけです。この恩恵を認識できれば、感謝の気持がわいてくるでしょう。感謝のない人生ほど悲惨なものはありません。人は天地の恵みと、親や人々の愛情に支えられて生きているわけです。この愛情に心をくばり、気がついたらそのことを口に出して感謝しよう。心は明るく嬉しくなり、行動も親切になり、愛情を持って人々に接することができるでしょう。

精神が平静、良識を保ち得ないのは、感謝の心が失われることによります。そして、健康にも影響してくるわけです。

(3) 人間の設計にミスはない

からだのバランス

人間というのは、もともと設計にミスがなく、バランスがとれて、病気などせず健康に一生を送れるようになっています。それが大哲学なわけです。不健康というのはそのバランスがくずれることです。それには何か原因があり、自然の法則やからだのしくみにそぐわないまちがったことをするからです。

前に述べたように、人間には自分の責任上自分でしなくてはならないことが少なくとも四つあります。一つは息をつくこと、二つは物を飲み食いすること、三つはからだを動かすこと、最後の四つめは考えることです。この四つのどれかがまちがうと、からだのバランスがくずれ、歪みが出てくるのです。

ところで、バランスといってもいろいろな段階のバランスがあります。金メダルもとれるようなバランス、日常生活を充分やれるバランス、多少こまるが一応人なみに日常生活ができるバランスというように、それぞれのからだの健康度と能力によってバランスの水準がちがっているわけです。健康が高まっていくというのは、意識的・無意識的行動によって、バランスの水準が高まっていくことです。

最高の状態のバランスを一〇〇点満点としたばあい、ほとんどの人はそれ以下になる。しかし、必ずしも一〇〇点でなくとも、多少の歪みがあってもその状態でバランスがとれ、合格点にはいっていれば日常の生活には問題ないのです。たとえば、七〇点では合格点だが、六〇点以下、あるいは、一つでも四〇点以下があれば不合格というように、限界点以下になってしまっては日常生活に支障をきたすのです。何でもかんでも一〇〇点満点ということは理想であって、現実にはあり得ません。

限界からはずれてアンバランスになってくると、どうしても日常生活に耐えられない程度の健康になってしまうのです。

第５図　からだのバランスのふしぎ

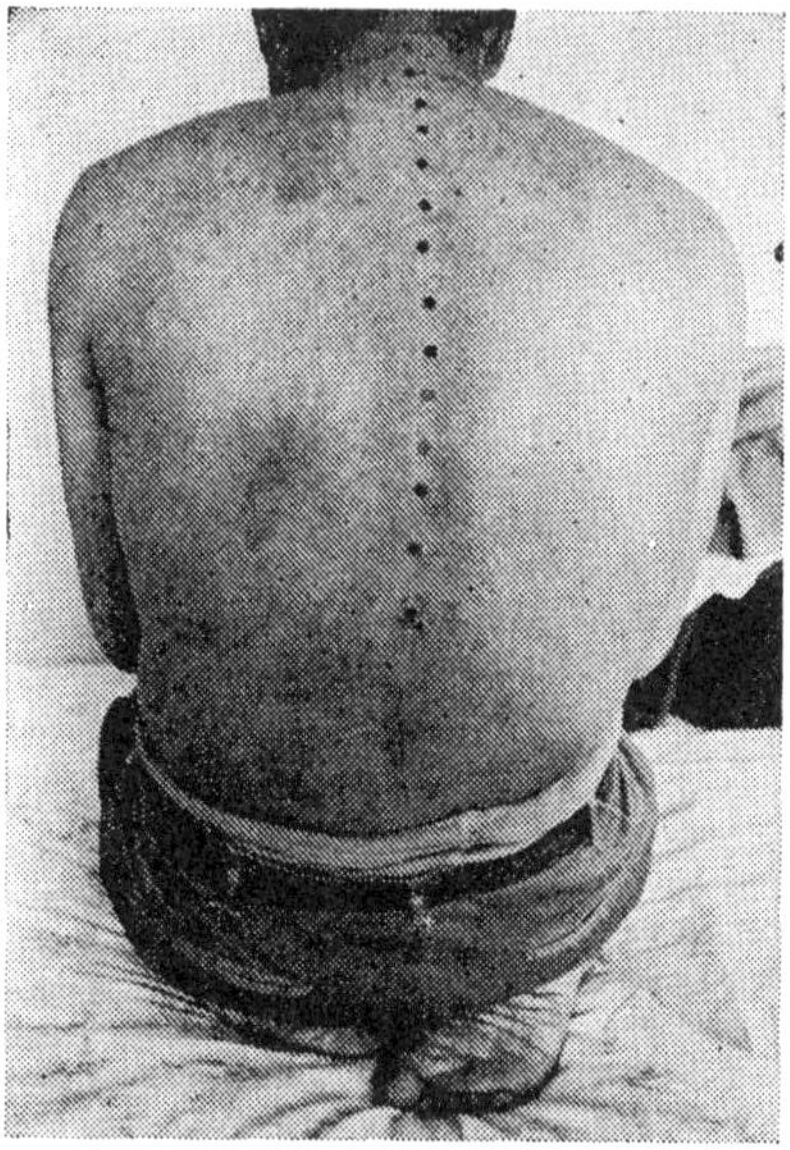

むりしてできるだけ右足を中央にもってこさせた（ところが背骨が曲がった）。本人は苦しい。

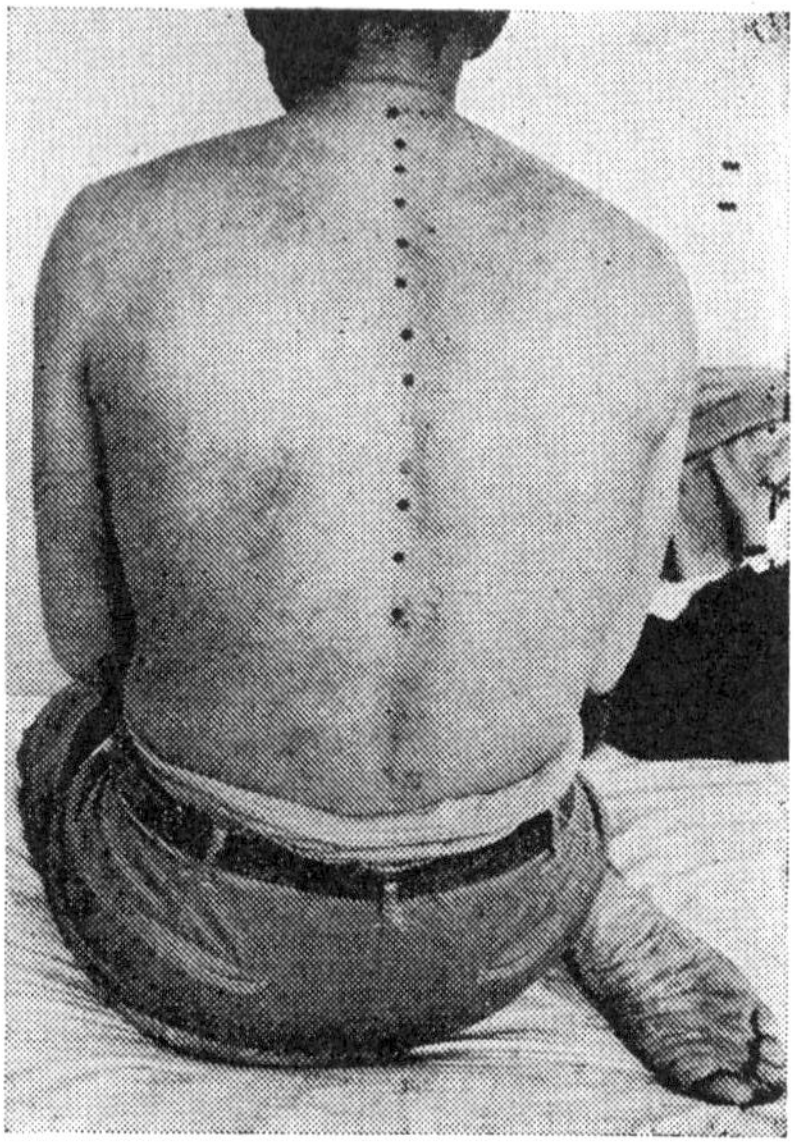

腰、肩が痛い。右足を尻の下にして坐れない。これで背骨がだいたいまっすぐにバランスをとっている。

バランスのくずれと健康

では、高いバランスとはどういうことでしょうか。たぶん低いバランスの人より感受性が強いのではないかと思います。そのため、少しの変化、バランスのくずれに対してもすばやく反応して、もとにもどそうとからだが動くのです。しかし、低いバランスの人は感受性が弱いので、異常に対しての反応もにぶく、それが集積して不健康という現象になってはじめて気がつくということになっていると思われます。たとえば、堤防が決壊するにしても、そこにある程度の水のエネルギーがかかった結果として起こります。病気でも同じことで、矛盾がそこに集中することによって起こるのです。バランスの高い人は異常に対して早く反応してもとにもどすので病気になりにくいのです。

いったん低くなったバランスを高めるには無意識でよくなる限度があり、それ以下になるとどうしても意識的な行動が必要です。

たとえば、歪んだ姿で患者さんがくるが、その時点ではその人はその人なりにバランスをとっているのです。したがって、治療をある程度やって半分くらいよくなっても、そのままで放っておくと半分病気、半分健康という状態でとまってしまうことになります。もっとも、これはこれでバランスがとれているわけですが、もっと意識的に治療をしていけば、もっと健康になるのです。

バランスを調整する無意識行動

人間には無意識に行動する場面があります。たとえば、たいくつしているとアクビをするとか、がっかりしてため息をつくとかです。こうした行動は無意識ですが、この行動がからだのバランスをもとにもどすようにできています。

歩くにしても、まっすぐ前を見て意識的に歩くこともあるし、ブラブラ横を見ながら無意識的に歩くこともあります。ブラブラ歩く無意識な行動で立派にからだのバランスをとっているのです。

ところで、人間が一番無意識になるのは眠っているとき。眠ったら〝石の地蔵さん〟のようにそのまま朝まで動かないのかというと、そうではない。無意識のうちに動いているのです。この動きが寝相のよしあしなのです。その無意識の動きによってからだのバランスをとっているわけです。したが

第6図　寝相のわるさはバランスをとる無意識運動

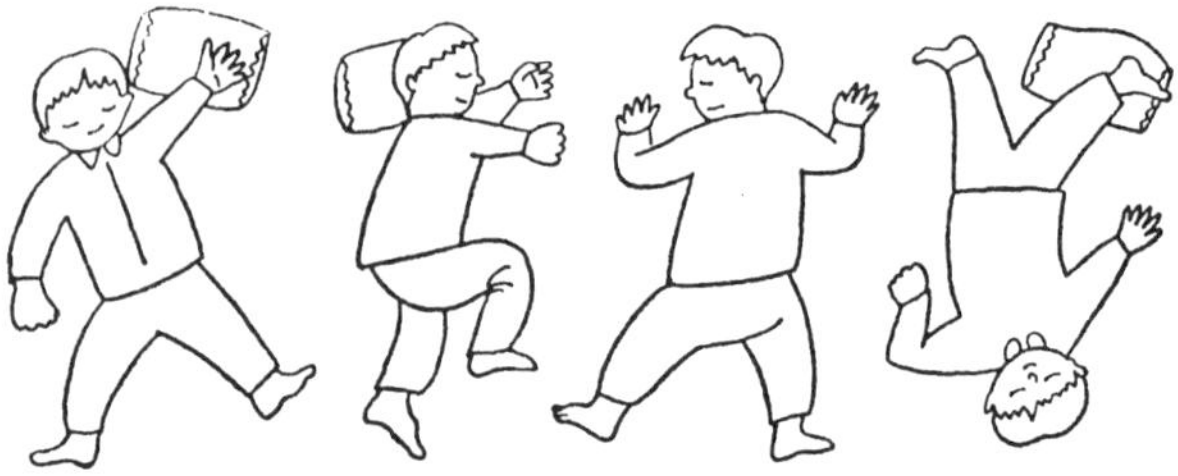

寝相でからだの基礎構造を元にもどしている。気持よく動く無意識運動が健康の自然法則。

って、やわらかいフカフカしたフトンやベッドに寝ると、寝ているときの無意識運動ができにくく、バランスが調整されないのでからだにはよくないのです。

子供の病気はくすぐってやれば全部治ると、私はいつもいっています。くすぐってやると子供は無意識に動きます。左に動こうとか右に動こうとか考えることなく、くすぐったさから逃げようと自然に動くのです。それによってからだのバランスを元にもどしています。子供のばあいバランスが元にもどりやすいので、こんなことでも簡単に治るのです。

おとなでも、病気と名前がついていても、医者にかからず一人でによくなっている人はいくらでもいます。また、ひどいものでなければ自然によくなる病気も多いのです。そのばあいは、からだのバランスがとれるような無意識な行動があるからだと思います。

(4)　感覚の微妙な働き

感覚で健康を判断

健康のよしあしを何によって判断するのかといえば、人間がもって生まれた感覚が第一です。この感覚があるからこそ、自分のからだの調子がわるいということがわかるのです。だから、それを尊重してからだの健康を判断しなさいというわけです。私はこれを原始感覚とも呼んでいます。

からだ中どこでも痛いとか、だるいとか、しびれるとか、これは誰にでも経験のあることです。からだに変調をきたすと、いちばん先に感覚の異常をきたします。うっかりしていると気が付かないでいることもありますが、敏感に自覚するのがふつうです。だれでも健康なときには自分の内臓の存在なんか自覚していません。ところが、胃腸や、肝臓、心臓などはここがどうも変だと思うことがあります。眼だって耳だって、ふつうはひたいの下についているとか、頭の横についているなんて自覚しません。ところが、変調をきたすとその存在を自覚します。

このように私たちの感覚というのは、実に微妙な働きをします。正常なときには自覚しないのに、異常なときには異様な感覚がおきます。この異様な感覚は、その器官や組織が何らかの変調を起こすために生ずるわけです。

異様な感覚は、変調によって起こるといっても、変調の早い時期に起こるのです。そのため、病理学的に変化を認めないうちは病気でないと思っている現代医学ではどうにも判断に迷うわけです。

大切なカンをみがくこと

ふつうの生物はカンが働くから、自分のからだに合った行動をとったり、食物をとったりします。人間は進化するにしたがってカンがにぶってきました。知識は発達したけれどもカンがにぶってきたので世の中が混乱しているわけです。

あらゆる生物はカンで生きている。しかし、人間だけが知識が発達してカンがにぶったのです。たとえばトウモロコシ。トウモロコシのような植物でも、今年は風が強いと思ったら根の張り方を変えます。トウモロコシの茎には竹のような節があり、そこから根が出てくるが、風の強い年にはふつうは出ない上の節からも根が出てきます。これは自然に対する反応ですが、カンに通ずるものといえましょう。

人間のからだでも同じようなことはあります。たとえば、神経痛の患者は、その痛さによって天気をぴたりと正確に当てます。当たらなくなったら治っている。神経痛は低気圧がくると調子がわるくなるわけで、人間のからだもこうした自然界の変化の中でいろいろな作用を受け、それに対して反応しながら生きているのです。それが感覚でありカンですが、知識が発達することによって、カンがみがかれなくなり、感覚が退化し、知識にたよらなければ生きられなくなっています。しかし、知識だけにたよったのでは健康な生活はおくれません。どうしても感覚やカンをみがき、からだの変化を早くキャッチすることが大切です。

感覚による自覚は、人によっていろいろあります。早くからだの不健康を自覚する人もいれば、うっかりして遅くなっている人もいます。自分ではなんともないと思っていても、診断するとおかしいところはあるものですが、そういう人もけっこういるのです。

自覚がなければ、バランスのくずれは感じられないので、からだが矯正しようという働きをしないことになり、さらに歪みが進むことになってしまいます。

2、運動系のもつ重要性

⑴ 運動系の意義と操体法

「人間は動く建物」で、動き方には自然の法則があることは前に述べました。動くことは運動といいますが、そのためのからだのしくみがあります。そのしくみを運動系といいます。

運動はもちろん横紋筋系・平滑筋系によっていとなまれ、これは互いに相関しているはずですが、このメカニズムはまだ確認されていません。

平滑筋系は自律神経に支配され、意志によっては支配することはできません。いま、とくに私がとりあげて問題にしたいのは意志によって支配できる横紋筋系の観察についてです。私が運動系というのは、この横紋筋系運動系のことです。

この横紋筋系運動系（以下運動系と呼称）は、第一に連動作用をもっており、第二に全身の支持作用をいとなみ、第三に重要器官（中枢神経および内臓）を特定の位置に確保する作用をもっています。骨および軟骨からなる硬組織の骨格が基盤になり、その骨につらなる腱、筋肉と腱鞘、筋膜、関節を形成する内容と、外包する嚢、靱帯などを主として、それを包囲し筋骨の運動にともなって動く皮膚も含めたいっさいの軟部組織です。私はこれを運動系として定義しています。これらが形態的に自然であり、どこにも変形したり変位したところがなく、また機能的に、すなわち運動になんの故障もなければ、そのままではふつうは異常感覚はおこらないし、健康です。

人間のからだは、誇張していうならば、無数の細胞が体液にひたされてつながり合っている一つのかたまりです。細胞が単位になっているのですから、細胞の変化と病気の関連を追究する細胞病理学は成立しますし、同様に体液病理学もなりたちます。しかし、この全身というかたまりは、統合された一つの有機体です。だから、各部分は独立しているようでも、必ず互いに関連しており、しかも一定の法則によって定められているのです。刺激感受の器官、生活運営の器官、運動変化の器官、興奮伝播の器官などに大きく分けることはできますが、こうした器官がバラバラに単独で病むことはありませんし、ある細胞群だけが独立して異常をきたすことはありません。

この人体の基礎構造の総合的な相関をとらえるには運動系の認識が不可欠なのです。現代医学にはこの考え方がないので、化学的で精緻な細胞や体液の研究がされても、全身相関的な認識ができないのです。私は、この運動系が健康と疾病に重大な意義をもっていることを主張し提唱しているのです。操体法はこの運動系の法則の認識によって組み立てられた健康の復元法なのです。

(2) 運動系の秘密の原則

ところが、運動系の生理機能には、おもしろい秘密などといってはみても、現代医学が指摘しないだけのことで、いたって素朴な原則があります。

相関連動装置

第一に運動系は、全系統的に、相関連動装置になっているということです。こころみに、あおむけに寝て足の親指を動かしてみるとよい。なんらかの抵抗がなければ、足の親指のみが動きます。ところが、これに抵抗をあたえて固定するようにして曲げたり伸ばしたりしようとするならば、どうでしょうか。力がはいるにつれて、足首から腰、脊柱、手の指先、頸、顔面の筋肉まで動きます。同じ側だけでなく反対側すらも動いてきます。このように運動系は全身が連動するようになっているのです。

足の指を動かすだけで、腰や背中、頭まで動かすことができるのですから、この連動の原理をうまく応用すると、かかとや指の運動によって、肩こりや頭痛のような遠隔の異常感覚、すなわちすでに当該する部位に存するアンバランス、軟部組織の緊張異常や頸椎および上部胸椎、または肩甲などの硬組織の配列異常までなおすことも可能なのです。

ですから、東洋医学では、上肢および下肢の皮膚に屈伸側各六条の縦線を仮定し、これを頭部およびからだにも延長貫通させ、さらに頭部およびからだの前後正中矢状線を加えて、滑伯仁提唱の一四経絡を記載しています。東洋物療は、これを正規基準経絡として互いにその連繋を探究し、また各経絡上にとくに反応のはっきり出る点を経穴（ツボ）と仮定して、疾病の反応や表現を観察し、またこれを治療刺激点として処方し、応用しているのです。実は経験から点がさきに定められ、経絡はあとから仮定されたものでしょうが、中谷義雄博士による電気探索機《ノイロメーター》による反応点と線はこの経絡、経穴に一致するし、これを治療に応用して効果をあげています。

異常感覚は、ときに潜在していることがあり、指で圧してみたり、他動的にまたは自動的に関節を動かしてみたりしないとわからないこともあります。からだの表面のうち、ある一部を軽く手のひらでさすると、とくに快適な感覚に気づく個所があることがあります。ここは、負荷がかかっているところであり、この力学的ストレッサーを除けば、ただちに他所と同じ感覚にもどるのです。同様に、ある軟部組織に軽く振動をあたえると、くすぐったいようなところがあります。これも同様で、前者よりはやや程度がすすんでいる状態であり、負荷をとるとくすぐったさはただちに消失します。圧診点として知られているところは、これよりさらに程度の高い局所ストレスをあらわしているところであり、これも同様、ストレッサーの除去処理が成功すれば即時解消しうるものです。

むりな矯正はからだを歪める

全運動系が相関連動性になっていることから、重要視しなければならない第二の秘密がわかることになります。体育の指導についていえば、個々の局所を重視するあまり、全体を忘れてはいけないということです。

たとえば、よい姿勢はもちろん要求されるべきです。だからといって、もし一方の肩があがり、首が一方に傾いていたからとしても、むかし軍隊でわれわれがやかましくいわれたように、そこをむりに、外見的に正しいように矯正してはならない。これは歪みのある運動系では、これでからだのバランスを調節していることがあるのです。不自然のなかの自然であるばあいを考慮にいれてかからなければなりません。そのようにしているほうが、脊柱がより正しく保たれ、全身の機能もスムーズにカバーされて、たとえば呼吸が楽であったり、動作がしやすかったりして、ある程度適応しているのです。もし、これをむりに矯正しようとするなら、苦痛でがまんができないこともあり、かえってどこか不調和になってくるのです。だから、最も正しい指導は、不正を起こさせた原因になっている個所を整復して、自然に肩や頸が平均するようにもっていってやることです（一〇〇頁第5図参照）。

痛くない動きが痛みをとる

関節のあり方が自然の状態よりもずれているばあいは、バランスがくずれているから、これに関連する筋肉を主とする軟部組織は緊張に変化をきたしています。関節の運動も、屈伸、回旋、牽引、圧縮など可動的に分析して、自動的に、また他動的にいろいろ動かしてためすと、ある一定方向には異常感覚、主として痛苦を自覚し、運動も制限されているが、その反対方向には苦痛なく楽に動き運動量も大きいのがふつうです。ただ、どちらの方向の運動にも苦痛を訴えるほど損傷程度が大きいばあいは、ここで論ずる範囲外です。そして、この方向がはっきりしたばあいに、運動が困難で痛みのある方向から、対称的な逆の方向へ静かに自力を誘導して快適な位置にまで動かし、ここで少しこれに抵抗をあたえ力をたわめてやり、患者自身に急速瞬間的に脱力させると、配列異常と緊張異常とが一挙にとれて、同時に異常感覚も解消するという事実があります。ただし、この手技には多少熟練を要します。

一例をあげると、寝ちがいというのがあります。首がまわらない、動かすと非常に痛みを訴える。このとき、首の運動をいろいろ分析してみる。前後、左右、上下、回旋、どれかいちばん都合のわるい方向がある。その反対方向に逆モーションを誘導しておいて急に脱力させると、うまくいけば首はなんの支障もなく一挙にもとどおりになります。しかし、頸椎間の関節の配列異常や、椎の両側に着いている軟組織の緊張異常からばかりきているとはかぎらない。もし、肩甲関節の異常が原因していれば、そこを同様に操作すれば効果は同じようにあらわれます。他動的に補助・誘導してやってもよい。

頭に鍋をかぶったような気がするということがよくあります。イスにかけさせるか坐らせて、椎間を伸ばすように、首を垂直に上に引きあげてやります。すなわち頸椎に牽引、遠心力を加えてやると、急にスーッと目が覚めたようだということもあります。同様の意味で、後頭骨下端と第一椎の境に、手の親指と人差し指の股をあてておいて、患者に脊柱を腰まで伸ばすような気持であごを突きあげ、顔が水平になるように静かに頭をうしろに倒させておいて、急に脱力させても、同様に即効がありまず。この習性というか原則というか、逆モーションの誘導法は、どの関節でも共通です。無麻酔で行なう整骨術式の、患者に非常な痛みをあたえてやる暴力矯正法とは雲泥の差です。この習性の秘密を知って、多少修練とくふうを加えるならば、だれにでもできるからこころみていただきたい。

自力でも痛みがとれる

術者が手を触れて操作しなくとも、この逆モーション法を患者自身に、繰り返して行なわせても効果は同様です。

例を示せば、腰痛を訴えられたとき、自然体（腰幅に足を開き足の内側の線を平行にして立つ）で立たせておいて、前後・左右の屈伸、左右への回旋、シャガミの屈伸などをこころみ、難易を分析・

判定します。一番やりにくい運動の逆モーションを、静かに繰り返してやらせてみるとよい。効果は歴然です。肩甲関節でも同様で、手がうしろにまわらないという患者がよくありますが、術者はぜんぜん手をかけず、口先だけで治療ができます。しかし、観察眼と指導要領は高度に要求されます。スポーツコーチャーにもこの原理は通じます。バッターのかかとの開きや腰のヒネリを口で注意してやっただけで、ホームランもうてるようになります。からだの動作の扱い方のコツは、痛いことをむりしてさせないことです。

自然は実に巧妙にできていて、快適にからだを動かせば正位にかえるようになっています。逆にむりな動きを強行するとわるくなります。しかしむりな動きも少しずつ繰り返して毎日やると運動量が増加します。これが鍛練と思われているが実はシゴキです。多少なり効果はあっても、それは反作用力が発達するからのことで、結局は同じこと。時間と手間と苦痛がよけいかかるだけになるのです。リハビリテーションはこのことを知るべきです。

中心に集約される運動・されない運動

運動系は連動装置によっていることはくり返し述べました。一関節だけが全系に無関係に運動することはないが、正反対両動の支点のおきどころが問題なのです。支点はからだの中心にあるほどよく、末梢におくと歪むおそれがあります。

運動系には、数多くの関節があるが、主要なものをあげれば、上肢における手腕関節、ひじ関節、下肢の足関節、膝関節、からだにあるものでは、首の運動をする頸椎の各関節、同様に全脊柱の椎間関節、骨盤と脊柱とのつくる仙腸関節、四肢とからだを結ぶものでは上肢の肩甲関節、下肢の最大の胯関節があります。

人体では骨盤が中心になるから、胯関節の運動が最もたいせつです。末端のこまかい運動も、腰の運動と一致しないとうまくいかない。いいかえれば、いかなる運動も腰に支点が集約されるように行なえば高能率です。

剣道を例にとりましょう。上段に構えて面をとるばあい、柄の握りは、手拭を絞るようにと教えられる。右ききの人では、柄の末端が左の小指の握りにあたるようにするとよい。足・腰の構えはどうとかくわしいことははぶいても、柄を握る指導要領を守ると、両手の小指が働くようになる。こうすると、両ひじが自然に正中線に寄ってくる。動作時の力は、中心に集約されるようになる。こころみにこのとき、ひじを張りひろげたまま切りおろしてみればよい、物はうまく切れない。非能率的な運動になります。

ゴルフでも、膝を外にむけてはクラブも振れないし、球も飛ばない。膝を正中線に寄せるためには、足では手と反対に親指に力をいれなければならない。乗馬の手綱は小指でしめる。相撲では足の親指に力がはいらなければ腰がくだけて倒される。運動は、全身の重力をからだの中心に近づけてやらなければ非能率であり、形態美は発揮されず、疲労するのみならずからだが崩れて運動系のアンバランスをまねくのです。下腹に力をいれてとか、気海丹田に力をこめてというのは、みなこのためです。

中心に集約されない運動は、系のアンバランスをまねくのですが、中心に集約・統一・平均した運動は、アンバランスを調整します。ボデービルも、局所の整形的目的に終始してこの原則を忘れるなら、破綻をきたすでしょう。文部省の体育指導も、この原則を確持する重大な責任があるのですが、さっぱりうたいあげていません。アンバランスのあるからだでも、ある程度重いものを背おわせたりしたときは全系がシャンとするのは、自然にそうならざるをえない約束があるためです。

重力のかかった側が伸びる

ところでここに、はなはだ重要な原則があります。運動系の組織は、運動にさいして重力のかかった側が伸びるし（反るという意味ではない。伸びて長くなる意味）、また伸ばすようにしなければならないということです。

ここで、左右重心のかたよりが問題となります。右ききの人がだんぜん多いが、ふつう、人体の動作というものは、前屈動作が一般的です。天井の壁画を描いたミケランジェロのような動作は特殊のものですが、それにしてもそのばあいには、足のつま先に力をいれ、腰を前にだして、腹が充分に伸びなければできないでしょう。

一般の前屈動作で、右ききの人が重心をそのまま右足にかけてやる人が多い。一般人の運動系の歪みは、ほとんど、この動作からきているといってよいほどです。このことが理解できると、実におどろきに値することです。

こころみに、からだの正中正面の床に物をおいて、右手でこれを拾う動作をしてみよう。右膝を折り曲げず、右足にからだの重みをかけて拾うのと、同様にして左足に重力をかけ、腰を左後に引いて拾うのと、比較してみるとよい。前者は苦渋であり、後者はやすやすと快適にできるはずです。

動作を中心である腰に集約するといっても、この左右の屈伸の適・不適は重大な結果を生むのです。一般に右ききの人の骨盤は右前に傾いているのが多い。そのため左胯関節部は外後方にズレて、ここが凝縮しているのが多いのです。そして、左半身がちぢみ、右半身が伸びているのがふつうです。したがって、左の股の付け根や左のひざかがみがこって、左の胸廓の前後径が右より厚くなり、左背がこる。これらの事実から、さまざまの故障がおきているのです。

患者を台上にあおむけに寝させて、脚をそろえて、内くるぶしの位置で比較すると、外見上左脚が短くみえる者が多い。腸骨前上棘で比較すると、左が頭のほうにズレています。骨盤からズレているのです。

全身の重心の理想的なあり方はどこに指示されるべきでしょうか。はやまって統計上から推定してはなりません。左右重心のかたよりを考慮にいれて、からだの使い方を考えなければならないのです。右重心の人は前屈動作のとき、少し左足を前にだして動作すると、全系が平均して、バランスがとれ、からだを崩さず、故障もおこらないのだが、右足を前にだしてやる人が多いことは留意すべきことです。運動は、支点を中心にして正反両作用によっていとなまれるのです。その支点がからだの中心に近いほどよいことは前述しました。

野球投手のモーションをみれば、だれにもよく理解できることです。腰を中心にして左足を前にだし、右手を大きくうしろにひき、予備モーションをつくり、投げるときは右手が前に伸びて、左足は腰よりはるか後方に伸びます。正動点、中心支点、反動点が一直線になるのが理想でしょう。

筋肉も、一方が緊張すれば他方が弛緩するよう、互いに拮抗していて、そのヌキサシが円滑に行なわれればよいのですが、一方が張りきってゆるまなかったり、ゆるんで張らなかったりしては、どちらも具合がよろしくない。動作ごとに緊張と弛緩ともにバランスのとれていた原状にかえれば、力の残りができて、こって疲れるということがないわけです。ですから観察は、緊張方面ばかりにとらわれずに、弛緩して働かないでいるところをみつけて、これを活用させるようにできるまで進めていく必要があります。

動作時の呼吸法

呼吸と歩行は無意識的にもできるが、ある目的をもった速い動作、または力のはいった動作は、必ず呼気でやるか、または吸気をとめてやらなければなりません。吸気で動作したらからだがくずれてしまいます。格技の立合いで隙をつかれるのは、必ず吸気の瞬間です。だから武術には必ず、残気（はき出せる息）をもっていなければ対抗できない。体操のとき、かけ声をかけながらやるのは呼気になるのでよいのです。

むかしから調息法などとやかましくいわれていますが、運動と呼吸を協調させてうまくできれば、百事如意のからだということになります。

3、病体を健康体へ逆転する

(1) 病気とは、健康とは

組織の緊張が病気の原因

生命体が自然環境に適応するということ、これは生命の至上命令ですから、この絶対原理は自然の救いになっているのです。しかし、それが現実においてなかなか満たされず、病人、半病人がちまたにあふれているのはなぜでしょうか。

生命が宿る生命体が、自ら営まなければならない生活のあり方において、自然法則にはずれるところがあるからです。古来さまざまな健康法が提唱されてきました。それぞれ効果はみとめられますが、普遍的論理を欠くようです。個性の差もあります。

そこで生きるための絶対必須条件を最小限にしぼってみると、呼吸、飲食、身体運動、精神活動の四つとなり、これらは他人に代わってやってもらうことのできない、自らの責任においてやらなければならない営みです。これらの営みは、どれ一つが法則にはずれても、互いに影響しあう同時相関相補性になっており、環境適応に影響するわけです。もちろん環境自体の変化とも相関するのです。このことは前にも述べました。

ところで、これらの営み方が自然法則にはずれてくると、生命エネルギーの収支のバランスが乱れることになり、その結果として生命体の基礎構造、すなわち運動器系統に歪みができてきます。これが、感覚異常をおこし、病気へと進んでいくのです。

ところで、東洋物療に鍼治療があります。急所（ツボ）の最大圧痛点に刺せば緊張がほぐれて不快感がとれるのです。これはなぜか。刺針の物理的な何らかの効果があったにちがいありません。しかも針先は神経そのものに達していないというならなおさらであって、からだの組織内の内圧に何らかの変化がおきたのにちがいないでしょう。私のみるところ、軟部組織の緊張のしすぎが緩和されているのです。

すなわち、からだの組織の過度の緊張によっておこる**内圧の変化**、それが神経を刺激して痛みをもたらしていたのだと考えられます。それが、鍼によってなくなったため、気持がよくなったのだと思われます。私は、この経験から健康から病気になるすじ道、また逆に病気から健康になるすじ道についてのヒントを得たのです。すなわち、組織の緊張が病気の原因につながっているのではないかということです。

病気と健康のプロセス

さて、組織の過緊張は何によって誘発されたのか。組織といってもからだの運動系の軟組織ですが、その基本は横紋筋で、これは関節をまたいで二つの骨を結ぶものです。関節は可動性で、運動過多によって筋が緊張しつづければ、連結した骨は変位するし、何かの異常運動で骨が変位してしまえば、筋の緊張が変わります。裏と表の変化がおこります。

第７図　診断と治療の原理

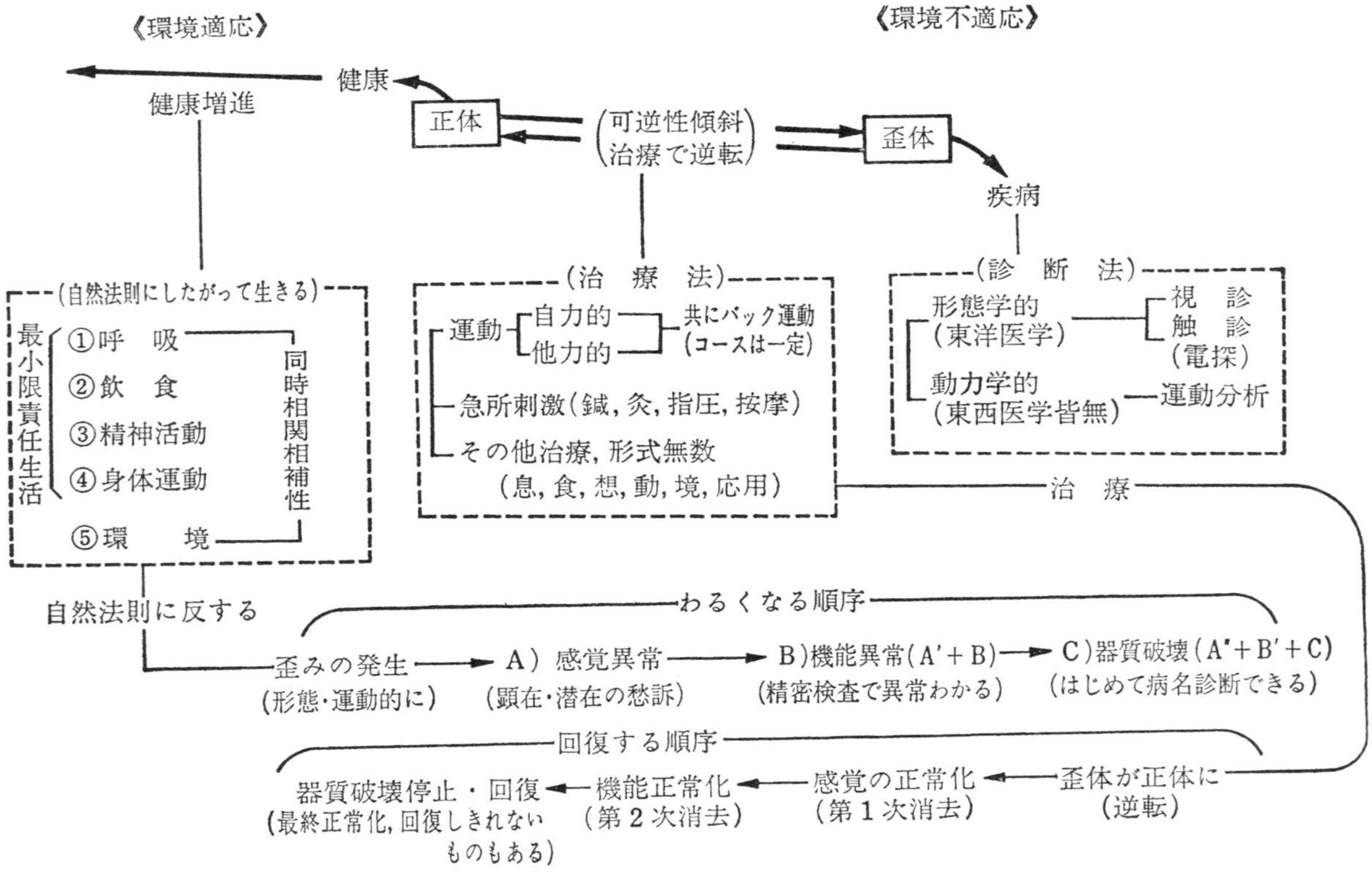

正常な位置をくるわされた関節によって、骨格とこれを結ぶ筋を主とした軟組織に歪みが生じたことになるのです。正にあらずんば歪みである。このように歪みが出たからだを歪体《わいたい》といいます。これによって運動系内に配線された神経系や循環系が物理的刺激をうけることは自明の理です。

第7図で説明しましょう。歪みの程度の進みぐあいにより、感覚の変化がおこり、これが異常感覚（A）すなわち愁訴となるのです。これはストレスの警戒反応期です。やがて歪体への傾斜が進めばこれに加えて、機能障害（B）がおこり、さらに進めば、A、Bに加えて、器質破壊（C）がおこり、はじめて立派な現代医学的病名が診断されます。健康が傾斜して疾病に至る過程は歪み→A→A′＋B→A″＋B′＋Cとなります。この過程は可逆性になっているから、歪体から正体に逆転させると、健康はとりもどされ、さらに増進も可能です。このばあい、第一に感覚異常が消え、次に機能異常が回復し、最後に器質破壊も修復されてくるという順序をとります。ただし、前にも述べたように、器質破損の修復は、その時点により限度があります。

(2) 何々病を治すは考え方が逆

結果として病気になる

このように考えますと、「内臓がわるいのでからだの調子がわるい」というのがまちがいだということがわかると思います。実際は内臓がわるくてからだの調子がわるいのではなく、からだの調子をわるくするような状態にしておいたから内臓がわるくなっているのです。

最初にからだの基礎構造が歪み、腰が痛いとか、からだの調子がなんとなく変だとかいうように自覚されてくるのです。この状態ではまだからだの歪みの初期の段階です。すなわちA段階です。

それをかまわないでおくと、働きがわるくなってきます。このときには、ある部分、このばあいには胃としますと、そこに集中して現われてくるのです。尿の出がわるくなったとか、下痢するとかいうように、働きがわるくなった結果が出てきます。この段階では、からだの感じがなんとなくわるいというA段階に、さらにある部分の働きがわるくなったというB段階が加わっているのです。すなわち、A＋B段階です。

さらにこの状態が進行すると、胃に創がついて、胃カイヨウという現代医学で診断できる病気にもなるわけです。胃が痛む、嘔吐、吐血、下血などの自覚症状もあらわれます。胃に創がつくことはC段階ですが、このときには、からだの調子がわるい、胃の働きがわるいというA＋B段階にさらに加わるわけで、A″＋B′＋Cということになります。

ところが、これになかなか気づかず、胃に創がついたことが原因で、からだがだるかったり、尿の出がわるくなったり、下痢になったりしているように考えがちです。しかし、事実はまったく逆であり、からだがだるいというように歪みがあるから、それが蓄積・進行してついには胃に創がついたのです。

まず正体にもどす

だから、胃についた創がふさがるにしても、からだの歪みがよくなることからはじまります。その過程は、まず最初にからだのだるさや気分のわるさがとれて快適になってきます。それによって胃の働きがよくなってきますから、創もふさがってくるわけです。こういう順序で胃カイヨウが治るのです。

これにはなかなか気づかない。胃に創がついていれば、まずその創をふさごうということから発想する。だから、からだの調子がおかしいといって病人が医者にかかると、まず病気の個所がないかをさがしはじめます。次々と検査して働きのわるい部分を見つけて、ここがわるいからからだの調子もわるいという診断を下して、わるい部分を治そうとするのです。これが現代医学のやり方です。

わるい部分があったから診断を下せるけれども、そこまで進んでいないがからだの調子がわるい、そういう患者にはこたえられないわけです。物事をさかさまに考えているため、健康から病気に傾斜することも、病気から健康に回復していくしくみもはっきりしないのです。そして、「過労のせいだ」とか「ノイローゼ気味だ」「自立神経失調症だ」と、あいまいにして逃げざるをえないわけです。

歪体を正体にもどすことが治療です。同時相関相補性の営みの自然法則を応用して、その方法はいろいろあるし、いくらでも開発は期待されます。

医学は少なくとも四つの営み方の自然法則を明らかにすることと、内外の歪体に傾斜する過程の可逆的メカニズムを究明する科学でなければなりません。医師はこの医学を修めて、プロセスを正体にむかわせる技術の分野において予防、治療、さらに健康増進に挺身《ていしん》しなければならないのです。

(3) 歪みを治す極意は一つ

気持よく動けばよい

つらい動きを我慢してやる必要はありません。なぜか。みなさんは用たしに外出するのと、お宅に帰るときとどっちが気持よいですか。家に帰るときのほうがよいでしょう。もとにもどることは気持がいいのです。もとのからだはもともとよいのです。気持よく動くともとにもどるように人のからだはできているのです。こんなありがたいことはないでしょう。これが自然の法則なのです。

人間は元来、つらいことをするより、気持よいことが好きなようにできています。無意識のうちに、いつもらくなようにらくなようにと動きまわっています。ですから、たいていの病気は、お医者にかからず放っておいても、いつのまにか治っていることがあるのです。らくな動きは歪んだからだをもとにもどすからです。

なんべんもいうように、もとのからだはわるくないから、病気もとりついていられないことになるのです。おもしろいと思いませんか。

現代医学の常識で、内臓機能の障害をおこす病名は、それぞれ腎臓病とか○○病とかいわれて、みなさんもそう思いこんでいますが、その病気だけ治そうとしてもなかなかうまくいきません。けれども、からだ全体が気持いいように動くことは自分でできます。この原理をのみこめば、自分のからだは自分で正すことができる。正体になれば病気は消える。これが自分の健康を自分で守る〝健康学の根本原理〟であり、操体法の基本です。

自分のからだの動きをさまざまに工夫して試してみる研究心がないと操体法の極意はつかめません。左右・上下・前後の差をたしかめてもとにもどせばよくなるのです。痛いところを、まだ痛いまだ痛いと繰り返して試しているとだんだんわるくなります。逆の快適運動を繰り返せば、もとの正体にもどってきて、警戒信号として出ていた赤ランプに相当する苦痛は消えてしまいます。形のうえからだけみて、動きにくいから動かしてやれとシゴクとだめです。

これだけわかれば頭のいい方ならもう操体法の真髄を体得されたことになりますから、いかなる障害も治しうるわけです。これは建前ですが、本音はまだまだ練習しないとそう簡単にはいかないでしょう。

テクニックにこだわらない

人間のからだは、もともとよくできているのです。それが歪むことによって不健康になっているわけですから、その歪みを治してやれば健康になるのです。歪みを治すには苦しいほう、痛いほうに動かすのではなく、らくな気持のよい方向に動かせばよいのです。これが操体法の原理であり、健康の原理です。しかし、もとにもどしても、生活が乱れるとまたこわれてしまいます。

もとにもどす方法はいくらでもあります。注射してもよし、鍼でも灸でもどんな方法でもよい。おしても引いても返ることがあります。ところが、そういうテクニックに皆こだわりすぎます。テクニックは手段だから、どんなテクニックでももとに返ればよいのです。だから他人の方法をとり上げて批判するのは意味がない。名人はたくさんいるのです。しかし、そうした名人がなぜ効力を発揮するのかといえば、どんなばあいにしても自然のバランスがとれるようにもっていくからです。

私のところに来て勉強している人は、皆治せるようになります。しかし、名人の弟子になって勉強しても名人のようにはなれません。名人一代で終わり。名人は自分の弟子を皆名人にすることはできないのです。さらには、自分でコツを知っていても、その秘伝をなかなか教えようとしない名人もいます。

私の弟子に対しては有名な人のところへ行ってぬすんでこいといっています。原理がわかっているからすぐわかる。「ハハー、こんなうまいことやっているな」という具合にわかります。

どんな方法でもいいのです。どんな方法でも四つの責任生活と環境との五つの同時相関相補性の中に入っているわけで、そのうちのどれを選んでも、それは個人の選択の問題なのです。そのどれがよいのかは、選んだ人の選び方もあるし、選ばれた人の適応性もあります。つまり、こういう医学が発達してくれればよいのです。

それを、何でもかんでも一つの方法がよいということでは賛成できません。

他力でなく自力が最高

胴体の痛みや異常感覚、背中、腰、肋、胸、腹の痛み、皆これらは背骨が自然状態からズレて筋がつっぱり、神経や血管に物理的圧迫や緊張や、引っ張りを与えて不自然な歪みをつくっているから具合がわるくなり、内臓にも影響して病気をわるくするのです。

背骨のデコボコを治して病気を治す術にはいろいろあります。カイロプラクチックや整体術などは、たいてい他力を加えて出たところをグッと押したり、ガリッとひねったりして治しますが、**もとにもどる運動のコース**（道順）**は一定している**のですから、名人でないとコースにうまくスッとのせかねることがあります。コースを外しますとかえってわるくすることがあるのです。名人でも失敗してわるくする例がたくさんあります。ところが操体法は本人がいちばん気持よい動きをするのですから、絶対失敗してわるくなることはありません。痛いことをむりしてやらない限り大丈夫です。

指圧法という治療法がありますね。これは骨組がズレるとそれに必ずついている筋がこってきますから、そこを圧すると痛いのです。圧して痛いところを圧痛点といいます。そこを上手に圧すのです。そうすると筋の緊張がゆるんできて、ある程度骨組のズレがもとにもどるために病気もよくなってきます。

しかし他力療法は上手下手があって、効果は名人ほどよいが、名人はそうどこにでもいるわけではない。鍼灸もそのとおりです。みんな間接に筋を治して骨組をもとにもどしているのですが、やっている人はからだの構造運動力学のことはほとんどわかっていません。自力での快適運動＝操体法をおすすめします。

自分で守る自覚を

健康というものは自分の責任で守るものです。しかし、どうしたらいいのかについてのだいたいの道すじを教えるのが医者です。あとはあなたがやるかやらないかの問題で医者の責任ではないのです。

ところが民間の治療師というのはそれがわからない。私が治してやったとかいうけれども、そのときの痛さだけ取り去ってそれで治したつもりでいるのです。痛いということはありがたいことで、健康の危険のサインなのです。痛さがあるおかげで、人間は大ケガをせずに助かっている。だから、そのサインがあったときに、そのサインの原因がどこにあるのかを見つけて、それをとりのぞくことも指導するのが医者です。つまり、医者というのは治療師ではなく、コンサルタントなのです。そして、治すのは患者自身であり、自然なのです。

だから健康というのは、患者自身に自分で守るという自覚をもってもらわないとだめなのです。少しもよくなりません。私は、歪みをもとにもどす方法について考えることができますし、教えることもできますが、それをするかしないかは一人一人の問題なのです。

患者は医者にたよる気持があるから、いろいろいうことにはほとんどすなおに聞いてくれる。しかし、実際には私がいったことを実行してくれないことが多い。たとえば、患者にいろいろ説明して三つだけ守りなさいというと、そのときにはわかったとうなずくが、帰るときに三つは何かと確かめると、答えられる人はほとんどいない。一ついえればいいほうです。

それで患者によくいうのですが、「自動販売機に金を入れると、ほしい物が出てきて自分の要求が満たされるのと同じように病気を考えてはだめだ」ということです。これは横着もの。こんな横着していては健康にはなれません。一時的によくなったとしても、そのうちバチがあたって再発してしまいます。だいいち病気になるということは、自然法則に反したためにおこることであって、バチがあたったことなのです。悪意に対してでなく、無知に対するバチあたりなのです。お釈迦様は、最大最悪の病は無知だという意味のことをいいました。

三、健康な毎日のために

——日常の操体法と健康管理——

1、自分でやる健康検査

(1) 動かしにくいところはどこか

足が痛い、腰が痛い、背中が痛い、これらはみな背骨がズレて筋がつっぱり、神経や血管に不自然な歪みをつくっているからなので、これが内臓にもひびいて病気をわるくするのです。病気発生の第一段階はからだの運動器系統の歪みが原因となっています。

だから歪みができたらすぐにもとにもどすことが大切ですが、うっかりしていると気づかないことがあるのです。異常感覚が出てはじめて気づくのですが、今まではその理由すら誰もわかっていなかったのです。

歪みは目でみても触れてみてもわかるのですが、それは他人からみての話で、つねづね大きな鏡でも壁に張りつけておいて全身をみるなどということは体育クラブの部屋にでもいかなければできません。しかし誰にでも、自分でためす方法があります。「人間は動く建物」というとおり、人間は動くのです。歪みは形のうえばかりでなく動きにも出ます。原理がわかればそこがツケメです。

自分で動いてみればわかります。しかし、でたらめに動いたのではわかりません。動くところはからだ中にある関節です。足の関節、膝の関節、手の関節、肘の関節、これを四関といいますが、もっと中心にくると膀関節、肩関節があり、膀から骨盤につながり、肩から鎖骨、胸骨を通して肋骨すなわち胸郭につながる、そして、それらは上下から背骨につながる、その上の頸椎につながる、さらにその上の頭につながる、というように全身がつながり合って、一つ動けば全部影響をうける連動装置になっています。

各関節の動き方はそれぞれ固有のものですが、二つの骨が一つの関節でつながるという考え方から、運動を分類すると四つの型しかありません。①前後屈伸、②左右屈伸、③左右捻転《ねんてん》、④それに関節軸に対する圧迫と牽引だけです。対称的には二倍になるから八つの運動の型があることになります。

このことを頭に入れて、自分で各関節の運動をためしてみるのです。背骨は外形が一本の柱のようにみえても、二十数個の骨が上下につらなって各関節をつくっていますから、曲がったりねじれたり、伸びたり縮んだりできるのです。全身の関節が自然設計どおり動けたら、すばらしい健康状態です。歪みができるとうまく動けなくなります。どこか動きにくいところがわかったら、運動を分析してみて、どっちの方向にどんな角度でやったらいちばん調子がわるいかをしらべるのです。

わかったら、その逆の正反対のやりやすい運動をすればいいのです。ときどき思い出して三〜五回くらいやるだけでよいのです。左右、上下、どっちにも平均して動けるようになればよい。

全身の関節は連動装置になっていることはたびたびいいました。人間は足で立っているから、足のうらが基本土台です。とくに足の指が動かないと全身に制限がおこりやすくなります。それで一工夫してみましょう。

(2) 健康検査のやり方

正座コマ運動（三四ページ図解参照）

両膝をくっつけて爪立ちするように坐り、かかとにお尻の座骨がのるようにする。両手でかかとを軽く握る。そして手がかかとから離れない範囲で、上体も首も力を抜いておいて、ちょうど回っているコマが止まりかけるとき、心棒が斜めに傾いてグルグルまわるようにかかとの上にある全身を、ゆっくりと首の骨も背骨もしなるように回すのです。左から三回やったら、右からも三回やってみる。すると、からだのどこかにひっかかりを感ずるかもしれない。左右で違うかもしれない。そしたら気持よくまわれるほうを二～三回よけいにまわします。これでほとんど全身の関節が動くから、歪みのありかがわかります。

ひっかかりのある方向に歪みがあるのです。それと反対に動く快適運動は歪みをもとにもどして平均させてくれます。全部で三～五回くらいでよろしい。ときどきためせばよいが、一日三回食事するなら、毎食前ためせば都合よい。

四つんばい試験運動（三六ページ図解参照）

両手と両足を床につけて、適当に膝を折り曲げて、からだがらくに動けるような姿勢をとり、お尻や肩を右や左、前後にいろいろ動かしてみてください。なかなか左右は平均していないものです。そしたら、やっぱりやりやりやすい快適運動を二、三回よけいにやっておけばよい。寝床から起きるとき、ねるとき、朝晩二回ためせば都合よいでしょう。

中腰尻ふり運動（三七ページ図解参照）

立作業中、自分の頭くらいの高さの壁でも棚でも何でもよい、ちょっと手でさわってからだを支え、膝を軽く曲げて、足は互いにちょっとはなして動かないようしっかり踏んだまま、お尻を右にふり左にふってみてください。やりにくいほうはがんばらない。やりやすいほうを、これも二、三回よけいにやること。**とにかく動くときは力を入れず、ゆっくりと水に浮かんだつもりでフワーと動くことがコツです。**

以上のためし方の例から考えていろいろ自分で工夫すれば、全身どんな姿勢でもやれます。寝床の中でも、畳の上に坐っていても、事務所でイスに腰かけていても、手足や全身をちょっと動かすとよいのです。

2、姿勢のよしあし

(1)　姿勢はからだのシンボル

見ただけで堂々たる頼もしい姿の男性。ふくよかなすんなりした美しい姿の女性。姿勢は生体のシンボルです。誰でも理想的姿勢でありたい。からだの基礎構造からいえば姿勢は静の力学です。その裏には必ず動の力学があるのです。姿勢だけ立派でも動けなければただの人形です。医学的にみれば静・動ともに正しくなければなりません。

いただけぬ今の若者の姿勢

物ごとをみる正しい眼力をもつことが大切です。心がけで眼力は発達向上するのですが、自然の設計は私どもを正しくつくってあるのですから、一般大衆といえどもそんなに狂った眼力をもっているものではありません。美しいものは誰がみても美しい、醜いものは誰がみても醜いのです。

社会的に政治的に歴史が大きく狂うことはあっても、振子の揺れはいつかまたもとにもどってきます。服装の時代的変化、時代の中の流行もたえず動いています。現代ではハイヒールをはいた女性の脚を美しいと思っているようであり、ちかごろは男性で妙な底上げハイヒールまがいの靴をはいているものが街にあらわれてきました。いずれは時のフルイにかけられるでしょうが、動物タンパクを幼少時代に摂りすぎて背丈の高くなった青少年が目立ちます。しかし、姿勢や歩く格好はどうもいただけない。基礎構造は〝息・食・動・想〟四つの自己責任生活との関連性で変化するから、時代思想の影響をうけることはやむをえませんが、眼力の批判にはやはり勝てないと思います。

土台の足から正す

背骨はからだの大黒柱ですから、これが自然にまっすぐに保たれた姿勢が理想となります。そこで、だいたいのはかり方を述べましょう。

壁を背にして立ち、後頭部と背中を壁につけます。お尻も壁につけます。そして腰椎の中部に手の平をはさんで腰を伸ばし、かかとは壁から指一本くらい前にくるように立ちます。ふくらはぎは壁につかない。これが側面からみただいたいの規準です。

この姿勢でスッキリした気持になれるなら、まず正体です。気分が安定しなければ不安定なところに歪みがあります。からだのいちばん基礎になっているのは足です。足の踏みつけが正しければ、全体の構造は保たれますが、土台が狂ってくると全体の平均が破れてきます。一気に矯正できなくとも、全体のバランスをとるように、土台になる足から順々に整復操体をすすめてゆけばよいのです。

まず、足のうらを平均して地につけて立てなければなりません。それには足心（土ふまずを指でかかとから前方にすべらせてきて指の止まるところ、親指の付け根の骨のやや後方内側で押してくぼむところ・第9図参照）をいつも踏みつけてふんばり、または歩むよう意識的に心がけます。いつのまにか忘れますが、また思い出して意識するようにします。

たいていの人の足のうらは外側の後方に力がかかっていますから、そのように履物のうらがへっています。平らにへるのが理想であり、爪先がへる人はせっか

第8図　姿勢のはかり方の基準

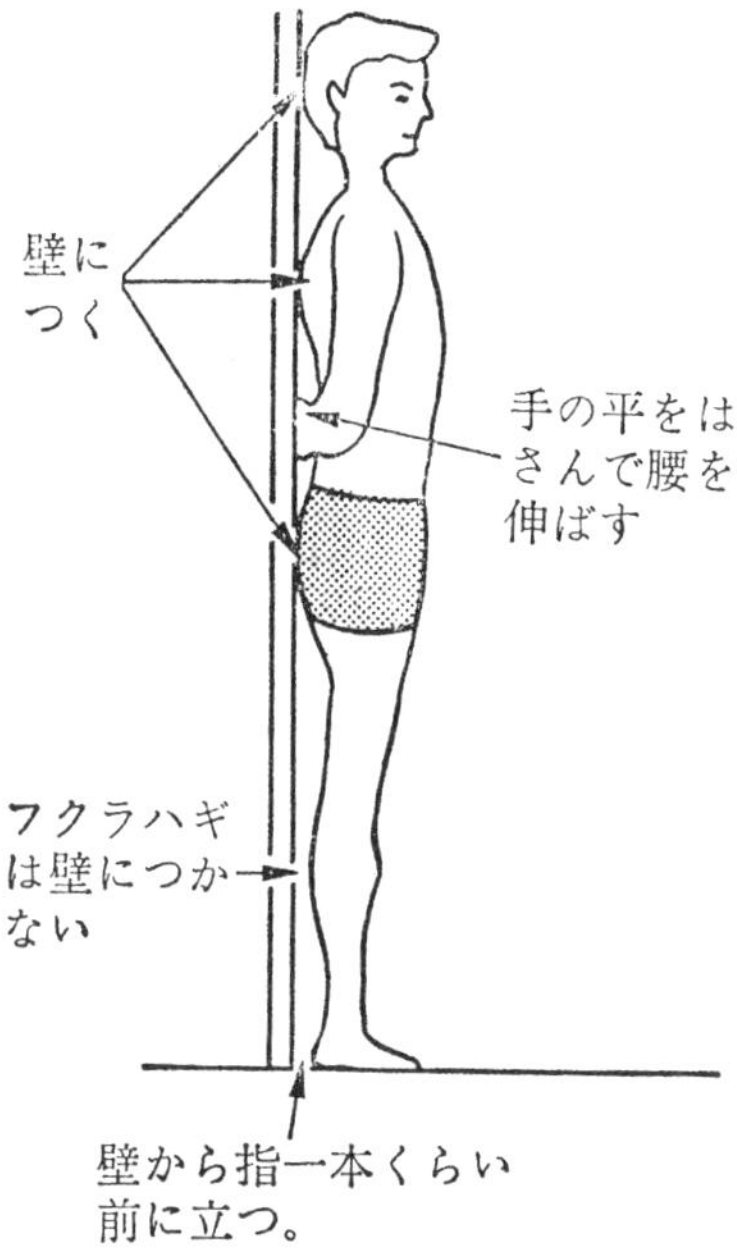
壁に
つく
手の平をは
さんで腰を
伸ばす
フクラハギ
は壁につか
ない
壁から指一本くらい
前に立つ。

この姿勢で気持がよければ正体。

第9図　足のうらが基本土台

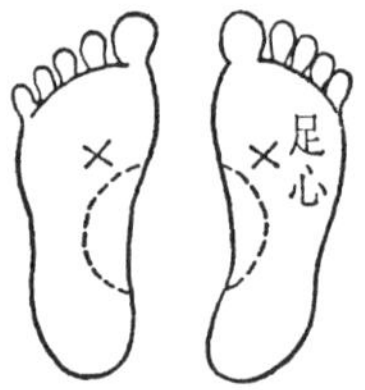

足心を意識して踏む。土ふまずの前のほう，親指のつけ根のちょっと内側の押すとへこむところ。

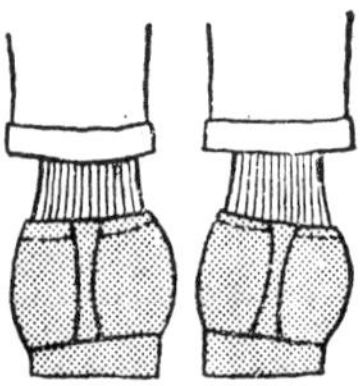

クツの外側がへっていないか。膝が開いてフンバリがわるい。

ちであり、かかとがへる人はのろまが多い。先がへっても態度にそれがみえない人は練《ね》れた人ということになります。

平均させるための練習法は、膝頭の上部に手をあて、親指と四本指ではさむように握り、ちょっと膝を曲げて、足のうらの内側が並行するようにして足心を踏みながら、膝を左右にひねるようにゆっくりと尻をふってみるとよい。左右の動きに感覚の差があれば、不快な動きはせずに気分のよい動きを四～五回ゆっくりと繰り返せばよい。ときどき思い出したらやってみます。

重い物をもったり、力仕事をしたりするときは、爪先を内側に向けるような気持でしっかり足心を踏み、腰をおとせば効率が大きく疲れません。

格好つけても土台無視では

男と女では骨格に自然的差異があります。女はお尻が大きいが、それは骨盤の幅が男より大きいからです。赤ちゃんがおなかで育つためには、そのようになっていなければ都合がわるいわけです。しかし肩幅は男のほうが広い。手の力仕事は男の役目でしょう。とかく手の力仕事をするときに、肩をいからして親指を内側にむけてやると肩をこわします。肩こりの原因は力の入れ方が下手だからです。

肘をからだにつけるようにして、小指側に力を入れるように意識してやると力が出ます。肘をからだから離すほど力がへります。相撲のテレビ解説で脇が甘いとよくいいますね。力が入らず相手につけこまれる格好になるのです。

前後から見た姿で目立つのは、肩の上がり下がり、首の傾きですが、その部分の格好だけ、姿勢だけを正しく見せるようにしてもだめで、もたないのです。からだの土台からバランスがとれなければ、正しい姿勢は保てないのです。これが今までどうしたらよいかわからずに悩んできたわけですが、力学的操体がわかったので希望がもてるようになりました。

今度は坐りましょう。正座です。ところがこれが問題で、ほんとうに正しい坐り方のできる人はめったにいません。しばらく坐っているとシビレがくる。お葬式に行ってお焼香するとき立ち上がってつんのめる人もいます。それでたいていあぐらをかきます。あぐらをかくと腰の骨が丸く後に出てきます。腰が丸く出れば老人の姿勢で、年が若くてもからだは老化している証拠で

第10図　からだの中心（腰）に動を安定させる

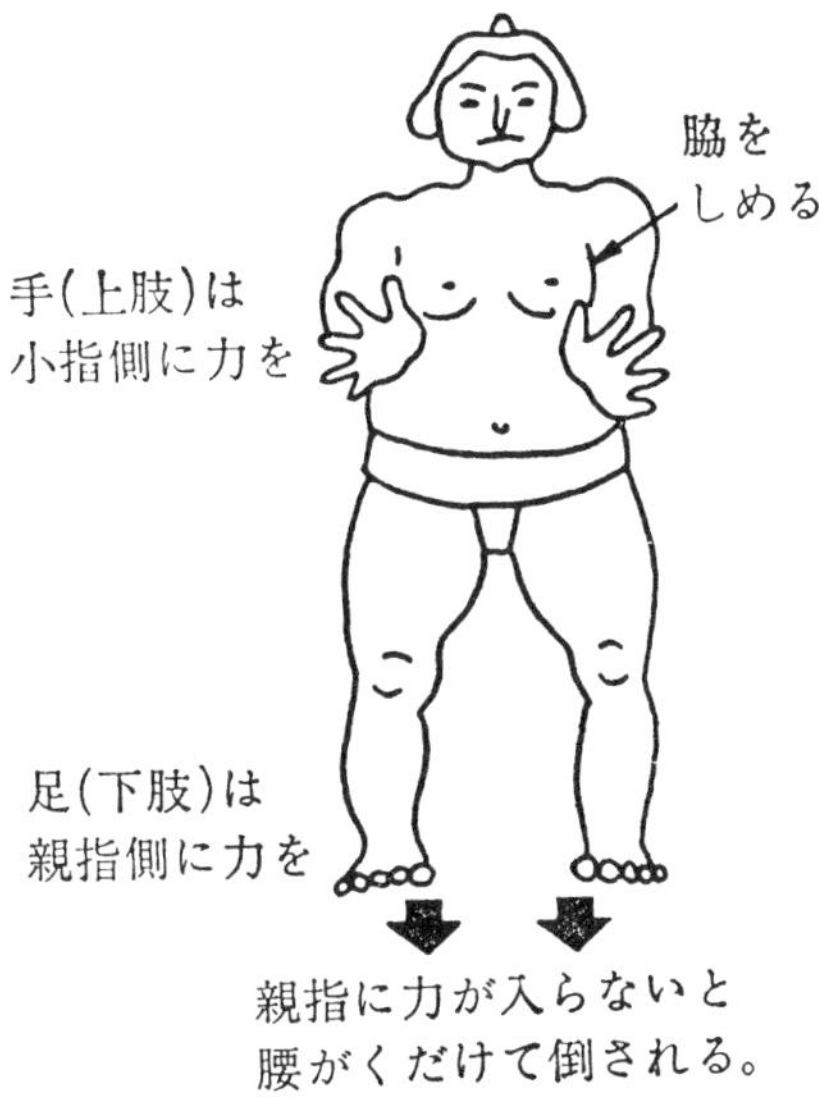
脇をしめる
手(上肢)は小指側に力を
足(下肢)は親指側に力を
親指に力が入らないと腰がくだけて倒される。

運動は、全身の重力をからだの中心に近づけてやらなければ非能率(力が集中しない)。疲労するだけでなく、からだが崩れて運動系のアンバランスをまねく。

いかなる運動も、腰に支点が集まるように行なえば高能率。心もち腰を沈める気持で。

第11図　心とからだはうらおもて

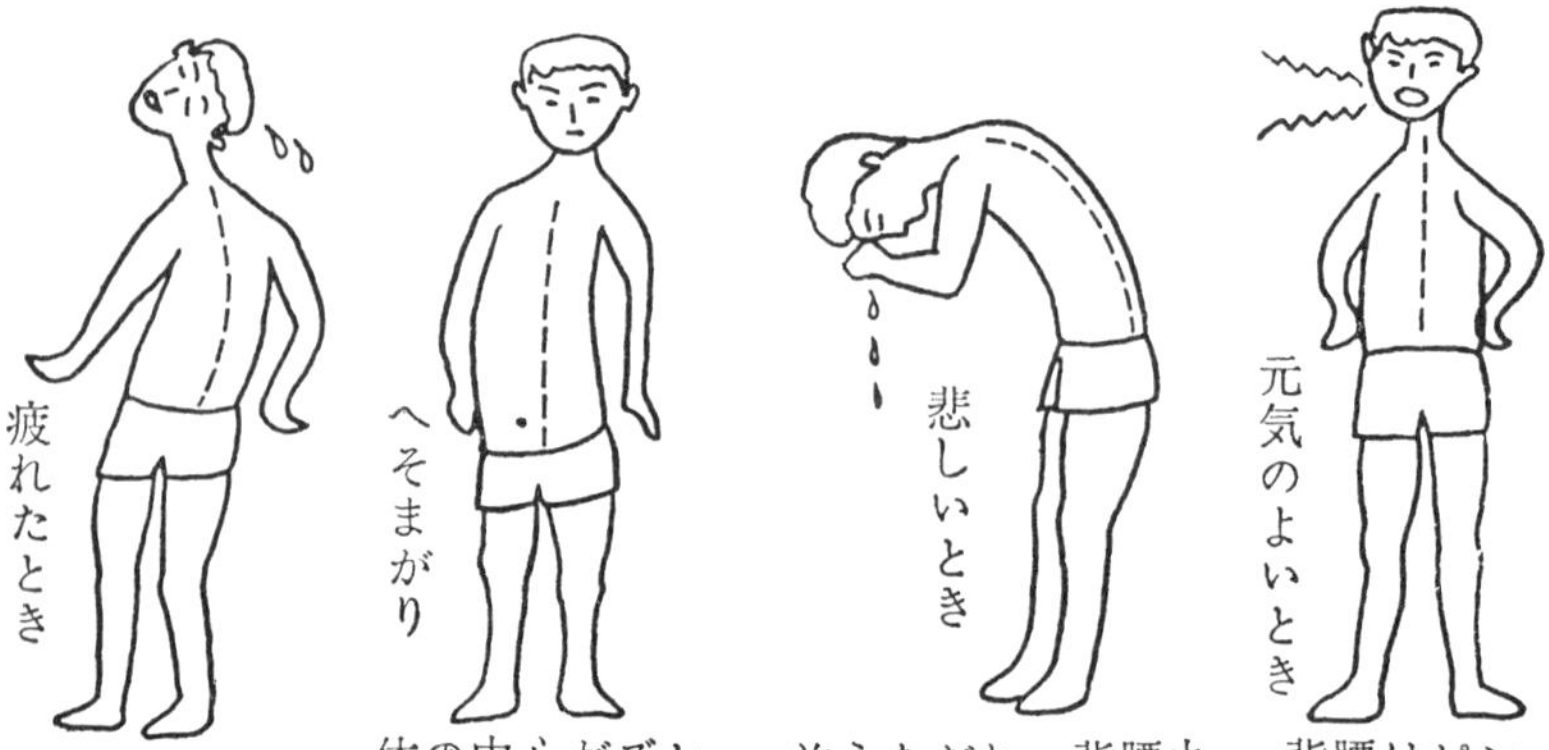

あごを出す。

体の中心がズレると精神もズレてくる。

首うなだれ，背腰丸くなる老化型。心身ともにだめになる。

背腰はピンとし，下腹に力が入る。

す。

長生きの老人は腰がピンと伸びています。背骨はからだの大黒柱ですから、ピンと伸びているのが自然の形で、その上に頭がまっすぐにのっかっていないとだめです。あごが前に出るときは疲れている証拠です。

気持のもち方で姿勢の変化がおきることがハッキリしています。端正な姿勢、ガックリいった姿勢、腹をたてて怒ったときの姿勢、ひねくれ者の姿勢もよくみれば、へそ曲がりだったり、けつ曲がりだったり、おもしろいではありませんか。

(2)　心とからだはうらおもて

からだの中心のカナメは腰です。ここに全身の重心を安定させてからだを動かすと一番能率が上がり、疲れないばかりかその人の動作が優美にみえてカッコいいものです。諸々の芸道、武道、皆そのことを強調しています。

昔から「万事腹でやれ」とか「アイツは腹のできた男

だ」とかいわれていますね。理屈にかなっているのです。反対にへそ曲がり、けつ曲がりという言葉もあります。おもしろいでしょう。からだの中心がズレると精神もズレてくるようになっているのです。

悲しいときの姿勢を考えてみてください。首をうなだれて腹がへこみ、背腰が丸くなって老化型となり、心身ともにだめになります。胃下垂だといわれている人の型はこれに似ています。胃が下がったからわるくなっているのではなく、体型がそのようになっているから内臓がみな下がってきて機能がわるくなるのです。元気のいい人は胸を張って背腰をピンと伸ばしているではありませんか。

心とからだとは裏と表の相関があるのです。

怒るときはどうしますか。腹をたてるといいますね。首をうなだれては怒ることはできないのです。怒ることを肝にさわるといいます。腹をたてて上腹部を緊張させて充血させるから、肝臓の機能障害が起こってくるのです。

感情は息のつき方でも変わります。のぼせると胸先に力が入りセカセカとなり、落ちつくと下腹に力が入ります。ですから、困ったときに笑える人は豪傑だといいますが、大口をあいてアッハッハッハと笑えば下腹に力が入り、自律神経の副交感神経が刺激されて興奮がおさまるようにできているのです。

3、からだの動かし方・動作の極意

(1) むりのない動作は美しい

いつだったか週刊誌に、各界の名士が床を蹴って飛び上がる姿をうつした写真が毎号出たことがありました。そのなかで、私がいちばんすばらしいと思ったのは、五〇も過ぎた踊りのお師匠さんの女性が、扇を開いて肘を胸につけ、膝は折っているが背筋をピンと伸ばし、一点を見つめて床を蹴って飛んだ姿でした。何と美しい姿だろうとホレボレしました。少しも崩れのない端正な姿です。

踊りも芸術ですが、美しさという感覚はシンがきまっていなければできません。武道の大家が、茶の湯の宗匠のお茶をたてている姿を見て、切りこむスキのないのに驚いたという話をききました。大家だから驚いたのでしょう。もし相手がチンピラヤクザだったら切り殺せたかもしれません。

最も効率のよい、そして疲れない動作は、からだの中心に重心がピタリと一致したときにできるわけです。名人が仕事に打ちこんでいるときの姿にはそれが出るのですね。効率、効率と欲ばかり集中した動作には、むりが先走り、崩れて歪むから、からだをこわしてしまってケガをするのです。

ところで重心の安定するところは、気海丹田というところで、へその下にあたります。そこは背骨でいえば腰椎の三番目のところになります。重心が高いとからだは安定しません。

バレエの流線的に伸びるからだの美しさもさることながら、歌舞伎の演技で、腕は伸ばしきるが、手首は逆に反りかえり、極限でガリッと止める美しさ。その反動が肩まで盛り上げ、あごを引きしめ歯をくいしばり、目玉をむき出してにらみつける。そんな役者の似顔を画いた写楽は、絵には出さなくとも、その役者の下腹への力の集中を知っていたにちがいありません。

肚《はら》の力は吐く息できまるのです。吸う息ではきまらない。心の動きも同時に集中しなければからだの動きと一致しない。私は若いころに軍隊で鉄砲を打つとき、眼・心・指の一致だと教えられました。当たるときはたしかにそのとおりでした。

肉体だけが健康などとみるのはまちがっています。けれども生体は、生きていくためには呼吸と飲食によってその生命エネルギーを摂取しなければなりません。生きていくことは精神をはたらかせ身体を行動させていくことです。

(2) むりのない動きのきまり

どっちがらくで疲れないか

先日、卓球の選手がからだの調子がおかしいと、私の治療を受けにやってきました。この卓球の選手は、重心のかけかたが私の考えているのとは逆だといっていました。右手ききでありながら、右足の親指に重心をかけて打っているというのです。どう考えてもおかしい。ただ、本人はそれが正しいんだと頑張るのでそれでよしとしておきましたが、からだのあちこちに歪みがあり、痛めていました。

右手を動かすときは左足に重心をかけるとらくに動けるように人間のからだはつくられています。

四つんばいになって歩くばあいは、右前足（右手）を前に出すと左後足（左足）が前に出、逆に左前足（左手）が前に出るときは右後足（右足）が前に出ます。このように左右の動きと重心のバランスがとれるようになっているわけです。

また、かまえたときと、行動するときとでは重心が移動しますが、それには一定の法則があります。この重心移動の法則にしたがって動かないと必ずからだにむりがかかり、歪みの原因になります。動きもスムーズにいきません。

先日の卓球の選手が本当に逆の動きをしているとすれば、この法則をしらないままにむりな動きを繰り返し、身についてしまったものと考えられます。そして、動きにむりがあるのでからだもあちこちわるくなったのだと思います。

そのほか、重心の移動ではいろいろな場面でのまちがいがあります。

たとえば立って上体を左右に倒す動作があります。これが大問題なのです。左に上体を倒すとき、左足にからだの重心をかけると不安定だし深く倒せないばかりか、からだまで狂ってくるのです。左にからだを倒すときは必ず右脚に体重をかけることです。つまり、骨盤が倒れるほうの反対側にグーッと動いていくようにするのです。こうすれば安定し、らくに深く倒せるのです。このことを体育研究者は誰一人はっきりと説明してくれず、もちろんラジオやテレビの体操のときも説明してくれません。皆さん、自分でこの研究問題の実験をしてください。

ここから応用問題がでてきます。たいていの人は右ききですから、足もとにある物を拾うのに右手を使う。左右の膝を伸ばしておいて、右足に重心をかけて拾うのと、左足に重心をかけて拾うのとどちらがらくか。応用問題は次々とキリがありません。右手を使って立作業するとき、どちらの足を前に出してやったほうが能率よく疲れないか。台所の作業その他……。

重心移動の法則を知る

私は、ある板前の親方に包丁を使うときのからだのかまえはどうしますかとききました。

「いやあ、それは先生、右足をちょっと後に引いて、腰に力をぐっと入れますよ」

「右足を前に出してはだめですか」ときいたら、

「そんなことでは見当がつきませんし、切れ味を出せません」という答です。

板前さんに限りません。農作業でも大工作業でも土方作業でも、からだの重心のおき方が上手下手のわかれめです。疲労して腰や背中を痛めたりするのは、みんな重心移動の法則を知らずにまちがってからだを使うから起きることです。自然の法則だから、人為的に変えるわけにはいきません。

第12図　物を拾うときどちらがらくか？

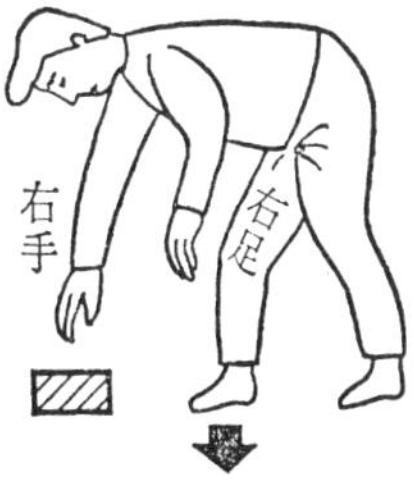

右ききの人が重心をそのまま右足にかけてやる人が多い。からだの運動系の歪みは，ほとんどこの動作からきているといってよい。

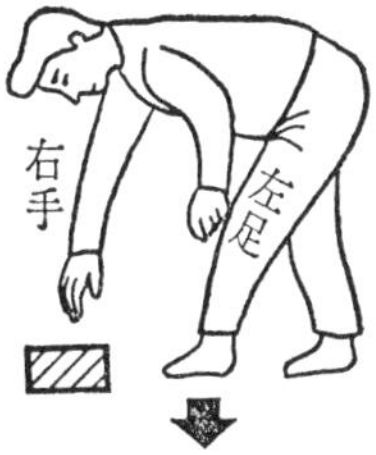

右ききの人は，すこし左足を前に出して動作すると，全体が平均してバランスがとれ，からだを崩さず故障もおこらない。

第13図　からだの動きと重心移動の法則

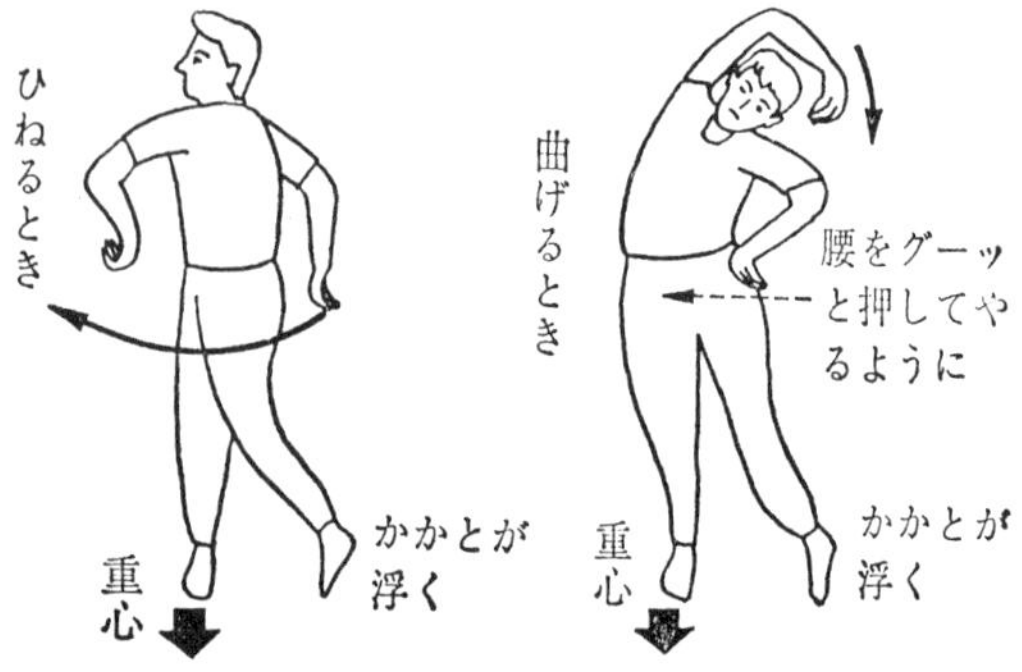

倒れるほうに重心をかけてはならない（重要法則）。

ひねって顔の向くほうの足に重心をかける。

上体を曲げるほう（倒すほう）の足に体重をかけるとむりがきてからだがこわれてくる、ということです。

ところで、伸ばすときはどうでしょうか。鴨居《かもい》の上の柱時計にネジをかけるとき、棚の上の物をとるとき、右手を使うなら右足に力をかけて右手を上に伸ばさなければなりません。これもためしてください。左右にからだをひねるとき、横から後をふりかえるときも、そっちのほうに体重をかけます。伸ばす、ひねるのどちらも、その方向の足に体重をかけるのです。

以上のようですが、重心移動の法則を整理すると以下のようになります。屈曲するときには、屈曲するのと反対側に重心をかけるのが第一。第二は、伸ばすときはそのほうに重心をもっていくこと。第三は、前後に倒すときは倒す方向の逆に重心をもっていくこと。前に倒すときは尻を後に出し、後に倒すときは腰を前に出します。第四は、からだをひねったときも、伸ばすときと同様ひねったほうに重心をかけるのです。

(3) 運動能力を高めるすじ道

シゴキと鍛練は大ちがい

健康のためにスポーツだ、運動だ、体操だと誰もがいいますが、まちがった動きは健康のためどころか、かえってからだをこわすことになることを、本当に理解している人は少ない。動きにも自然の法則が厳然として存在するのです。

対称的に双方の動きが平均して感覚されるときには、双方の動きに少しずつ負荷を加えて運動量を拡大させることが鍛練です。双方の動きに差があって一方に制限があったときに、その一方だけを拡大し平均させてやろうとしてシゴクことは危険です。両極に差があったら、まずらくなほうを拡大させるのです。そうすると制限されたほうが拡大してきます。だいたい平均させてから双方の拡大にとりかかればよい。

スポーツの指導者はぜひこの運動生理の真髄を体得してください。むりをするとケガをさせます。平均のとれていないからだで運動を強行することは大変危険なのです。スポーツそのものは結構なのですが、歪みを考えずむりやりに練習と称して運動することは、まったく乱暴というほかありません。現代の医学も体育学も運動系統の連動の自然法則に無関心で、ただ記録をあげる能力をいかに獲得するかというほうに目を奪われていることは残念です。

体育大学の学生はほとんど全部ケガしています。強行強行を鍛練ととりちがえているからです。これは運動の原理をつかんでいないからで、教官が第一わかっていないのです。今のスポーツは競争に勝つことが主眼のようで、体育とはいえないものです。体育で鍛練することは重要なことですが、鍛練とシゴキとは全然別なことです。鍛練とは、まずバランスを整えておいてから運動領域を拡大することであり、シゴキとはアンバランスのままで運動領域の拡大だけを欲望してむりすることです。

テレビ体操、ラジオ体操、その他の体操で鍛練して健康を増進することは大いに結構、そのとおり目的は達せられます。しかし、まず、からだのバランスを先にとってから鍛練にかからなければかえってわるくします。ここのところを指導教師にわかってもらいたいのです。ウォーミングアップ、準備運動も形式的にやらず、からだの動きの左右・前後・上下の対称差をよくつかんではっきり心にとめておくこと。もし快・不快の感覚差があったら、不快なり制限された動きを強化しようと強行せず、快適な動きのほうを多くやるとよい。不快のほうは強行せず、快のほうを多くこころみると、両方の動きが平均する。この自然法則をぜひ覚えておいていただきたい。それを確かめたうえで本番にかかるような細かい指導をしていただきたいものです。

しかし、こんなおせっかいは初級者を指導する方にいうことであって、ベテランは自分でコツをつかんでいるからこそ成績をあげているわけです。名人の弟子が名人を超えることこそ名人の望みでなければならないのです。

おぼえてほしい自然法則

体育大学に合格できるような人はもともと立派なからだで歪みが少ない人でないとだめでしょう。

その人が原理をならわずにシゴキできたえられて、卒業してから指導者になるのだから危ないし、困るのです。中・高校生徒の中には、からだのわるい、つまり歪みの多い子供もたくさんいるはずですから、教育にたずさわる先生方は、どうぞこの自然法則を覚えていただきたいのです。

ラジオ体操、テレビ体操結構です。むりしないで、できるだけのことをやってくださいとはいっておりますが、原理は制限突破のことよりも、その反対の動きやすい方向角度への強化をすることがからだをもとにもどすことになって拡大強化が可能なんだということ、これを知って指導することがトクであり、それが自然法則にかなっていることを知ってもらいたいのです。

たとえば、柔軟体操で両足を開いて尻をつき、前に上体を曲げて胸を地面につけるのがあります。つかないといって、後から一所懸命押しているが、これも鍛練でなくてシゴキです。痛いのをがまんして曲がらないのをむりに曲げようとしているので、からだに大変な負担をかけています。目的はもっと曲がって胸が地面につくようになればよいわけですが、そのためには後にそっくり返ったほうがよい。そのほうがより速く曲がりやすくなります。

しかし、人間というものはおもしろいもので、痛いのをがまんしてやると、からだがきたえられるという気持になりがちです。たしかに、むりな痛い動きを繰り返すと運動能力は高まります。これは、痛い動きを繰り返すと、それに反発する作用が体内につくられ、反対に動く力ができるからです。その作用によって痛かった動きもスムーズになるような力がつき、より運動能力がつくわけです。

痛い動きをするとそれに対する反発力が出てくる、それができないことをできるようにする、目的を達成する力が出てくることになるわけです。このばあいは一回や二回ではだめで、時間をかけて何回も何回も繰り返すことによってしかできるようにならない。はじめからそったほうがよいわけで、からだというのはそのようになっている、そのことがわからない。今のスポーツの練習を見ていると、そうしたむだが非常に多く、運動力学からいうと重大なロスといえましょう。基礎構造がもっている自然の力を発揮できるような方法を考えるとよいと思うが、なかなかわかってくれません。

こうしたむりにたえられた人は運動能力も高めていけるが、ほとんどの人はそれにたえられず、ケガがふえるのも当然のことです。

現代では栄養過剰で運動不足が叫ばれ、運動奨励が各界で唱えられていますが、実地指導のトレーナー養成が今のところ不充分なので、なかなか思うようにいきません。しかし放っておけないので、とにかくやらなければなりません。それには一般の人々の関心を自然法則にあつめたいのです。

4、呼吸で鍛錬

(1) 長生きする深呼吸法

〃修養して腹をつくれ〃といいますが、毎晩深呼吸をやってみませんか。深呼吸といっても腹式深呼吸です。自然に肺が動くのを意識的に腹で呼吸するつもりでやります。

横隔膜を大きく動かします。夜ねる前に床の中でやる。一番らくにできます。枕をはずして両手を下腹に当て、両膝を立てて軽く合わせ、両足を少しひろげて足先を軽く内側に向け軽く爪先を踏む気持になります。まず下腹をくぼめてできるだけ息を吐ききるのです。残さないよう全部吐く。するとひとりでに息が吸いたくなる。スッとあんまり気にしないで下腹に吸うつもりで吸ってください。吸うときは背骨が反り、吐くときは丸くなって呼吸によって脊柱が自然に動きます。だから深く吐くときに肛門を縮めるように力を入れると尾骶《びてい》骨と恥骨が少し浮き上がるようになります。呼吸のコツは吐き方にあります。とにかく充分に吐くこと。よく吐けばひとりでに充分入ります。吸う息にとらわれる必要はありません。

第14図　重心安定の修養——腹式深呼吸

「腹のすわった男」になるために，
毎晩寝る前に腹式深呼吸を。

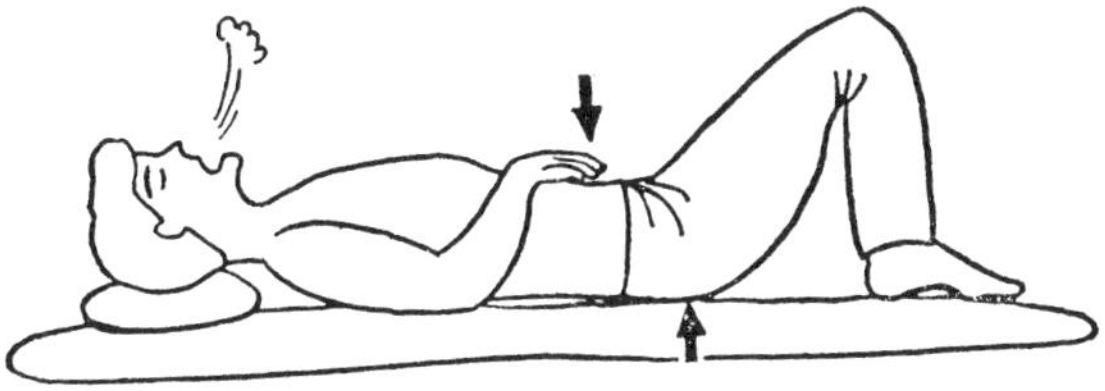

膝を立て、下腹に手をあてて、下腹をくぼませ、できるだけ息を吐ききる。吸うときは自然に充分吸う。慣れたら、吐く息を長くゆっくりと。毎晩床の上で10回くらい、10日もやると1分間に2〜3回の深呼吸ができる。長い息をできる人は長生きできる。

だんだん練習して吐く息を長くします。一〇日もやれば一分間に二〜三回の呼吸ができるようになります。毎晩やるのです。死ぬまでやるのです。どうせ死ぬまで息つかないわけにはいかないのですから、一奮発覚悟しましょう。長い息をできる人は長生きになるのです。長患いの病人でも、寝たきり老人でも、腹式深呼吸を上手にやっていれば全身運動になり、バランスをとって健康を回復するようになります。

(2)　精神鍛練にもなる

毎晩続けていると起きているときも仕事をしているときもい

つの間にか腹に力が入っているようになります。腹が練れてきた証拠です。

人間万事腹でやれといわれるのは、腹に力が入っていれば落ち着きがでてくるからです。あわてない、判断が早くつく、実行力が出る。万事腹できまる。運命を左右する力が出る。セックスのコントロールも可能になるオマケまでつく。

運動と呼吸には関連法則があるのです。ゲンコツでなぐるとき、息を吸いながらできますか。運動は吐きながらやるのが原則です。隙を突かれるときは吸う瞬間です。業《わざ》をきめられるのです。吸う息は素早く、吐く息は長くが鉄則です。トランペットの名手の呼吸を映画でみたことがありますが、感嘆しました。お経や祝詞《のりと》をあげたり歌謡や詩吟などは呼吸の自然法則に合ったやり方でないとだめです。コンクールでアガッタときは腹から声が出ないでのどや胸先から声が出る。スットン狂な声が頭のテッペンから出ると冷やかされますね。

医学的にいえば胸先に力が入ると交感神経が興奮して緊張が高まるのですが、度が過ぎるとセカセカしてのぼせてきます。コントロールがきかなくなります。腹に力を適当に入れると副交感神経（迷走神経）が興奮して抑制力が出るようになっているのです。下腹に力が入ればからだの重心が低く下がり安定度が増してきます。腰がシッカリしてきます。からだのカナメの腰がしっかりしてきたら強くなるのはあたり前でしょう。

(3) 命の息に感謝をこめて

面倒な鍛練法はいらないから毎晩ねむる前のひとときを腹に手を当て、腹の皮をくぼませて深くしてください。それだけで万事ＯＫです。ただしやるかやらぬかはあなた自身にかかっています。南方の土人語にノルカソルカという言語があり、地獄極楽という意味だそうです。自然法則にノルか、ソルかでそれがきまる。おもしろい言葉ですね。

今朝テレビをみていたらオニギリの場面が出ました。料理の大先生がいうにはうまいオニギリは愛情で握ること。だからいただく人は感謝をもっていただく。愛情をうけてコメカミをよく動かしてよく噛みしめていただけばオニギリの味は最高だというのです。私ども物を食べるとき、考えてみれば命の本《もと》をいただきながら感謝を忘れていますね。味におぼれ食欲にせかされて、「いただく」という言葉を忘れ、食べるとか、クウとかいう。反省させられます。

農家の皆さんの苦労と愛情の賜《たまもの》をむさぼって食べたら罰があたるのはあたり前です。同様に寝る前の腹式深呼吸の際にも静かに眼をつぶって命の息に感謝をこめてやりましょう。一日のご恩を感謝しましょう。大自然の根源は大慈大悲の大生命の御親です。悦《よろこび》は感謝から生まれます。

5、何をどう食べるか

(1) ご馳走が不健康のもと

適量を越すと毒になる

日本中の長寿村・短命村をコツコツまめに歩いて、その食生活を調べ上げた有名な東北大学名誉教授近藤正二先生のことは、皆さんご存じのことと思います。

日本でも近ごろは心臓病や血管病の死亡率順位が欧米並みに上昇してきています。ハワイ、南米、北米への移民の一世、二世、三世についてみてもその上昇率が同様になっています。動物食が多くなるにしたがって心臓病や血管病がふえるというのです。

獣肉ばかりでなく魚の多食もそれにあてはまることを、近藤先生はおもしろい例をあげて説明しておられます。心臓病で短命な浜の部落を調べているうち、隣接するある部落には一名もそれがないことに気づいたのです。不思議に思ってよくよく話をきいてみたら、その部落は昔平家の落人が住みついた所で、その人たちには漁業権は与えられなかったので、やむをえず狭い土地を開墾したり、海草だけは採ってもいいと許されたのでそれを食べて生活してきた。それが今でも伝統になっているというのです。

毎日私が診ている患者さんの大部分の人は、動物食は栄養価値があるからよい食物だと思いこんでいるようです。よいものは多いほどよいと考えるのは人情かもしれませんが、そこにワナがあります。適量を越すと薬も毒となるのと同じことになります。

運動選手などもきますが、その人たちは皆からだがかたい。うつぶせにして、膝を曲げさせてもかかとはお尻につきません。操体療法でやってもまだつかない人がいます。こうした人たちは肉を食べすぎているのです。そのためからだがかたくなっているのです。

肉とか卵とか、動物性タンパクはいいものだという考えがあります。いいものにはちがいないのですが、よければ多く食べるのがからだによいと考えるところにまちがいがあります。こんな人はいくら治療してもむだです。

ところが、みずからからだをこわすような食事をしていて、病気になったからそこだけ治せという患者が多い。こういう患者のわがままに対して、現代医学は忠告しようとしないのです。むしろ同じ発想に立って、わるいところだけとり出して治そうとしている。これではからだは本当によくなりません。

肉食用の歯は七分の一

肉食用の歯は、動物の牙《きば》にあたる犬歯、糸切り歯ですが、人間には四本しかありません。全歯二八本中四本、すなわち七分の一に当たります。一週間に一回肉を食べてもたいした害にならないと思いますが、野菜食用の前歯はその倍の八本もあるのです。肉を食べたら、その倍も野菜を食べるならいいが、肉ばかり食べて野菜を嫌うならおかしいと思いませんか。スキ焼料理なんかはなかなか合理的ですね。

ふつう、ご馳走料理は何か特別のときにいただくものなのですが、文化が進むとこれが平常食になってしまうところに人間の思い上がりがあるのではないでしょうか。郷土の伝統食や食作法なんかをもう一度見直すことは大変賢いことだと思うのです。

土地のもの、旬《しゅん》のもの、自然界では生物はそのときに行動できる範囲内のものしかとって食べることができないようになっています。ただし、保存のきくものは季節外のものでも食べられます。人間だけはこの範囲を拡大できるようになりました。それがはたして幸か不幸か、ビニールハウスが真の文化かどうか。自然界には適応の範囲というものがあります。極端に度を越すとあぶないことになります。けれども、ケチと面倒くさがりで、からだのもたない粗末なものだけで胃袋をごまかすこともまた危険です。

部分食より全体食を

生命力のあるものを食べることからすれば、部分食しかできない食べものはそれだけ力がないと思わなければなりません。大きな魚のサシミより小魚全体のほうが生命力が強い。白米の二字はそろえて書けば粕となります。これも部分食で、大切な糊粉層をすてているのです。精白度の高いものほど上等だという考え方は何か生活階層的な劣等感からきているように思われますがどうでしょうか。近ごろ献血検査で謝絶されるような血のうすい婦人が多いとききますが、食物とその料理の重大さを反省しなければなりません。

食物は生命のもとなのです。過保護にしなければとれない食糧は弱い食べものだということになります。さらに、すぐ次の項で詳しく述べるように、医農学からいうと、土の中にたりないもので大切なものが今まで見落とされていたということも大事です。その微量の物質が作物を強くし虫にもまけないようにするので、いわゆる農薬を必要としない作物を育て上げるという理屈も成り立ちます。

また、踏んでも蹴ってもムクムクと育つ野草や山菜は強い生命力がありますが、畑に移して栽培してしまえばいわゆる〝野菜〟になってだんだん弱くなります。

(2)　健康管理は農業に大根底が

人間が自分自身でやらなければならない責任生活が最小限四つあることを何回も述べました。息、食、動、想でしたね。しかし人間は環境の中で生活するのですから、自然環境、人為環境の変化からも影響をうけることは当然です。高度成長を目指してムチャクチャをやったために公害問題がおこりましたが、今や反省期に入ってきました。

みずからバラまいた毒物もさることながら、もう一つ大きなことがあるのです。太古から天然に地上にあったものでとても大切なものが、天変地変の微小連続で流出したり、収奪されっぱなしになったりしているものがあるのです。こんなことは私は知りませんでしたが、医者仲間でこれに気がついた人がいるのです。これは農業をやっておられる方々には直接関係することなので、すでにご存じの方も多いとは思いますが、念のためここで紹介しておきたいと思います。

太古の地上には巨大な動植物が生存繁茂していたこともこのことに関係があるかもしれません。いつか「週刊朝日」に、西ドイツで農薬をつかわずに素人で畑作栽培をやっている先生がゴミをなんでも肥料にして使うんだが、こわれたトタン板や銅器やニッケルなどの金属器まで土に埋めて肥料にするんだといっているのには驚いた、ということが載っていました。

これが何を意味するか、牧草地帯に石灰石のゴツゴツした塊をあちこちにばらまいておくといい草ができるときいたことがあります。肥料の化学成分については私にはわかりませんが、その中にふつう入っていない元素、稀少《きしょう》元素が大変な役割をするのだということ、そのことを茨城県水戸市におられる医学博士高倉熈景《ひろかげ》先生がいっておられます。

私が復員してきて舞鶴でＤＤＴを知ってビックリして、ソ連で毎日毎日シラミ退治で悩まされどおしだったので、このときほど「シラミの畜生め、ザマ見やがれ」と喜んだことはありません。

高倉先生は復員してきたとき、私が喜んで躍り上がったのとは反対に、これは大変だとビックリさせられた由です。先生は毒ガス研究員だったのです。それから先生の研究が始まりました。戦後十数年も農薬のおかげで大豊作が続き、今までの経済大国の基礎ができたことは万人が認めるところですが、高倉先生の慧眼《けいがん》はその先の虚像をみぬいて心配されたのです。農薬全盛時代にその反対の立場で研究と宣伝に精進された先生は袋だたきの目にあいました。しかし先生の研究はついに農林省も認めて研究誌にのることになりました。

稀少元素がいかに必要であり有効であるかの研究と実績が今や世界的にひろがってきているようです。これを与えられた食用植物は丈夫に育ち、味もよく、栄養分も多量に含んでいるというのです。処方のしかた、結果の成績は続々発表されています。そればかりではなく、毒素を地表から消去する研究も進んでいるようです。先生はこれを医農学と称して発展させ、茨城大学で教授として研究指導をつづけておられます。私はこれは偉大な貢献だと思います。まったく脱帽最敬礼を捧げております。健康の管理者は医者だといばっていても、医学ばかりでなく農学も、大根底にあることを私は先生から教えられました。

(3) お母さんの責任は重い

長寿食研究の近藤先生は、果物は長寿に対してとくに有効だという結果はみられないといっておられます。果物の王様といったらリンゴでしょう。ところがあのおいしいリンゴをつくるのに、どれだけ農薬の被害を生産者と付近の人々がうけているか、恐ろしい状態だということは皆さんご存じでしょう。とれた果物それ自体も批判をうける日が遠くないのではないかと心配です。

生産者がみずから食べることを躊躇《ちゅうちょ》する作物を消費者が金を出して食べる。味がよくて見ばえがいいものほど買う。双方がお互いに反省しなければならないときです。二十一世紀が近づき、人類は反省期に入っています。先見性のある者が生き残ります。高タンパク高カロリーの動物食品が有益だと指導した西洋直輸入の栄養学は考え直されてきています。

日本の風土に合った栄養学を主婦の方々に開発していただきたい。学者のいうことは参考にはなっても丸のみする必要はないのです。主婦は一家族全体の生命源管理の重大責任者であり、尊い位置にあるのです。これこそ女権の尊厳です。オフクロの味をつくってくださる主婦の方々、おおいにがんばってください。

わるいものを食べて丈夫になろうと思ってもむりですね。近ごろは世界中目が覚めてきましたが、まだまだこの方面が開発されなければならないと思います。世人がそっちに関心をもたないと研究功徳も発揮できません。

私の健康学をよんでくださる皆さんなら医農学にも必ずや興味と関心をもってくださることだと信じます。現代医学は今、方向転換に生みの苦しみをしているのです。驕慢《きょうまん》の座にはもうおれません。世人も愚鈍の中に安居すべきときではありません。

(4) 断食療法を経験して

食わずに仕事は平常どおり

いま世の中はものがありあまっていて、それで中毒を起こしている状態です。それで病気を治すのにさまざまな精神の問題もありますが、断食ということがあります。

ものを食べないでいたら、かえってよくなる、ある期間は栄養をやらないでおく方法もあるという話は、だいぶ前から聞いていましたが、実際にやってみないと皆さんに大きな口はきけないと思い、昭和四十七年十月末にやりました。

それはヨガのほうの連中に指導してもらってやろうということになって、一一名の仲間といっしょにやりました。いっしょにやったのは女の子で、私が当時講義していた学校の生徒が四名、二〇代の娘さんで、あとは目の病気を患った二〇代の青年が一人いました。そのほかに国家公務員の四〇代のかたが二名、五〇代が二名、それからもう一人は六五歳になる会社の社長さん、最高の年齢は七〇歳の私でした。

そのやりかたは、はじめの二日間はいつも食べているご飯の半分だけたべる。それが二日つづき、あとは断食一〇日間、回復期が六日間。ただし、断食するのはできるけれども、それを仕上げてもとにもどすのがむずかしい。それをまちがっては困るから、前後の一〇日間——最初の断食の五日間と復食の五日間とは、合宿しようということになりました。

断食と申しましても、さまざまな種類があるそうで、東北大の婦人科では、断食療法をやりますけれど、患者さんは寝かせておいて、その間に自分の日記のようなものを書かせ、いままでの生活の反省をさせるようなやりかたをしています。

ところが私どものやりました断食というのは、食物はたべないのですが、飲みものは飲むのです。その飲みものは、一日大さじ一杯くらいの蜂蜜を水にとかしたものを、コップ一杯飲むのです。それからもうひとつは青汁をコップ一杯飲みます。青汁をつくったりするのは面倒だからというので、サンクロン（熊笹の原液をしぼったもの）でやれというわけで、青汁に代わってコップ一杯の水にサンクロン数ccをたらしたものでやりました。

もうひとつは、少し元気がなくなってくると、元気をつけるために日本で昔からいわれた医者殺しという方法をやる。それは梅干です。着色剤で色をつけたものでなくて、家でつくったシソの葉で漬けた梅干を茶碗にいれ、それにひねショウガを小指の頭くらいに切って、さかずきに半分くらいのしょう油をいれ、番茶の熱いのをかけたのを一杯。それを私どもの仲間では梅生番《うめしょうばん》という。これを一杯飲むと元気がつきます。やってみましたところ、甘い味と梅干のすっぱいのとしょう油がはいっていますから、それを舌の上で味わうのです。ですから、ひもじい思いは全然しません。腹がへっているという感じがないのです。

大学などでは寝かせてやるのだけれど、私どもは仕事は毎日平常どおりに同じことをやるのです。そればかりではなく、朝も五時には起きて、まず深呼吸をやり、座禅を組む。その座禅の形もさまざまで、本当の形ではなかったかもしれませんが、そこで瞑想をやります。それから体操、駆け足をやります。大きなグラウンドを二回も三回も、だいたい二キロくらい走るのです。ときどき強行軍をやって、坂道を八キロほども歩きます。

帰ってきてから首まで水風呂にはいる。行が終わったら自分の職場に出かけて、夕方になったら体操をやり、深呼吸をし、座禅を組む。

そんなにやって、平常のエネルギーの約三倍くらい使う。めしも食わずにそんなことをやって、へバるかと思うと、全然へばらない。そして腹のなかにたまっているものをみな出せというわけで、はじめの自宅での五日間は何もしませんでしたけれども、そこにみなで集まる前に、自分で下剤をのんで腹のなかにあるものを出してしまって合宿しました。

行ってから五日間から最後の五日間、最後の仕上げをするまでの一〇日間というものは、毎日高圧完腸をかけるわけです。そうすると、はじめの五日間、何もたべないのですけれども、浣腸をかけると出るのです。最後になるとあまり出なくなりましたが、腹のなかのカスをみな出してしまう。

生命力はすばらしい

断食が終わったときに、はじめの二日間は一回分の重湯をもらって帰り、自分の職場でたいらげる。

夜は合宿で一回食べる。一日二食です。その後はおまじりを二日間、最後の二日間はカユを食べて仕上げは終わったわけです。そのころからは何を食べてもよいというわけです。終わったのがちょうど勤労感謝の日の前日で、その後はあたりまえにやりました。

断食をやっているときは、目方はやっぱりへります。私はやる前に五五キロあったのが五〇キロにへりました。そして自分で少し変わったなと思うことは、寒さをいくらか感じるようになりました。みなもそうでした。夜寝るときは豆アンカや湯たんぽを抱いて寝たり、夜寝る前には、暖かいお風呂にはいって、もちろん体操や深呼吸をやったりはしますが、それくらいの保護を加えてやりました。それで目方はへってきて、顔もいくらかやせたにちがいありませんが、どこがいちばんやせたかというと、腹の皮にシワがよった。

女の子も、六五歳の社長さんも、七〇歳の私も、みんな同じにやってだれもへばらない。腹がへったといって困るかと思うと、だれも困らない。それで、やっている者同士お互いにあきれ返った。これはいったいどうしたことかと……。

いままでわれわれは、一食ぬくと、足がガクガクして、目がクラクラするなどとお互いにいいますけれども、それはウソだということがわかりました。遭難なんかして三日も四日も何もたべないで死んでしまう、ということは、これは自分が妄想するんだ、頭が先に死んでしまうので、本当はそんなに早く死ぬものではない——ということがみんなわかったわけです。

それで、若い女の子たちも、こんなに生命力が強いものだということを知り、若いうちにたいした収益を得たと喜んでいました。そのようなわけで、断食というものは、やりようによってはぜんぜん何ともない。

粗食が健康をつくる

断食をやったら、その効能がすばらしいものだということは聞いておりますけれども、私は、断食してみて効能があったかなかったかわからない。同じでした。二〜三ヵ月たつと効力が出てくるんだといいますが、ぜんぜん変わりはない。とうとう私には断食の効果はあんまりハッキリしなかった。ただし食わなくともたいしたことはない、しかも体力も衰えるものでないということがわかりました。

平常、美食をしたり厚着をしたりしている人は、不健康状態になっているので、その人たちは反応がきて、お腹や頭が痛くなったりするようですが、私たちの仲間のなかには、そういう人はいませんでした。息が臭くなるといいますが、自分ではわかりません。

反応が出てこないのは、その一年以上前から、毎日雑穀をたべていたせいでしょう。日本の主食である米を本当にたべればいいものを、白米にしてたべているのは、本当に申しわけないことで、玄米食がいいということが前からわかっていたので、それをやりたいと思ってはいましたが、家庭的に、それを自分がたべるということができなかったのです。それで、いまはまあ七〇歳になったんだから、おじいさんに少しわがままをさせてもらいたい、ということで、みなが迷惑しないように自分で炊いてたべています。

私は、朝五時ごろ起きて、みなが眠っている間に炊いてしまうのです。それを炊いてから、今度は一時間くらい外を歩きます。そんな生活を当時一年もつづけていたものですから、断食をやっても、私だけはあまり応えなかったのかと思うのですが、私といっしょにやったほかの人が、みなぜんぜん変わらないのですから、それればかりではなく、それぞれのもっている生命力は本当にすばらしいということを感じたわけです。ところで、四カ月ほど後で学校の卒業式で断食した三人の女性に会いました。みな元気そうであり明るく肌の色もよく美しくなっていたのです。

四、操体療法の実際

1、操体療法の極意

(1) 動かすコツ、動くコツ

操体療法では、術者が患者を動かすときのコツがいくつかあります。コツの基本になる考えとしては、できるだけからだ全体が動くようにすることです。とくに、障害のあるところは動かしにくいので、一番わるいところが動くように工夫することが大切になります。これは術者の誘導の仕方によって決まり、ここに上手下手のちがいが出るのです。

どこで動きを止めるか

いろいろ動かしてみて気持のよいほうをさがし、その方向に動かして脱力させるのが基本の動作になります。まず、気持のよい方向に動かすとき、術者は手をそえながら少しずつ動かすように補助します。ある点まできたら、術者はもう少し力を入れて患者の動きを止め、一気に脱力させるのですが、どの角度まで動かして止めるかが一つのポイントになります。

この〝点〟は、患者にとって最も気持のよいところであり、また最も歪みのもどりやすいところです。動かしすぎて痛いところで止めたのでは、効果が小さい。実際には、患者が痛くない気持のよいところで止めるのですが、それは「この位置だ」と決めるわけにはいきません。患者の動かし方でもちがうし、術者のテクニックでもちがうからです。

あるていど経験することによって、術者としても指の感じでわかるのですが、患者に聞くのがやはり一番なのです。第一に大切にしなければならないのは、患者の感覚です。手をそえて動かせながら、気持のよいところを聞き、そこで止めて脱力させるのがよいでしょう。

私くらいの経験があれば、患者に聞かなくても、気持のよいところも緊張がとれてきているかどうかも、指の感覚によってよくわかります。これは経験をつむなかでしかつかめない感覚です。たとえば、深呼吸にしても、自分で何回かやってみるなかで最も気持のよい状態がつかめるわけで、最初からつかむのはむずかしい。からだを動かすということはすべてこういうことなのです。

ところで、緊張がとれているかどうかの感覚は、やわらかくなったとか、つっぱり感がなくなったとかという感じのことです。患者としては、そこが気持のよいところになります。たとえば、背中の痛いところを指でおさえ、足を動かします。そして、背中の痛みがなくなるところ（気持のよいところ）が足の動きを止める点になります。これなどははっきりしていますが、そうでなくても、ほかとちがった感じの場所があります。動かしてやるとその感じがなくなってくるので、それを目安に止める点を判断します。

腰の使い方がポイント

一般に、動いたり力を入れたりするときのポイントは腰にあるのですが、操体療法でも患者の力の入れ方、抜き方で効果がちがってくるのでポイントは腰になります。たとえば足を動かしていたとき、足にだけ力を入れるのではなく、腰から力を入れるようにします。脱力するときも、足からではなく、腰から脱力するようにします。

腰に力が入ったり抜けたりすることは、全身に力が入ったり抜けたりすることと同じです。腰で力を抜けというのは、全身で力を抜くことになるわけで、患者の意識を腰にもっていくことが大切になります。足だけで力を抜いたのでは、全身に連動作用しないのです。

全身の力がぬけるような姿勢で

からだのある部分によけいな力が入っていると、操体療法はうまくいきません。たとえば、うつぶせにさせるとき、腕はからだと平行に伸ばしておくのがよい。それを、前に伸ばしたり、組んでアゴをのせたりすると力が入るのです。ほかの位置に腕をおいてもよいが、力の入らない、全身の力が抜けるような姿勢にしてやることが大切です。

その点では、患者は坐っているより寝ているほうが全身の力を抜きやすいわけです。坐っていると、その状態でからだの一定部分に力を入れていなければならないので、それだけ脱力するのに限界があるのです。最もよいのは水の中で浮いている状態。重みもなくなり、しかもからだが自由に動かせるわけです。

また、体位によってからだの動き方がちがってきます。たとえば同じ足の動きでも、足を伸ばして坐り両腕を後ろに出して上体をささえて足首を動かすときは、浮くようなかたちになって腰がいちばん動きます。それに対して、うつぶせになって膝を曲げ足首を動かすと、膝がいちばん動くのです。膝は、伸ばしていたのでは動きがわるく、曲げたほうがずっと動きがよいのです。

このように、姿勢によってからだの動かし方がちがってくるので、調子のわるくなっているところにあわせて、そこがいちばん動くような姿勢を中心にして行なうのがよいのです。

(2) 操体療法の主なポイント

まず足から

四つ足の動物が二本足で立ったのが人間。足が土台で、いちばん大切なところですから、まず足からとりかかります。足の歪みは、からだの歪みのはじまりです。だから、歪みを修正していくのも足から行なうのが順序です。足の操体によって苦しみの半分はなくすことができます。肋骨がついているところより下の部分の背骨、腰にあたるところより下のほうは、足の操体で歪みが正されると考えてよいのです。もちろん、それより上のほうにも影響してよくなることもあります。足を動かして肩をよくすることもできるのです。

足の動かし方で最初にやるのは、膝をみることです。

あおむけに寝かせ、膝を立てて足の裏を床につけさせます。その姿勢のまま、左右の膝の裏側を指でさぐって圧痛点をさがします。左右どちらかに強い圧痛点があることがあります。痛いところはパッとさわっただけではわからないかもしれません。しかし、筋が何本も通っているので、横断的にいろいろさぐってみると、歪みのあるときは必ず痛いところがあります。

かりに左に圧痛点があるとします。術者は左足の甲に手をあてがい、かかとを支持点にして持ち上げるようにさせます。術者はそれに抵抗をあたえて、三〜五秒間そのままにして脱力させます。右足に圧痛点があるときは右足。両方にあるときは両足に行ないます。

膝の角度はだいたい直角にします。足裏が床につくように膝を立てると、自然に直角になるものです。また、足首を曲げたときに、足の指の根元にも手をそえて指もそらせることが重要になります。指がそることによって、足首からすね、ももの裏側の筋肉までが伸ばされることになり、それがからだ全体に刺激を伝えます。親指に力の入るときと小指に力が入るときとがありますが、故障のあるのが外側だと小指、内側だと親指に力がかかりやすいのです。

脱力後、最初と同様に指でさぐって痛いかどうか確かめてみます。ほとんどのばあい痛みはなくなり、からだの苦痛の半分は解決されています。しかし、それでも痛かったら、もう少し膝を深く曲げて同じことをくり返して脱力させます。このほうが強く、動きがはっきり出るのです。かかとの力の入り方は膝を曲げる角度によってちがうのです。だから、全体がうまく動くように力が入る角度がよいのです。九〇度が標準ですが、人によってちがうので調整するようにします。

人間のからだでは肩も無視するわけにはいかないので、つぎに肩もみます。それから首で、頸椎をみます。ここが歪んでいることが多く、指先を上下に動かしてふれてみて七つの骨のどれかがずれていれば、飛び出したようになって痛いのです。

うつぶせにして足を動かす

かかとが尻につくかどうかをみます。このつきぐあいでよいからだかわるいからだかの判断ができます。両足のかかとが尻につけばよいからだで、つかなければわるいからだです。肉を多く食べている人はとくにつきにくい。肉を食べすぎると関節がかたくなるのです。

片方の足だけつかないこともあります。つかないほうをむりにつけようとすれば痛い。痛いほうはむりにつけようとしないで伸ばさせ、反対の痛くないほうの膝を曲げさせて脇の下につくように引っ張らせます。術者は足首を手でささえて抵抗を与え、二〜三秒後に脱力させます。

こうすると、背中、腰、尻にある左右の高低差がとれますし、背骨にある歪みや圧痛点がなくなります。

ところで、膝を曲げても左右の感覚の差がないことがあります。このときには、両膝とかかとをそろえ、床に対して直角に膝を曲げさせ、かかとを軸にして足先を左右にまわし、気持のよいほうわるいほうをみます。膝を曲げる動きでは感じなかった左右のちがいが出てくるはずです。気持のよい動きをさせて脱力させるとよいでしょう。これは、膝を脇に引き上げる動きよりも小さい動きで、足関節が中心に動きます。

かかとよりもっと細かい動きで行なうとすれば、指を操体します。指と指との間をさぐって、術者の親指を少し斜めにして爪先で強く圧診すると痛いところがあります。その痛さを指の動きでとってしまいます。左右で痛さがちがうこともありますが、差のないこともあります。ただ、熟練した術者がさわってみれば、ちがいは明らかなのです。素人では指までいくのは少しむりです。最高のテクニックが要求されるからです。

私が日常行なっている操体でも、指まではやりません。手首、足首どまり。これでだいたい元にもどります。指までやらねばならないことはめったにありません。

腕の動かし方

手首を持ってねじるようにさせます。そのとき、腕を上げる角度、前後左右の状態などは一人一人差があるので、患者にいちばんあったやり方をとるようにします。それによって、肩の動きが全然ちがってよくなります。

腕を動かすことは肩を動かすことになり、肋骨のついている背骨への効果をねらっています。ところが、肩が一番むずかしいのです。動く範囲が大きいので、いろんな動きがあるからです。肩は、肩そのものを動かして治そうとするとだめで、足を動かすことで上がらなかった腕が上がるようになります。

実際に操体療法をするときは、患者にとっていちばんやりやすい角度で行なってみることです。動きがわるいと思ったら少し角度を変えてやってみる、というように調節するのがよい。また、全身がいちばんよく動く位置が効果のあるところでもあります。

患者が腕をねじるときは、からだ全体が動くようにすることが大切です。とにかく腕を動かすために、動くところは頭でも尻でも自然に全部動かすようにします。全身が気持よくなるように動いてもらうのがよいのです。

足をブラブラさせて足首を動かす

こしかけて足をブランとさせ、足首を動かす方法は、できるだけ足の力を脱力させることに目的があります。ほかに力が入らないのでやりやすいのです。尻や膝が固定されているうえに、寝たときのような〃ねじり〃も入っていないので、治療効果が出やすいのです。そのかわり、途中でおさえているので、全身への連動効果は小さい。それでも、この姿勢で足首を動かすだけで、腕が動くようになったり上がるようになったりすることもあります。

足首の動かなかったところを動くようにすると、その連動が骨盤にいき、さらに肩までも筋肉やすじで引っ張るように連動しています。そのため腕にも作用し、上がらない腕も上がるようになるのです。

重心の差をみる

坐っていても、こしかけて足をブラブラさせた状態でいてもよいが、術者が患者の後ろから上体を左右に傾けたりねじったりしてやる。これは重心をみるためで、左右に差があればどちらかに不快を感じます。両手を首の後ろで組ませて肘で動かし、わるいほうから気持のよいほうに傾けたりねじらせたりし、抵抗を加えて脱力させると、重心が真中にパッとおさまり、背骨もしゃんとします。

次は前後の重心ですが、術者は後ろにしゃがみ、患者の気持のわるいところに膝頭を当てます。上体を前後に倒させたり、前や後ろに引っ張ったりして、気持のよくなる動きをさがさせます。この動かしは、患者が自力でやってもよいのです。手を頭の後ろに組んで、上体を左右、前後に曲げたり、左右に回転したりして気持のよい動きをくり返すのです。

重心をみるのは、重心の移動をみるためです。からだの真中に重心があることがいちばん大切です。

四つんばい運動で仕上げ

いままでの動きは、ある部分を大きく動かすことで歪みを正してきたのですが、仕上げにはからだ全体がまんべんなく動くような操体がよいのです。これは、術者がやるのでなく、患者自らにやらせる動きです。

四つんばい運動がそれです。手を開き足はつま先立ちで四つんばいになります。尻をかかとにのせて背骨をそらせ、尻を見るようにして腰、尻、首を左右に動かします。手の指にも足の指にもみんな動きがいって、からだがまんべんなく動くのです。目玉も動かしてみるよう指導します。

これでひととおり終わりますが、患者の苦痛個所のちがいや苦痛のていどによっていろいろな応用が入ってきます。腕を動かすとか、腰かけさせて足をブラブラし足首を動かすなどの操体も入ることが多いのです。

終わったら立ち上がらせ、足踏みさせたり軽くジャンプさせたり、からだのあちこちを動かすようにします。これで、だいぶらくになっているはずです。本人に確かめさせるのです。

2、各部の痛みをとる

(1) 側頭痛

軽い歪みは局所のバック運動でとれることもたびたびあります。側頭痛は医学界でもかなり面倒な症状になっていますが、このばあいもからだの連動を考えて処置すれば非常によくなることも事実です。側頭痛のときは必ず頸椎《けいつい》にどこか歪みがきているので、指圧してみるとどこかに最大圧痛点が出ています。そこを指圧してみつけ、指を放さずにつけておいて、首だけでなく肩も上体も腰も圧痛がなくなるように自然に動けば側頭痛もよくなります。

とにかく痛みから逃げる運動でよくなるのですから、全身に馬鹿力を入れずにフワーリと気持よく動いて全身連動すれば、その個所の痛みは消えるようになっているのです。全身どこでも同じことです。力をぬいていちばんらくに気持よく、痛いところが消えるように動くことが大切なのです。

自分で指圧しても圧痛点をさがし出せない個所もありますから、そのときは誰かに手伝ってもらって広い範囲の痛みのうちの最大圧痛点をみつけ、そこで指圧を固定してもらって痛みが消えるように逃げて動くのも一方法です。よけいなりきみが入らないためには寝てやるのが最もよい。立ったり坐ったりでは、からだを支えるためにどうしてもよけいな力が入りがちです。

(2) 寝ちがい

寝ちがいの原因はひごろの姿勢

よく寝ちがいといって、目がさめたら首が痛くなっていて動かすことができず、大変苦痛を感ずることがあります。

寝ちがいは、ある日突然におこると皆思っていますが、実は前々から何かむりをしていたのを気がつかないでいるためにおこることが多いのです。変な格好でテレビを見ていたとか本を読んだとかです。長時間同じ姿勢でいると、動かなくとも実は重労働に相当するのです。特定の姿勢を保持するには、それを支える特定の筋に大きな負担をかけていることになるのです。ほぐしてもとに返して休ませておけばよいのですが、運動の生理を知らなければ、それもやれないわけです。

運動生理をよく知って治す

まず運動の分析から始めないとどうしたらよいかわかりません。静かに前後・左右の屈伸と左右の捻りを試み、痛い方向角度を確認してから静かに痛くないほうに自力で動かす。繰り返してやらせていてもよくなりますが、お手伝いするならちょっと手をかけて軽く支えてやり、本人にはそれに打ち勝つように気持よい動きをゆっくりやらせます。いちばん気持よいところにきたときに、ちょっと抵抗を与えてやり、一〜二秒後にグニャリと自分で力をぬかせると、一発で正位にはまって治ります。何も一発でなくとも、二〜三発でもよい。力を入れずに繰り返させてもよいのです。

自力でなくとも他力でもコースは一定しているのですから、油断させておいて痛くない方向角度にグッと押してやってもいいのですが、本人が痛くされるのではないかと用心していると抵抗があってうまくゆきません。素人はあまりやらないほうがよい。また、専門家のカイロプラクチックをやる人、整復術をやる人々にはハッキリ申しておきます。「運動分析の原理を理解せずに個人のコツにとどまり、しかも自己のクセで左右いつも同じ手順でやるような無法者であってはならない」と。無知の責任をとっても被害者はたまらないのだから。いやしくも施術者は運動生理を体得してもらわなくてはこまります。

(3) 首・肩・腕の痛み

上肢（両手）の動きは、一般に右ききの人なら右手を外側にまわしにくく、左手は内側にまわしにくくなっているのがふつうです。他人にねじってみてもらえばよくわかります。しかし必ずしもきまっているわけではなく、個人差や時差もありますから、やってみて痛くないほうに動いてもとにもどすというのが根本原則で、それに反する痛い動きで治そうとする方法は禁物です。あくまで痛くなく気持よく動けば整復コースにのってもとの正体に返り、整復されるということはまちがいないことです。

誰かに手首を握って固定してもらい、自分でいろいろに上肢を動かしてやればいちばん痛い動きがわかります。その反対は快適にできます。上肢すなわち肩関節の運動範囲は、からだじゅうで一番ひろいから、発見は困難であることを頭におかなければなりません。

医師の指導によるリハビリテーションも、一般治療師もたいていの人は痛いことを我慢させて、動かないものを動かそうとしますが、そんな苦痛や手間をかけずに気持よいほうに動いてもとにかえすことがどれだけ得だかわかりません。

フランスのロバート・メインという整形外科の先生も私と同じようなことをいっていますが、主に他力でやっています。自力のほうがさらによいのです。自力なら痛いことはしませんからまちがいありません。

首や肩に痛みがきているときも、そこだけが歪んでいるとは限りません。全身の連動でヒビキがある所に集まることがあるのです。もとにもどすように動かせば痛みはよくなるのですが、痛い個所だけ動かしてもとにかえそうとしても、連動の関係上そこだけうまく動けなくなっているばあいもあります。そのときは基本的に土台にあたる足からよく診察していく必要があり、足の歪みだけ整復して首や肩の痛みがとれるばあいもあるのです。

(4) 五十肩

同じ五十肩でも足に変化が出ている五十肩と、足に出ない五十肩とがあります。ほとんどのばあいは足に出るので、足首を動かすことによっても治ります。ところがたまに足に出ない五十肩があり、これは上体の歪みだけが影響しているので、足を動かしても治りません。

どこにいちばん影響が出ているのか、それにしたがってからだを動かすようにします。五十肩の治療がうまくできればベテランといえます。土台になっている足からしらべてせめていくようにすることが大切。最初から患部にかかると失敗します。

(5) 腰痛

どうして痛みが走るのか

からだ中どこでも、痛いとか、だるいとか、しびれるとか、これは誰にでも経験のあることですが、なぜそんなことになるのか実のところ誰もはっきりわかっていないのです。

それが証拠にそんなとき整形外科に診てもらえば、まずレントゲン写真をとります。腰椎がそろっていて、骨にも何ら変化がなければ、お医者は首をひねる。別な検査を次々やっても反応が出なければ、疲れが出ているのだ、むりな仕事がたたったのだから安静にしていなさいとかいわれます。少しでも変化が出ていれば、それこそ鬼の首でもとったように、第何番の椎骨がズレているからとか、老化で骨がへったためだとかいわれます。

それではどうぞよくしてくださいと頼んでも、なかなかよくなりません。実はレントゲンで明らかに変化のある人でも、なんら苦痛を訴えない人もあるのです。

痛いとかその他の感覚の異常は神経が感じるのですから、神経がわるくなっているだろうと思われることもあります。現に神経炎でそういうこともありますが、まれなことです。

異常感覚の大部分は次のようにしておこります。神経が貫いて通過する運動器系統の筋肉を主とした付近の軟部組織の内圧が変化し、そのため神経が緊張したり圧迫されたりして物理的変化をおこします。それを神経が知覚して異常感覚をおこすのです。しかし人により感じ方も一様でありませんから、変化が少しあってもいつでも痛みを感ずるとは限らないのです。ただし、もともと大自然の生命体の設計にはミスがないのですから、自然界に生きている限り、自然法則に順応していれば異常もおきないし異常感もないわけです。

腰が痛いのは、皆よくみると骨盤が正常位を保っていないために、いろいろな動作で腰椎やそれより上の脊柱のある部分に変化をおこしているのが大部分ですが、その変化がレントゲンでみてもわからない程度のものもたくさんあります。けれども、知覚神経が上等で鋭敏であればすぐに感じがわかります。個人差はかなりあるのです。腰痛は一般に一番こたえるので問題になるだけで、からだ中どこでも痛みのわけは同じです。つまり、骨格の関節のズレとその表裏関係にある筋肉の緊張・変化によって、軟部組織の内圧の変化がおきるために知覚神経に感じてくるわけなのです。

痛みをとる極意はこうだ

腰が痛ければ動いてみればよい。動くと痛かったら、動いても痛くない動きをさがしてやればよい。まったく動くことができなければ、動かないで安静にして何日かたてば痛みがなくなります。そのときまた動いてためします。痛くない動き、気持のよい動きを繰り返すとよくなります。ということは、気持のよい動きはもとのからだにもどす動きになっているということです。

気持よいことをしてよくなるのだからこんなありがたいことはありません。医師も民間治療師も、大多数の治療のしかたはがまんして苦痛をこらえてやれという方式が一般的ですが、操体法はまったくその反対です。このことをためして納得してください。もとにもどせばよい。もどすのには気持よい動きをせよ。これが極意です。

痛い動きはわるくする運動であり、痛いということは危険だという警戒警報なのです。痛いことは病気ではない、むりをつづけるとからだのはたらきがだんだんわるくなり、背骨が正常平均を狂わせてくるのです。

腰痛をなおす快適運動

腰の激痛のためにねたきりで動けないばあいは別にして、起居や作業時に痛むという程度なら、まず足を腰の幅に広げて立ってみてください。腰の運動をためしてみましょう。

ゆっくりとからだを前屈します。次に後ろにそらします。どちらか痛いほうがあったら、それは繰り返さないで、痛くないほうの運動をゆっくりと何回か繰り返してやります。痛くない運動は、やればやるほど気持がよいのです。五〜六回やってみて、こんどは反対の痛い運動を静かにやってみてください。だいぶ先ほどよりよくなっているはずです。

まだ痛みが残っていたら、痛くないほうの運動をまた四〜五回繰り返します。だんだんよくなってきます。しかし、たて続けにやらないで、ときどき思い出したときに五〜六回ずつやっておいてください。

寝ていての快適運動

腰痛はひとりで立って治すこともできますが、人間は立っていても寝ていても動けます。寝ていての治し方を紹介しましょう。

まず、あおむけになり左右の足をかわるがわるかかとに力を入れて伸ばすようにふんばってみてください。気持よくのびるほうと渋いほうとがあったら、気持よいほうを何べんか繰り返します。次に、両膝を折り立て、足も膝も互いにくっつけたまま左右に倒してみてください。痛い動きと気持よい動きが左右で異なっていたら、気持よい運動を繰り返すとよくなります。

今度はうつぶせに寝ましょう。片方ずつ膝を折りまげて同じ側の脇のしたに向けて脚をちぢめてみてください。どちらかやりにくいほうがあったら、そちらは頑張らないでやりやすいほうを繰り返すのです。腰痛はよくなり背中もらくになります。動きが左右平均すればよくなった証拠です。

腰が痛いサッカー選手の例

先だって岩手県の高校のサッカー選手二人をつれて監督の先生が来ました。二人とも腰が痛くて練習ができないというのです。

診たら二人とも足首の動きがわるい。伏せてかかとをお尻につけるよう押してみても膝が固くてつきません。少し力を入れると痛がります。逆に伸ばさせてもいいのですが、足首にも関係があるので、伏せたまま直角に両方の下腿を立てておいて足先を左右にまわしてみましたら、一方には異和感があり、強くすると痛いという。そこで、痛いほうから痛くないほうに動かせて、ちょうど気持よい所まできたとき、ちょっと支えておいて急に力をぬかせてみる。そのあとで押してみたらかかとがペタペタとお尻につくように、膝は至極やわらかになりました。

これが全身連動の証拠です。一ヵ所の歪みは次々に連動変化をおこすのです。膝がねじれると、股関節もズレて、筋肉に引張られて骨盤が狂ってきます。さらにその上の背骨が狂ってきて、腰痛をおこしやすくなるのです。

人体の基礎構造のうち、土台になる足の歪みはとても大事なのです。だから履物の底が平均してへっていないことは全身の重心が土台から乱れていることと思って、自分のからだを正体にもどすよう心がけていただきたいのです。

⑹ ギックリ腰

一言でいえばウッカリして運動の自然法則に反することをやるからです。

大方のギックリ腰は脊椎のある部分、それも多くは下のほうの組合わせをズラすから起きるのです（椎間板ヘルニアとは、クッションの軟骨がとび出して神経を圧迫して痛くなるものですが、めったにありません）。ズレ方はその膝の動きによって千差万別です。

ウッカリするということは、からだの中心（腰）に全身心の重心をしっかり安定させていないことです。物事をやるときは正面きって、充分腰を落ちつけてやること。中腰でやると危険なことがあります。充分に膝と腰の加減をみて大丈夫だと思ってからやればいいのですが、そんなことを考えている人はほとんどないかもしれません。

さてギックリ腰になったら、あわてずに痛いところを静かに動かしてみて、どっちにもっていったら痛くないか、気持がよいかをさがして、そっちのほうにむりせずできるだけ多く動かすように誘導することです。決して痛いことを強いてはなりません。痛くないように痛くないように、気持よいように気持よいように、いろいろと体位を変えながらやってみてください。いちばん気持のよい運動が、歪みをもとの正体にもどすことになっているのです。自然の原理です。

(7) 足の痛み

足が狂えば全部が狂う

人間は、四つ足の動物が立ち上がって後脚で身体を支えるような生き方をしているのですから、土台は足ということになります。人体は構造物である限り、土台に狂いがきたら上部構造に影響が出るのは当然なことです。土台がしっかりしているかどうか。足のうらが平らに地についていればよいが、なかなかどうして誰でもそうだとは限りません。

履物のうらをみてください。平均して平らにへっていれば万歳ですが、皆さんどうですか。かかとのほうや外側が消耗していませんか。歩き方、からだの重みのかけ方で足のうらにかかる重圧が平均するか偏頗《へんぱ》になるかということがおこるのです。足が狂えば膝が狂う。膝が狂えば股関節が狂う。これは骨盤のあり方に影響する。骨盤は背骨の土台になっているから、その上に立っている脊柱が曲がってくるというような変化が、連動的にだんだんと上に及んでくるわけです。

見すごせぬ足や膝の痛み

ですから、脚や膝に痛みがあるような変化がおきていたら、全身的に重大な影響がおきると思わなければなりません。足をくじいて痛かったが、痛みがとれたから治ったと軽く考えるのは危険です。関節をあらゆる角度に動かしてみて、どちらかの方向角度に制限や痛みがないか、関節のまわりを指圧してみて圧痛が残っていないかよくしらべる必要があります。ふだん自覚痛がなくとも、圧痛点があったり、一方に運動が制限されていたり、むりにその方向に動かすと痛みが残っていたら、もとにもどすことを考えなければなりません。

関節を動かしてみて、痛い動きの逆の痛くない運動を繰り返せばよい。そしてどちらに動かしても痛くないようにしておけばよい。押してみて痛いところがあったら、そこから指を放さずに、痛みを感じない方向角度に動かしてみて、痛みが消えてしまっておればよいということです。

気持ちよくもとにもどすこと

もとにもどるコースはちゃんときまっているのですから、自力でそのコースを静かに戻っていけばよい。いちばん気持のよい原点に帰ったときに、ホッと力をぬけば、もとのサヤにスポッとおさまるようにできているのです。もとのサヤにおさまる前にちょっと抵抗を与えてやれば入りやすいのですが、ひとりでやるなら何べんも繰り返していればだんだんもとにもどります。気持のよいことなら何をやってもよい。こすっても、たたいても、押さえても、温めても冷やしても、気持のよいことならよろしい。冷飯でもよい、ぬらして厚さ一〜二㌢に伸ばしたガーゼに包んで湿布するとよく効きます。

右手ききの人が多いのですが、からだは一方的に使うとどうしても捻れたり曲がったりクセができてきますから、変だなと思ったら、前にも書いた自分のからだの試し方をやってもとにもどしておくことです。車だって農機具だって、使い放しにして小屋に放りこんでおいて、明日また使うなんてことしないでしょう。必ず掃除して調子をしらべ、次の仕事ができるように準備してからしまうでしょう。

人間は地上で快適に生活できるよう設計にミスがなくつくられているのです。自然法則に反するとからだをこわして歪体化するので、それをかまわないでやっていると疾病にまでなるのです。この過程は可逆性ですから、もとにかえすこともできるのが救いです。

3、内臓の病気

(1) おなかが痛い、苦しい

これがほんとの〝手当て〟

子供さんが〝おなかが痛いよ〟〝苦しいよう〟と訴えると、お母さんはあわててどうしたらいいかわからなくなり、すぐにもお医者さんに診てもらおうとします。夜中ならなおさらです。

こんなときはあおむけにねさせて膝を立ててやり、足首のところを一方の手で押さえてやりながら片方の掌《て》でおなかの痛い所を温めてやるような気持で静かに押しつづけてあげてください。長くとも五分から一〇分押しているとたいていのばあい治ります。しばらくするとググーッと腹のガスが動きます。掌から放射能が出るのです。温かいのは赤外線が出ている証拠です。念力を加えるとなおさら効きます。掌《てのひら》療法ともいっていますが、手当てという言葉が昔からあり、これが自然の知恵なのです。おなかに限らずどこでも苦しい所に当てると効きます。息・食・動・想の想が働けばそれだけ効力があるのです。

腹が痛いのは内臓が痛いのだと一般に思っていますが、腹の皮の緊張や腹の中の腸間膜がガスのためひきつって起きることが多いのです。おなかの悩みをなくする方法の図解（六五頁）を参考にしてやってみてください。これでも効かないときは何か外科的な救急処置が必要かもしれませんからお医者さんに診てもらってください。

掌で静かに押しあたためるのも一法ですが、子供さんならあおむけにねかせておへその高さの脇腹を静かにコチョコチョとくすぐってやれば、ピクピク腰や脚を動かします。一〜二分つづけてやるとからだのバランスがととのって苦しみがとれます。

やって損なしの操体法

とにかくお医者に診てもらう前にやって損することはないのですから、患者も手当てする人もあわてないこと。それには腹式の深呼吸、とくに静かに下腹をへこますように息を吐くことです。繰り返し吐く、気を下腹に集めるよう念じながらやることが大切です。ただし、りきんで圧力を強くして腹をおさないことです。

逆に、うつぶせにねかせておいて背骨の両側の筋肉の束になったところを指圧してみて痛いところがあったら、ここは強く押してもかまわない（図解六六ページ参照）。最大圧痛点をガッチリ押して、患者が押された圧痛で息がつけなくなるくらい押してもかまわない。ゆるめずにギッチリ押しつづけてよい。押しているうちに圧痛もだんだん軽くなり、殺していた息がゆるんでフーッと吐き出すようになれば腹痛もよくなってきています。

とにかく腹や腰や背中が痛いということ、または気分がわるいというのは、脚の左右が狂ってバランスがわるくなり、骨盤が正常位を失っているときにおきるのです。

あおむけになって両膝を立てておき膝を左右に倒してみると、感覚に左右差があるとか、膝をできるだけ折り曲げて腹に押しつけてみるとかすれば、苦しいほう、痛いほうがわかります。押したり曲げたりして痛かったら、逆に押し返させるか伸ばさせればよい。これも馬鹿力を入れて息をつめさせないで、静かに息を吐かせながら、痛くない気持のよい動きをさせて、いちばん気持のよいところでホッと力をぬかせると、うまくゆけば一発でよくなる。

手術は最後の手段です。ただし、ガンは別、これは、一刻も早いほうがよい。椎間板ヘルニアの手術などめったにやらないほうがよい。整形外科医がもっと人体の基礎構造の運動の自然法則を勉強して理解してくれたら、どんなに患者さんが助かるかと思うと残念です。

(2) 内臓下垂、胃下垂

おなかの痛みや苦しみは、脚を上手に動かして治すこと、コマ運動、四つんばい運動、尻ふり運動など、工夫しながら苦痛の反対の快適運動を試みて自分で矯正してください。内臓下垂だ、胃下垂だといわれたら、自分の姿勢を鏡の前に立って反省してください。前かがみの、アゴが出ている情けない姿になっていませんか。

枕をはずしてあおむけになって、両脚をまっすぐに伸ばし、かかとを少し浮かしてごらんなさい。どれくらい堪えていられますか。初めは数秒でもよい。だんだん練習して一分間、かかとを床から五～一〇チセン上げられるようになると、腹筋が強くなって下垂の症状がよくなってきて、背筋にも力がつきます。左右差があったら上げにくいほうはかかとを床におしつけるようにして、上げやすいほうを上げるようにすればよい。上手になると、両足を静かに徐々に上げていくとポキンポキンと背骨が音をたててそろってくることがあります。

これは一人でもできますが、介添えしてくれる人がいたら図解六八ページのような方法も効果があります。

(3) 心臓の動悸

心臓を支配する神経は、脊椎や頭蓋から出ており、頸や肋の筋肉の中を通ってきていますから、そ

第15図　ガスのたまりやすい個所

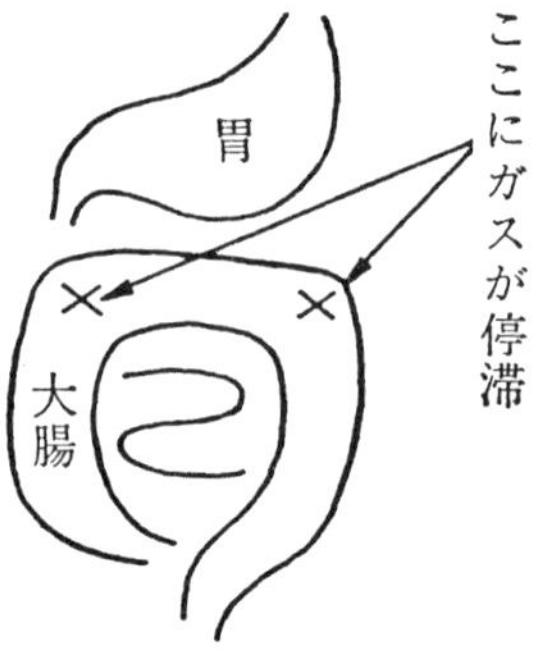

の筋の緊張異常があれば、それが刺激となって心臓の機能異常や感覚異常がおきてくるのです。これが心臓の動悸の原因です。筋と骨格の基礎構造を度外視して、内臓そのものの異常を治そうとだけしていては効果があがらないのですが、現代医学が運動系統の歪みということに無関心でいることは残念です。

民間治療は案外この基礎構造に着目してその物療を開発していますから、これが成功すると大いに異常感覚や機能障害がとれてきて、患者さんが満足するので、昔から現代まで、現代医学から非科学的だなどと軽蔑されても、すたらずに繁盛しているのです。しかし、残念ながら運動系統の生理がまだよくわかっていないので、コツを会得した名人もあれば下手くそな人もいるわけです。

心臓がわるいといわれて、心電図をとってみても異常がないのに、なぜ動悸がするのか。たいていは左の肩や背中がつっぱり、コリや窮屈な感じがしたり、胸の奥が苦しかったりしている人です。精密検査ではなかなか出てこないのですが、案外からだの左右のバランスが崩れて基礎構造に歪みが出ていることが多いのです。

また、大腸の配置は冂の字の形になっていますが、門構えの角隅によくガスがたまってふくれることがあります。左角のときは心臓を下から圧迫し、右角のときは肝臓を圧迫して異常刺激となり、それが原因でそちらの調子がわるくなり、かまわないでおくと機能障害をおこすことがあります。

本当の病気があるから痛かったり苦しかったりすると考えるより、調子がわるいのをかまわずにおくから病気になるのだという考え方をしたほうがよろしい。調子のわるいのをもとにもどせば、病もなおってくる事実が確かにあるのですからまちがいありません。器質や機能の変化時にはもちろん異常感覚が共存するし、それは歪みからきているのです。

(4) ぜんそく（呼吸器に障害のある人）

呼吸器に障害のある人の多くは、上部胸椎の一部がくぼみ、胸骨と肋骨の関節部が前に出ていて圧痛があります。肩を前に出し、背を丸めるようにアゴを出ている部分に引かせるようにします。また、土台の足からの操体療法をしながら、気持のよい運動をさせていくと、呼吸がらくになります。

(5) 血　圧

血圧の高低

血圧の高い人は、血圧を高くしなければ血液がまわらない人です。圧力を強くしなければ血液がまわらないので、一所懸命圧力をかけている。なぜ流れがわるいのかというと、何かが途中につまっているせいで、そのつまっているのをとり除いてやれば流れがよくなり、血圧は下がります。それを高いからといって、むりに下げるとかえってからだの調子がわるくなる人がいます。

血圧が低いばあいは、ポンプに力がなくて、高くしたくとも高くならないわけです。そのばあいには、もっとエネルギーを出すべきなのに、出せないでいることが多い。

からだ全体が整ってくると、低いものは高くなるし、高いものは低くなるというように正常になってきます。これがからだのバランスです。したがって、高いといって薬を飲んで低くしても意味がないわけです。

しかし、薬で一定におさえるということはまったく無意味だとばかりはいえない。

血圧のばあい、あまり高すぎて、それが原因で調子をわるくしていることもあります。たとえば、高すぎて目がかすむとか、悩の血管が破裂するとかいうばあい。こんなときには、血圧を下げる意味はおおいにあります。ただ、このばあいにしてもなぜ高くなっているのかについて追究することをわすれてはなりません。

血圧を上げたり下げたりはできるが、血圧を基準にして、上がったから下がったから健康だという考え方をするのはまちがっています。あくまでもからだ全体のバランス、健康度の中での血圧であり、そこがちゃんとしない限り、上がった下がったは健康の基準にはなりません。

からだ全体のバランスがとれるように、日常の操体法や、操体療法の基本をやると血圧も正常化してきます。

のぼせる

のぼせるというのは首から上が充血することで、顔が赤くなることです。充血するということは血の下がりがわるくなっていることです。首をしめてみると首から上が赤くなりのぼせてくるが、手をはなすとスーッと血が下がってくることと同じわけで、血液の循環がどこかでストップさせられたためにおこります。重役型のうなじ（横にすじがはいる）、短い首、赤ら顔で油ぎっている人、血圧が高い人、短気な人は脳血管がパンクするおそれがあります。

足が冷える

逆に足が冷えるという人がいます。こういう人は足のほうに血がまわらないため冷えるのです。原因は、腰が曲がったり、背骨が曲がったりしてからだに歪みができることにあります。足に血がまわらない状態が極端になると、エノケンのように脱ソになって足を切らなければならないことになってしまいます。

現代医学では、足に血がまわらないことに対しては、交感神経節切除手術をすることがあります。そして一時的によくなってもまた血がまわらなくなってしまう。このように血液が、まわらないからまわらせるというように部分的に処置したのではだめで、腰や背骨などからだの歪みをとることが大切です。

ところで、エノケンのばあいも歪みがあった結果として血がまわらなくなったはずですが、その大きな原因に〝美食〟と〝大酒飲み〟の二つがあったと思います。健康をそこなうのは自然法則にそむいた人なのです。

4、その他の病気

(1) からだの歪みによるメマイ

メマイの人を診てみると

ムチウチ症などの後遺症でメマイに苦しんでいる人がたくさんあり、数年前徳島大医学部耳鼻科の檜教授がこの研究をされて大変効果をあげ、NHKでも放映されたことがあります。皮肉にも私がメマイで数日ねていたときのことでした。檜教授の説では、脊椎の両側に上から下までつづいている筋肉のある部分に異常緊張がおきているので、その緊張をとってやる治療法をするとたいがいよくなる、この筋肉の緊張の刺激が中枢神経の経路に伝わり、延髄、小脳を経て中枢にメマイ感がおこるのだといい、これを実験的に科学化されたわけで、大変立派な業績で敬意を表する次第です。

私は以前に逆立ちしていて急に立ち上がったとき、横に倒れたことがあり、その後二、三日フラフラ軽いメマイを感じた経験から、脊椎の配列に歪みをきたしたためのメマイだなと思っていました。そして、外来や往診でメマイの患者さんに会うたびに注意して診察しているうち、どうも胸椎の上部や頸椎などの一部に正常でないズレたところがある、押してみると片方に圧痛がある、そして顔の向きとともに上体を左右にひねらせてみると、ある一方を向いたときにグラグラとメマイを感ずる人が多い、ねたきりでメマイがして頭をあげられないという人をみると、必ず顔を一方に向けており、反対に動かすとグラッときて吐き気を催す、などのことを知りました。それで脊椎のズレが正常になるようにするのには、発作をおこす方向の反対に動かすとよいこともわかったのです。

背骨のズレと筋の緊張

メマイの原因は単純なものばかりでなく、複雑な状態もありますし、検査法も科学的にいろいろあります。そんなことは大学の専門の先生におまかせして、日常一般のものは背骨のひねり運動を試みることにしており、背骨の配列と動きを正常化して治るものはたいした心配はないと思うようになりました。からだをむりしてメマイがおきても、自分で治せる自信ができたので安心しています。

しかし、素人の患者さんは、メマイを非常に恐れます。むりもありません。それと心臓の動悸は皆非常に心配します。今にも死ぬのではないかというような感じがするのですから、同情にたえません。大学や国公立の大病院でいろいろ検査しても原因のわからない患者さんのなかには、背骨のズレからメマイのきている人が案外多いのです。

檜教授は脊椎に連接する筋の緊張を発見してこれを主張されますが、脊椎関節のズレと付着筋の緊張異常とは裏と表の関係で同時に存在するので、筋の緊張を加減して関節のズレをもどしてもよいし、ズレを治せば緊張もまたもとにもどり、治ります。

動かしてためし、気持のわるいほうから気持のよいほうに動かしてもとにもどしてやればそれでもよい。どちらでも同じことですが、自分で気持よく動くことは手っ取り早いし苦痛もなく、簡単にはやく治るので、私はもっぱらバック運動を誘導してあげています。これは何も医者の手をかりなくとも、理屈がわかれば自分でやってみればよいのですし、誰かに支えて手伝ってもらえれば、さらにうまくいきます（五三ページ図解参照）。

(2) 不眠症

うなじがこると眠れない

首の後ろの上部項（うなじ）がこると眠れなくなることがあります。頭の血が下がらず充血して興奮してくるためでしょう。ここを指圧したりもんだり、また鍼灸したりしてほぐしてもよいのです。

〝高血圧の人に陶枕《とうちん》を〟という広告をよくみます。堅い冷たい枕でここに圧刺激を加えてやることは合理的ですが、原理さえわかっていたら応用は自在です。苦しいところが気持よくなるように動かせばよいだけのことです。指圧して圧痛点をみつけたら、そこから指を放さないようにしておいて、痛いところを動かしてみて痛くないように繰り返し、押しても痛くなくなればよいのです。

不眠症は気の病

不眠症にはからだからきてうなじのこる人もあるが、心の持ちようで神経質になって自分は眠れないのだと思いこんで悩んでいる人もたくさんいます。

病気とはよくいったもので、気の病が七、八分であることがふつうです。眠れない人は眠らないつもりで二晩でも三晩でも不眠不休で仕事をしてみればよい。ヨガの沖先生にかかれば、これをやられる。しまいにはヘタバってノビてぐっすり眠りこんでしまい、自分の妄想から解放されて熟睡できるようになる。

ありがたいことに、直立人間は休むときには水平体位をとるように自然は無言のうちに教えてくれています。陰陽のバランスです。神経質の人もいるが、無神経者もいます。頑健そのものだと思っていてもガクンとまいる人もいます。息・食・動・想の自己責任生活の自然法則に無知であることは危険なことです。法規無視のメクラ運転と同じことです。

(3) 神経痛

神経痛は、神経そのものがわるいわけではないことが多い。それを医者も含めて神経そのものがわるいと思っていることが多いのです。神経が正常だから痛いと感じられるのであり、正常でなければ痛さは感じないこともあるはずです。

神経がやられることによる神経痛もありますが、大部分はそうではないのです。からだの調子のよしあしは感覚神経によって感じるわけで、神経痛の大部分はその感覚神経になんらかの刺激をうけることに原因があります。この刺激については化学的なばあいもありますが、物理的なばあいや心理的な刺激もあります。さらには、気圧とか湿度、風速といった環境による刺激のこともあります。

いずれにしても、痛いことは私たちにとって耐えられないことで、そこから逃れたいと願うのはあたりまえのこと。私が問題にしたいのはその逃げ方で、痛くないほうに逃げれば痛みがなくなるのです。

ところが、神経が痛みを感じすぎるから痛いのだとばかりに、マスイ薬を使って神経の痛みをマヒさせるのが現代医学。たしかにそのときは痛みがなくなり気持よくなりますが、すぐもとにもどってしまいます。痛みの原因は少しもなくなっていない。痛みを感じないように神経がよっぱらったにすぎないのです。これでは神経痛を治すことができないし、痛みをとることもできないのです。現代医学ではお手上げ状態です。

それで最近では、ペインクリニックというのが専門の分野として脚光をあびています。ペインは痛みなので、痛みをとる治療というわけです。痛みだけを相手にしているわけだ。神経痛もこのペインクリニックの対象になっているのです。

私にいわせれば、からだの歪みが原因になっているのだから、歪みをとってやればよいわけです。それには気づかず神経だけを問題にしていては、どんな方法をとってもうまくいきません。

痛いところが緩解するような連動を誘起させることが大切です。それには基礎になる足のほうから先にみていって歪みをみつけてもとにもどすようにしてやることです。上体のばあいは手先に歪みがあっておきることもあるので、動かしてみてみつけることが大切です。

(4) 顔面神経麻痺、三叉神経痛

こうした病気は、頭蓋骨の歪みに着目すべきです。しかし、これらは構造上人体の最高部に位置していますが、土台からの緻密な検討が必要です。土台が歪んでいることによって、頭蓋骨の縫合にズ

レが生ずることもあるのです。

操体療法の基本にしたがって、足からみていくようにします。

(5) カゼが長引いた

あおむけに寝させ、腸恥隆起を圧診すると左側に激痛のあるばあいが多い。そのままの姿勢で、患者に左脚の膝をおり、膀関節でできるだけまげさせます。術者は足の指をそらすように支え、患者に外上方に引かせ脱力させます。右腰が浮いたり、右膝が前に突き出てきてもかまいません。からだがらくになり、血行がよくなって、カゼのなおりも早くなります。

5、婦人の病気

(1) 骨盤の歪みが原因のほとんど

婦人病というのは、婦人特有のもので、女性の生殖器にくる病気です。女性の生殖器は骨盤の中にあり、婦人病の大部分は骨盤が正常でないことに原因があります。

婦人科医は、中のほうばかり一所懸命にみて、子宮が前に曲がっているとか、後屈しているとかいって、手術で治しています。こんなことをしても、また再発してしまいます。手術などしなくとも、骨盤の歪みを治してやればよくなります。不妊症の人でもだいじょうぶです。現に私のところへ子供ができないといって遠くから汽車でくる人があります。

また、難産かどうかは骨盤の大きさで決まるといわれています。大きい人は安産、小さい人は難産というようにいわれています。しかし、それよりも大きな問題になるのは、骨盤のあわせ目の仙腸関節のズレです。本当はこれによって安産か難産か決まるのです。しかも、胎児の成長もちがってきます。

脚をあおむけとうつぶせで上手に動かすと、骨盤が正常位にもどります。婦人科の病気、月経痛、流産癖、みなよくなります。私はよく患者に冗談をいって、お赤飯もっておいでといいます。安産して本気でお赤飯をもってきてくれる人もあります。そのときには御祝儀を上げています。前日大学病院で逆子《さかご》だといわれた人に、骨盤のバランスを整えてあげて、翌日再診してもらったら正常位にもどっているといわれた患者さんもあります。私は産婦人科医ではないので逆子かどうかの診断はできませんが、からだが歪んでいたのでその歪みを治してやりました。それによって逆子も自然に治ったのだと思います。

子宮後屈だから手術したほうがよいといわれたら、一度は骨盤を正しくしてみるほうが得です。手術は最後の手段です。

(2) 乳腺の硬結

乳ガンの自己診断法は、シコリがあるかないかの観察、触診です。私のところへも、よく乳ガンではないかと心配して外来する更年期層の婦人があります。ご存じのように、シコリがあるからといって乳ガンとは限りません。乳ガンでないばあいのほうが多いのです。

私のところにきた患者に対しては、上肢の内外施によく注意して操作すると、いっきょにシコリも圧痛もとれることがあります。

組織生検をする前に一度こころみたいものです。

6、子供・赤ちゃん健康法

(1) 子供の病気は親の責任

子供の病気は母親の病気

ちかごろは突発性難聴の子供がちょいちょいきます。きいてみると、母親が妊娠中何らかの事情で注射や服薬をつづけた例が多い。仮性近視や脊椎側湾症もふえています。これらは何が原因かはっきりしませんが、運動系の基礎構造を検査すると、何らかの歪化現象が発見できます。しかし、運動系の歪みが単独の原因だとは考えられません。息(呼吸)・食・動(動作・運動)・想(心)の自己責任生活と社会環境との同時相関相補性を重視しなければなりません。

アレルギー、膠原《こうげん》病、小児ガン、みなこの相互関連性を無視して、局所の変化にまどわされて対症処置に終始していてはならないと思います。しかし、子供に関する限り、親の庇護管理下にあるのですから、母親の責任は絶対なのであり、子供の病気は母親の病気だと私はいうのです。事実、生活の自然法則についてはは全員ほとんど無知です。

人類生存の設計にはミスがないはず、という大哲学の前提が救いです。健康、幸福、平和が実現しにくいのは自己の生活にまちがいがあるのです。この世は因果応報の自然法則が成立するのですから、少なくとも個人個人が息・食・動・想の自然法則を学びとらなければなりません。基礎構造の歪みを逆転・復元させると、必ず何らかの好転がみられるけれども、生活の自然法則にあやまちがあればただちにまた歪化現象がおこり、悪化してくることは厳然たる事実なのです。

寝小便もケロリの秘法

気持よく動く無意識運動が健康の根本原理だといいましたが、小さい子供の病気のばあい、大人とちがって痛くないほうに動けといっても思うようにいきません。そこで、あおむけにねかせておいて、おヘソの高さのわき腹をくすぐってごらんなさい。その部分は肋《あばら》の骨も腰の骨もないところです。子供はキャッキャッと笑ってジタバタ手足やからだを動かします。

寝小便、小児ぜんそく、現代医学が手こずるこの難病も、みな一〜二カ月でたいていのものはケロリと治ります。これには私もビックリしました。特ダネ登場のテレビに引っ張りだされたこともあります。子供さんの病気でお医者にかけることも大切ですが、くすぐってわるくなることはありませんから、ためしてみてください。

赤ちゃんが生まれたら、お湯を使わせるたびにあおむけにしておいて指先でチョッチョッとわき腹をくすぐってごらんなさい。赤ちゃん運動の無害な方法です。丈夫に育ちます。

ちょっとまってください、子供さんの砂糖の消費量を考えてください。純粋な白砂糖ほど恐ろしい、体内のカルシウムをいちじるしく奪うといわれています。寝小便の子供さんはチョコレート好き、お菓子好き、肉好き、それにセッセと卵を食べさせられる子に多いのです。無意識運動はからだのバランスをとって歪みを治し丈夫にするから、あおむけにさせておいておヘソの位置の両わき腹をくすぐってやれば、寝小便、ぜんそくなんでも治るといいました。しかし、こんな食生活ではだめです。栄養学なる学問は大切ですが、地理的環境と季節の相関を考慮に入れないハウス作物は危険です。いわゆる栄養学と称する迷信にまどわされては大変です。

第16図　赤ちゃんの健康を守る自然体操

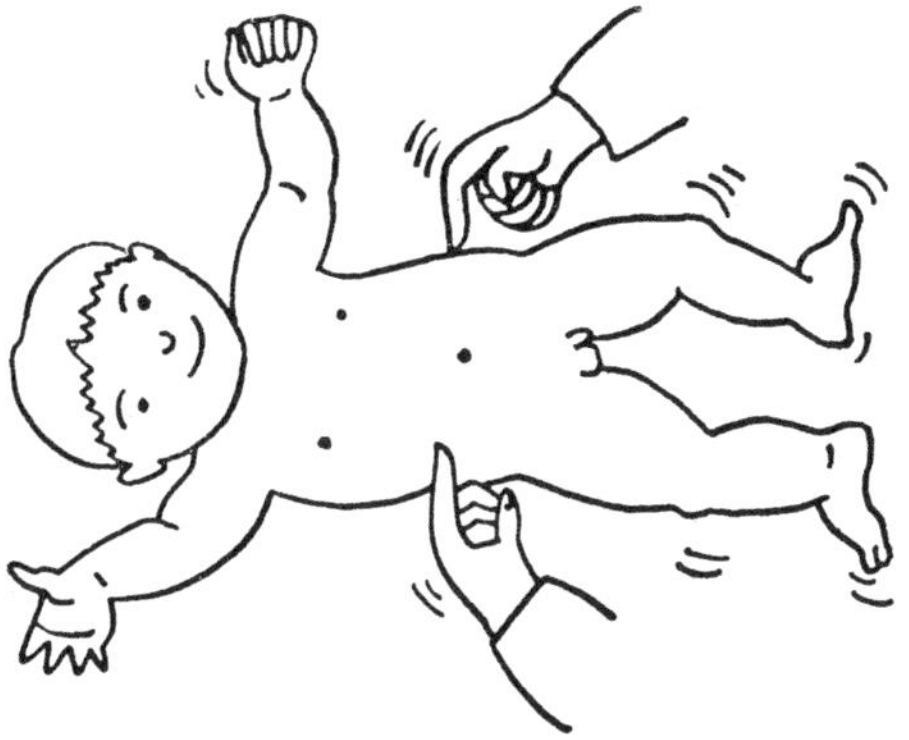

お湯をつかわせたあと、オベベをきせる前、あおむけにしている間に、脇腹を指先でコチョコチョくすぐってやる。手足をピクピク動かして、これが赤ちゃんのだいじな自然体操。吐乳、夜泣きにもよい

甘やかすと歯もとける

甘やかすという言葉の意味するもの、とりわけ砂糖の甘さにおぼれさせることは危険です。私のところに診察を受けにくる子連れの若いお母さんが、チョコレートを一箱子供に持たせて食べるにまかせている有様をみると、子供がかわいそうだと思いますよ。

私は戦争に二度応召しましたが、辺境のシベリアには当時お菓子なんかないからヒマワリの実とか松カサの種子とかがオヤツでした。北支では西瓜やカボチャの種子がお菓子代わりでした。現在の日本で一番わるいお菓子は、チョコレート製品、小麦粉製のビスケッ

ト様の食べて歯の間にかすが残るものや飴玉様製品ですね。夜ねている間に滓が腐ってムシ歯をつくります。私の末っ子は戦時中に生まれたのですが、この子だけはムシ歯が一本もありません。砂糖のないときに育ったのです。親の自慢にはなりませんが、歯は丈夫です。私が若いころ、北海道の函館の学校衛生の責任を持ったとき、ムシ歯の統計をとってみたら、市の中央と周辺の学校とでは大差がありました。オヤツにスルメとかタクアンなんかかじらされている児童にはムシ歯がないのです。お菓子をたくさん与えられている児童たちにはムシ歯がたくさんあるのです。

現在は日本中で乳児にまでムシ歯が広がって、完全歯の児童はほとんどないと報告されています。皆さんのところではいかがですか。自分でムシ歯をつくっておいて歯医者さんをせめるのは正当でしょうか。また、ムシ歯だけを一所懸命手当てして、食生活を指導したり、その運動を展開しない歯科医師会の責任は許されるべきでしょうか。

ねる前には歯磨きするクセをつけることはよいことですが、朝起きて口をすすぐのはよいとして朝食もしないうちに歯磨きするのはナンセンスだと思いませんか。

ご飯の終わりにタクアンの厚切りをボリボリ食べて湯茶をのむ古来の風習のほうが実に合理的食事作法だと感嘆されます。

(2) 赤ちゃん健康法

人間は、生まれて赤ちゃんから育って成人となり、老人となって一生を終わるのですが、一生幸福にくらす基礎は赤ちゃんのときにきまります。しかし人生は生まれたときが最初だと考えるのは、少し考えが足りないと思いませんか。妊娠して胎内にいるときもあります。もっと考えると受精する前の母体ということも、父となるものの精種ということもありましょう。

子は歴代の親の子なのです。ここまで考えてかからなければなりませんから、母となる女性の重大責任は尊いのです。いかなる偉人もそのお母さんの子なのです。息・食・動・想の生活が、自然法則に順応しているか反逆しているかが、いつも根本にあるわけです。今からでも、また遅くともしかたがない、知らないで反逆しているよりよい。妊娠前のつつしみ、妊娠中のつつしみ、胎教の大切さを認識してください。

泣くのは赤ちゃんの大運動

さて、赤ちゃんが生まれました。産湯をつかわせます。毎日ですね。人間はもちろん動物の一種ですから、ひとりで動くのです。お乳も飲まなければなりません。泣かなければなりません。泣くのは赤ちゃんの大運動なのです。これに気がついたお医者さんが、当時青森地方におられた鳴海詮先生です。よし大いに運動させてやろう。どうしたらいいか。

赤ちゃんは第一にお乳がほしいときに泣きます。そのときかわいそうだといってすぐにお乳をやらない。赤ちゃんはほしい、ほしいと泣きます。けれどもお母さんはつらいのを我慢して、やらない。赤ちゃんはさんざん泣きますが、やらない。

泣きつかれてねむけがさしてウトウトします。しかしお腹はすいているのですから、やっぱり目がさめて今度は本気で泣きます。前より大きな声で泣きだします。ここがチャンスです。さあお乳ですよと吸わせるのです。赤ちゃんは夢中でむしゃぶりついてグングン飲みます。運動したあと一休みしてからのお乳です。さぞやおいしく、満足するまで飲むわけです。

鳴海先生ご夫妻は、こうしてとても丈夫な赤ちゃんを育てました。育つにつれて大いに考えて運動させて、二歳のときは屋根に立てかけたハシゴを上まで登ったというのです。もうこの赤ちゃんも今ではお医者さんになって、僻地に飛び込んで医療に精進しておられるとききました。

泣けばホイホイと抱き上げてお乳をやる。我慢の体験をさせないとわがままな子になります。わがままを通させるとナメられて親が負かされますよ。言葉はしゃべれなくとも、赤ちゃんの洞察力（カン）は馬鹿にできない神秘な力をもっているのです。〝三つ児の魂百までも〟という諺がありますが、三つまでが勝負です。一生幸せなすこやかな人生を送らせる基礎がここで親の英知と努力によって築かれるのです。

石油ショック前のときでしたが、旅の汽車の中で、前の席にいた二人連れの中小企業の社長さんたちの話をきいたときのこと。

「若い従業員に、一番きらいなことは何かときいてみると、我慢することが一番きらいだというんだよ」となげいていました。戦後の自信を失った親の育児の責任だと思いますが、どうお考えですか。客観的に忍耐不能ということが不幸だとは誰にもわかることですが、大いに反省が必要ですね。動物のしつけでも育ってからでは遅すぎるのです。

人工栄養児は顔が曲がる

今の若い人たちはみな背が高いですね。小児期から動物性食品を多くとっているから、骨の成長がいいのです。しかし、もろくて折れやすくなっているようです。

戦前、沖縄の児童は本土に比べて背が低かったのに、米軍占領下で乳製品の給食をうけ一〇年間に一〇センチ高くなりました。せっかく丈が高くなっても、もろくてはしようがありません。もろくしないためには白砂糖の取りすぎを防ぐことです。この前コーラで骨がボロボロになった動物の骨の写真を雑誌で見ました。小児時代にはとくに親御さんがこのことに気を配ってあげる必要があります。赤ちゃんの骨はまだカルシウム分が少ないので軟らかいから自然に育つように気をつけることです。

外来で赤ちゃんの顔を見ただけで母乳か人工栄養かすぐにわかることがあります。人工栄養児には顔が曲がっているものがいるのです。どうしてでしょうか。ちょっと眼をつぶって考えてください。母乳なら左右のお乳をのませるのに、抱きかかえて、左右に向きを変えてのませるでしょう。ビンに入れたお乳ならお母さんが右手にもって左手で赤ちゃんをかかえて一方的に一気にのませてしまう。赤ちゃんはいつも片方だけ向いて哺乳ビンのお乳をのむ。これでは顔の向きがきまってしまいますよ。右に左にからだを抱きかかえてもらってこそ平均がとれるのです。

このことがピンとわかったら、夜寝るときの蒲団の位置も問題になると気がつくはずです。夫婦はいつも同じようにそろってねる。赤ちゃんはいつもお母さん側にねる。親のほうを向きたがるのは人情です。枕につけた頭の骨はいつも一方が圧迫をうける。軟らかい骨はクセがついて片方がへこむようになりやすい。

昼間でもベッドの位置を部屋の一定の場所にきめてしまって光線や通風の加減、人の出入りなどの変化が一定であれば、赤ちゃんに及ぼす力はいつもきまってしまう。こんなわずかなことも発育のある時期には重大な影響があるのです。

それだけではありません。母乳で育った子供は牛の乳で育った子供の四倍も強いのです。もちろん、これは決定的なことではなく、それ以降の育て方しだいで回復してくるばあいもあります。

オシメの取りかえでキャッキャッと喜ぶのはなぜ？

オシメのしかたも問題になります。これも私の若いとき、北海道の函館で見たのですが、冬寒いので木綿をたたんで厚くして腰に巻いて寝かしておいた赤ちゃんの背骨の下のほうに段がついて死んでしまった例があるのです。それから私もオシメのさせ方に段がつかないように、布のへりを重ねないでずらすようにやかましくいうようになりました。若いお母さん方、こんなことにも注意してください。核家族のばあいにはお婆ちゃんの指導をえられないことも悲しいことです。

昔は脚をそろえてオシメでグルグル巻いて筒ソデの着物をきせて寝かせていたのをよくみました。十字架にハリツケにされたような格好ではないですか。今はこんなことはないと思います。

赤ちゃんの一番気嫌のよいときはいつですか。オシメを取りかえてもらうとき、手足を解放されて自由に動けるときではありませんか。赤ちゃんは胎内にいたとき手足を縮めて丸くなって育ってきたのです。生まれるとすぐピンと伸ばされたきりにされたら、さぞやつらいことだろうと思いませんか。

人の思い違いの親切心で自然を妨げてはなりません。むりに早くから立たせたりすることも注意しなければなりません。

そんなわけがあるから、お湯をつかわせた後でオベベをきせる前にちょっとあおむけにしている間に、肋骨《あばらぼね》や腰骨のないおへその高さの脇腹を軽く指先でコチョコチョくすぐってやると手足をピクピク動かします。これが大事な赤ちゃんにとっての自然体操になるのです。

タンポポを食べれば母乳が出る

昔話が多く出ますが、離乳期にお母さんが自分の口に食物を含んでかんで唾液をよく混ぜてドロドロにしてから口移しに赤ちゃんに与えること、これが野蛮だといえますか。本当の母性愛だと私は思います。都会ではよく母乳の出ないお母さんが多いようですが大変なことですね。田舎ならタンポポを食べるとよくお乳が出ます。昔から漢方の乳出しクスリに蒲公英《ほこうえい》がつかわれてきました。これはタンポポです。野草や雑草のうちでタンポポがいちばん生命力が強いのです。

シベリアに抑留されて野菜の配給をうけられなかった私は、タンポポを栽培して食べました。根も葉も茎も花も皆食べられます。全体に苦味がありますが茎は甘い。料理とてできないから、鍋で油いためにして塩味で食べたのですが、風味があります。根はキンピラゴボウの代理でした。

ビタミンC欠乏が発生したときは、山から松の枝をとってきて松葉をかんで防いだこともあります。

医者として五十余年

治療など下の下と思うに至るまで

◆貧しき研究生活時代のこと

いくら気ばかり若くても、私はあと一年で満八十歳、そろそろ勘弁してもらわなくちゃ。五六年もつれそってくれた老妻にもせんだって先立たれた。思えば可哀想なことをしてしまった。

家庭の事情で新潟医専の学生時代に結婚し、卒業後猶予していた兵役に服しているうちに長男が生まれた。除隊してすぐまた臨床（診察・治療）にはゆかず、研究というものがおもしろそうなので生理に戻り、東北帝大医学部藤田敏彦教授の神経生理研究室に入って、好き放題な自分のやりたいことを毎日楽しんでくらした。

もちろん収入は少ない。新築したばかりの家にすみ、外からみればなんぼか金持の息子だと思われたことか。風呂桶はあっても燃料代がかかる。家内は実家に赤ん坊をつれて湯に入れてもらいに通う。きりつめてくらしても七五円の月給で二〇円の家賃だ。学生時代に買い入れた本をかかえて古本屋にゆく。たまには嫁入りの振袖や帯を借りにきてくれる人があると助かる。だから長男には三〇銭のセルロイドの金魚の玩具一匹買ってやったきりだ。毎日家内がつくってくれた弁当をもって研究室通い。大好きなソバ屋の前をとおっても、入って食べる気にもなれなかった。

夢のような昔のこと、私は研究室で何やらかんやらつつきまくっていたのだが、好き放題な研究にも限界がある。貧乏生活であんまり家内に迷惑をかけても申しわけない。医専卒業後五年、親友たちに引っ張られて函館に渡り、民間の私立病院に入った。研究時代、ボーナスが出たとき、たった一度夏帯一本をいっしょに買いに行ったとき、うれしがった家内の喜びようを今思い出す。

◆学校衛生管理にとびこむ
―歯磨きのナンセンス―

函館ではいきなり臨床をやることになった。生理に入ったのも気まぐれだが、これまた無鉄砲な話である。

臨床経験皆無のタケノコ医者、一所懸命やっていたのに三カ月目に院長蒸発。就職四カ月で閉院失業。ブラブラ遊んでいたら、函館病院長のお声がかりで、市の学校衛生技師になり、市立小学校二十数校の指導管理をやった。

この間に某校長と協力して、学校内の防塵に成功。当時、雪国の室内運動場は向こう側が見えないくらい塵煙がひどかった。防塵油の塗り方で床も汚さず衣服も汚さずにできることを開発し、文部省の「学校衛生」誌に発表した。

当時はライオンとクラブの歯磨き宣伝競争で、学校に歯科診療台の寄贈まで行なわれたが、私は全市の統計をとってみて歯磨きなるものが無意味なことを証明したことがある。寝る前に歯を磨くなら有効であるが、朝飯前に歯を磨くなど、現在でもやっている人があるがナンセンスだ。児童には砂糖入りの甘い粉製の菓子がいちばんわるい。

生徒を板上に直立させ、八方に板を傾けて倒れる角度を測定し製図してみたら、八角形に歪みと大小があることがわかった。正大なものが成績もよい。個人差がある。このテストで、学業成績だけで個人の能力をきめることはむりがあることを知った。からだに欠陥のあるものは頭脳能力にも弱点があった。

こんな学校衛生の仕事を二年ばかりやっているうち、社団法人病院（現在の函館中央病院の前身）開設にあたり、友人の院長が求人に弱りきっているのをみて市の仕事をやめて協力した。北洋帰りの漁夫の負傷患者や、行路病人やらをとりあつかい、中層以下の市民の外来もとりあつかった。この期間に私はレーベンステーマ（一生かけての研究課題）にぶつかった。

◆満足できぬ西洋医学
―民間治療をあさる―

病院時代は五年つづいた。おもに外科を担当したが、なんでもやった。わからないことだらけ。医学書どおりではさっぱりだめ。だれでもクリニック（臨床）に入って一年くらいのときは、いちばん光明を胸に抱くときだろう。それもなく、暗黒の壁に最初からぶつかるとは自業自得というものかもしれない。患者は医者がだめなら民間治療に走っていく。そして患者は、民間治療であるていど満足しているようす。それなら、こちらも民間治療なるものの実体を知りたいと思ってあさりだした。

私には整形外科の患者こそ大の苦手だったので、接骨師を引っ張ってきて、やらせながらみていた。なるほどと思われることもないではない。ほかにも、按摩《あんま》こい、灸《きゅう》こい、鍼《はり》こい、整体こい。みんな引っ張ってきた。こっちが頭をさげて聞くのだから、みな喜んで親切にテクニックを教えてくれる。

誇り高き西洋医学から荒唐無稽《むけい》と蔑視されている民間治療の存在理由は、それなりに何らかの価値があるはずだからである。事実、患者の苦痛感覚はあるていど解除されるようである。治癒ではないかもしれない。今になって思えば、現代医学もこの間のメカニズムには盲目である。目クソ鼻クソを笑うていどのことだ。

民間治療をあさるなかで私は、痛いことをしないで、痛くない方向に動かして治す方法があることを知った。骨を動かすのだ。私にはピンときた。骨格（体の基礎構造）と疾病とは関係があるな。押しても骨格は動く。今までは硬い骨なんか動くはずないと思っていたのだが。

マストから落ちて額を打ち、丸形に陥没骨折をおこして凹んでいる患者がやってきた。この骨を引っ張り出すことは手術以外にできないが、何とかならぬかと思って、頭蓋骨のあちこちを押してみていたら、ちょうど後頭部の対称点にひどい圧痛がある。ここをあまり痛くないていどに圧してみた。本人は気持がいいという。毎日圧してみた。二〜三週間で凹んでいた骨片がすこし浮き出してきたような感じ、首をかしげながらつづけてみた。たしかに出てきた。よしきた頑張れ、と自らをはげましながらつづけた。二〜三ヵ月もかかったか、あまり目立たないていどに出てきたではないか。これにはこっちがおどろいた。こんなことは医学書には書いてない。

◆世に知られぬ在野の名人

—教えをうけた見事な技術—

私が学校衛生をやっていたころ、変な男が学校をまわって歩いていた。児童を集め、何かを耳掃除の毛ハケにつけ、細いカギで児童の耳から大豆大の異物をポンポンとっているのをみたことがある。耵聹《ていねい》（みみあか）栓塞だ。この技術にはビックリした。専門医なら少なくとも二〜三日かかる。これを一分かからずに無痛にとる。

頭をさげてたずねた。「どこへ行っても医事法違反扱いされていたのに、医師から頭をさげられたのははじめてだ」と秘伝をすっかり教えてくれた。あとで私は研究室の恩師に話したら、その研究を書いてやれと言われて発表した。彼は検査人員一〇〇万以上、施術一二万におよび、立派な統計をもち、医学書にない生理を知っていた。床屋の小僧上がりの彼は、五〇年の血みどろの研究が医学界に発表されたことで満足した。世の中には人にしられない名人がいることをつくづく知った。

私が民間治療を模索していたはじめのころ、函館にすばらしい技術をもった鍼《はり》の名人がいた。毛鍼（直径〇・一ミリ以下）の、先端を持つとしだれ柳のように曲がる毛鍼を巧みに使うのだ。無痛で効果抜群。急所にそれを刺せば刺痛は全然なく、苦痛は即効的に消散するものもある。理屈はどうでもいい、とにかくその技術をおぼえたい。医者で民間治療師に気安くつき合って話す者など一人もいないので、彼は私に好意をもってくれ、喜んでていねいに指導してくれたのだが、サッパリだめだ。いくら形式を説明されても刺すコツがわからない。細い鍼は刺さるどころか、みな曲がってしまって役に立たなくなる。

あきらめて半年投げたが、どうしても惜しい。ひまなときに来た肩コリの患者に、肩肌をぬがせて、毛鍼を右手の人さし指と親指でつまみ、直角に肌に立てて静かに半回転しながら押していった。いつのまにか刺さった。このコツがわかってからは何回やってもスイスイと鍼がからだに入るようになった。当時鍼師がいうのには、師匠についてー〇年かかるといわれた技法だが、私にきけばだれでも五分間でおぼえられる。

今一般に使われている鍼は三番以上で、太くピンと真すぐに張ったやつだ。皮ふの表面さえ突破できれば、あとはたやすく刺せるのだ。肩コリはたいていの人が経験している。あのなんともいえないしめつけられるような緊張した不快感、ほんとうに針でも刺してやりたい気持。原始のハリはここから始まったと思う。圧してみると底にこたえる。圧痛である。

鍼は、圧痛点というより圧痛部位のうちの最大圧痛点に刺せば効く。直径一ミリくらいの点ともいえる急所である。これをツボ（穴）ともいう。医師は圧痛部位に皮下注射する。穴に直角に刺せば効くのだが、ツボの急所的理解がないと効果はうすい。何も薬液をえらばない空針でも、直角に急所に刺せば効くのだ。効くメカニズムは現代医学でもわからない。とにかく緊張がほぐれて不快がとれる。

◆全科の町医者開業
—投薬は漢方で—

私に協力してくれた校長さんから、当時発刊されたばかりの中山忠直の『漢方の新研究』という本を紹介されて読んでみた。医学はなにも西洋医学ばかりではない。いろいろある。この本によると、鍼灸はたしかに効くが現代医学的にはワケはわからないとある。

よしきた、これは骨格だ。ひとつやってやれと決心した。

病院での臨床は五年やり、その後昭和八年に函館市内で開業。橋本敬三診療所と看板をあげ、全科をやった。町医者である。手術も注射もやったが、投薬は主として漢方刻み薬を処方して患者にわたし、自宅で煎じてのませた。湯本求真の『皇漢医学』や大塚敬節の『漢方要訳』などを独学でみてやった。ちょうど隣りが薬局で、生薬問屋もやっていたのでつごうがよかった。

今にして思えば乱暴な話だが、漢方は現代医学より、ものの考え方が一段高級である。現代医学は現症をみてそのメカニズムを探って治療をしようとするが、漢方は現症の症候群を整理してその発現のバランスを調整しようとする。

昔の漢方医は、薬物学を自ら実験しながら処方・調剤したのだ。今の医者は、製薬会社や生薬問屋から、これはこういう薬ですといわれたことを信じて、大学でならった薬理学の知識をもとにして、本物かニセ物かの区別も知らずに使っている。注射だって中身の見わけはつけられない。アンプル（ビン）とレッテルをみて、そうだときめて使っているのだ。製薬会社のプロパー（売込み宣伝員）に説明されて、それをうのみにして使っている。

◆自らためす物理療法

—基礎構造の歪みを改善—

漢方には前述の薬療と物療とがあるが、物療も局所変化をみつけてそれらの系統を整理しバランスをとろうとする。

この物理療法は自らためせる。患者にも効くか効かぬかハッキリわかる。急所をおぼえて、最適な刺激を与えればよい。いろいろやってみた。

治療の基礎は骨格の正常化にあると思ったが、骨格はムキ出しになっているのではない。筋肉でつながれ、神経の作用で動くのだが、いろいろな軟部組織でつつまれ、最表面は皮ふであり、体腔は漿《しょう》膜であり、内外の境は粘膜である。刺激を与える場所は、皮ふを通して運動系の軟組織に与えるのである。

急所（ツボ）は、表面は皮ふ上であるが、その圧痛は内部の軟部組織の緊張度合できまることがわかった。その度合によって本人の感覚が変わっているのを、外からさぐりあてるのが診察・診断である。

現代医学でならったことは、病気とは内部臓器の変質であり、そのための機能障害だということである。現代医学は今でもそう思っている。考え方が逆立ちしているのだ。

患者はそんな医学を知らない素人だから、気持がわるくなったり、痛いところがあると病気だと思って医者に診てもらいにいく。医者は前にいった病気があるかないか、よく診察して診断をくだして治療法（それも大学や研究室で実験してこうすればよくなるようだと発表したものを信じて）を施すのだ。研究が未完成のものもある。

診察の方法は、現代医学では物理学的にも組織学的にも化学的にも非常に進歩している。昔は顔色をみたり、脈をみたり、体にさわったり、音をきいたりしてきめたが、それとは雲泥の差である。

しかし診断がついても現代医学でどうにもならぬと見放される病気もある。診断がつかずにいい加減にあしらわれるものもある。医者がいちばんこまるのは、どんな検査をしても何もみつからず、患者からは体の変調を愁訴されるときだ。それをどうにかこなしてきたのが、東洋医学的医者であり民間療法だ。

この療法は何をねらっているのか。やっている面々は、鍼がきく、灸がきく、指圧がきく、カイロプラクチックの整骨がきくといっているが、要するに体の基礎構造自体の歪みの改善にある。みな間接的にいろいろなテクニックを使っているわけだ。

◆手技療法の温古堂

—医大助教授の肋間神経痛—

元々の体はわるくない。わるくなるのは体の基礎構造の歪みによっておきる。私はそのことを病院勤務・開業時代につかんだ。そして繰り返しためしてみて、まちがいないと思ったので、一通りそれらの経験や考えをまとめてみようと思い、春先から書きだした。昭和十二年のことである。

書き終わった七月、日支事変がぼっ発して、八月早々赤紙がきた。もう一ヵ月で後備役に入り軍隊と縁が切れるまぎわだった。丸二日で函館の診療所をたたみ、家事を整理して出かけたが、出がけに書いたものを当時東洋医学系の雑誌「漢方と漢薬」に投稿方を友人に託し、北支に行った。足かけ四年、昭和十五年に単独帰還。一度また函館で開業したが、十六年の暮れに仙台に引き揚げて、いまのところに温古堂医院の看板をかかげた。

町医者の身で、近代医学には大きな差をつけられてきたので、研究室時代の友人のとりなしで、東北大学の外科に出入りさせてもらった。そのころ長男も医学部に入っており、目をかけていただいていた助教授がおられた。その助教授が、手術後の入浴中にギックリ腰ならぬ急激な肋間神経痛をおこされて呼吸困難となり、動けなくなったことがあった。急いで鍼をやってみてくれと私を迎えにきた。心中神助を祈る思いだったが、一発で緩解されたのでヤレヤレとホッとしたことがある。

開業中は漢薬の入手も困難だったのでもっぱら鍼と手技療法をやった。

◆赤紙と胆っ玉母ちゃん

昭和十六年の暮れ、仙台に温古堂医院の看板をあげて開業し、漢薬の入手も困難だったので、もっぱら鍼と手技療法をやっていた私のところへ、昭和十九年の暮れ、軍召集の赤紙がまた届いた。北朝鮮行きだった。仙台にも爆撃機が侵入したときだった。末っ子の五男はまだ母の背中にいた。ふたたび帰れるかどうかはわからないと思ったが、私は絶対に家内を信頼して心配しなかった。家内は胆《きも》っ玉母ちゃん、火性であり、私は冷たい水性だ。

昭和二十年敗戦。私はソ連に抑留されて、二十三年夏も終わりに帰還した。抑留中、兵隊の中に易占いをやる奴がいて、よく当たる。仙台大空襲もわかっていたが、「軍医殿、あなたはなんぼ偉いことといっても、この奥様には頭が上がりませんよ。奥さんのいる限りお宅は安全、火にもやけていませんよ」と出たことがある。

二十年の春には、セガレも東北大学を出て、戦後私が世話になった外科医局に入り、私が帰ったときは、もとのところでまがりなりにも開業していた。その間、家内はルスを守り、育ち盛りの子供を育て、焼け跡に豆をまき、入院室や座敷まで間貸しをして、セガレを医局に通わせて頑張っていてくれた。

帰還後の三年間、私は現代医学界の情勢をうかがっていたが、体の基礎構造生理と医療との関連の医学は誰も発表していないので、それではと二十六年から、日本医事新報をはじめ南山堂の「治療」誌や東洋医学界系の雑誌に書きだした。

◆恐るべきは自然法則

私は、ここ一五年来、基礎構造と運動との力学もだんだんはっきり自得できたし、運動の分析にも気がついた。そしてさらに、私は運動系の変化が、自制可能な自己責任生活の必須条件としての呼吸、飲食、身体運動、精神活動の四つに同時相関性であることを理解できたし、さらに互いに相補性になっていることにも気づいた。そしてこれにあわせて〝環境〟への適応に相関性であることにも気づいた。これら五つの相関・相補性の自然法則を学びとろうとつとめている。

絶対完全健康正体は、あくまで理想像であって、自然法則への随順のていどにしたがって、より正体に、より健康に、すなわちより幸福に近づきうる。しかし、人間は自然法則に背反する自由も与えられている。背反すれば歪体化する。これは現象界における因果応報の自然法則である。自然法則ほど恐るべきものはない。

このように考えてくると、私も医者になりがけの若いときは、病気をなんとか治したいの一心だったが、だんだんそんなことは下の下だと思うようになった。

医者が治してやるということでなく、生命体の成立の哲学にふれ、大自然を畏《い》敬《けい》し、恭順すべきことがはっきりした。

各人の現在の健康度は、生活の営みの成績表であるから、落第もあれば及第もあり、成績優秀者もある。健康は自らの責任においてかちとるべきものであり、そのための〃健康学〃こそいまもっとも必要なものである。

＊　＊

私は各誌に書きまくったが、反応はほとんどない。四十九年の暮れにあきらめて書くことをやめたら、「現代農業」誌が素人向けに書けといってきたので、とうとう二年ごしで連載することになった。

五十一年に入ったら、地方テレビ局数社がさわぎだし、NHKまでとり上げ、大さわぎとなり、年内には国立宮城教育大学で講義までさせられることになってしまった。岩手医大でもこいという。同窓の生理学研究室の有志も関心を示しだしてくれている。

大学の研究室が動いて開発してくれれば、五十数年の日陰医者も、もって瞑《めい》すべしだ。しかし、世界の医学が変わるには、まだまだ時間がかかるだろう。

家内は私の歩んだ研究の内容には理解を示さなかったし、私も弁解も説明もしなかったが、やりたい放題私にやらせてくれた。NHKの再放映にはテレビにかじりついてみていた由。

ここ二年来だいぶ弱っていたが、このテレビをみた数日後、私の手から、私が好きだからつくってやってくれと嫁にたのんでつくらせた、私の食いのこしのおやつの寒天を食べ、娘と嫁に手をとられて一瞬にして昇天した。彼女の望んだ現代医学の大先生、大病院長にもなれなかった私は冷たい夫だった。許してくれよと祈るのみ。お迎えがあればいつでもとんでいくからね。

（昭和五十一年秋記）

【付録1】 人間の内臓の名称

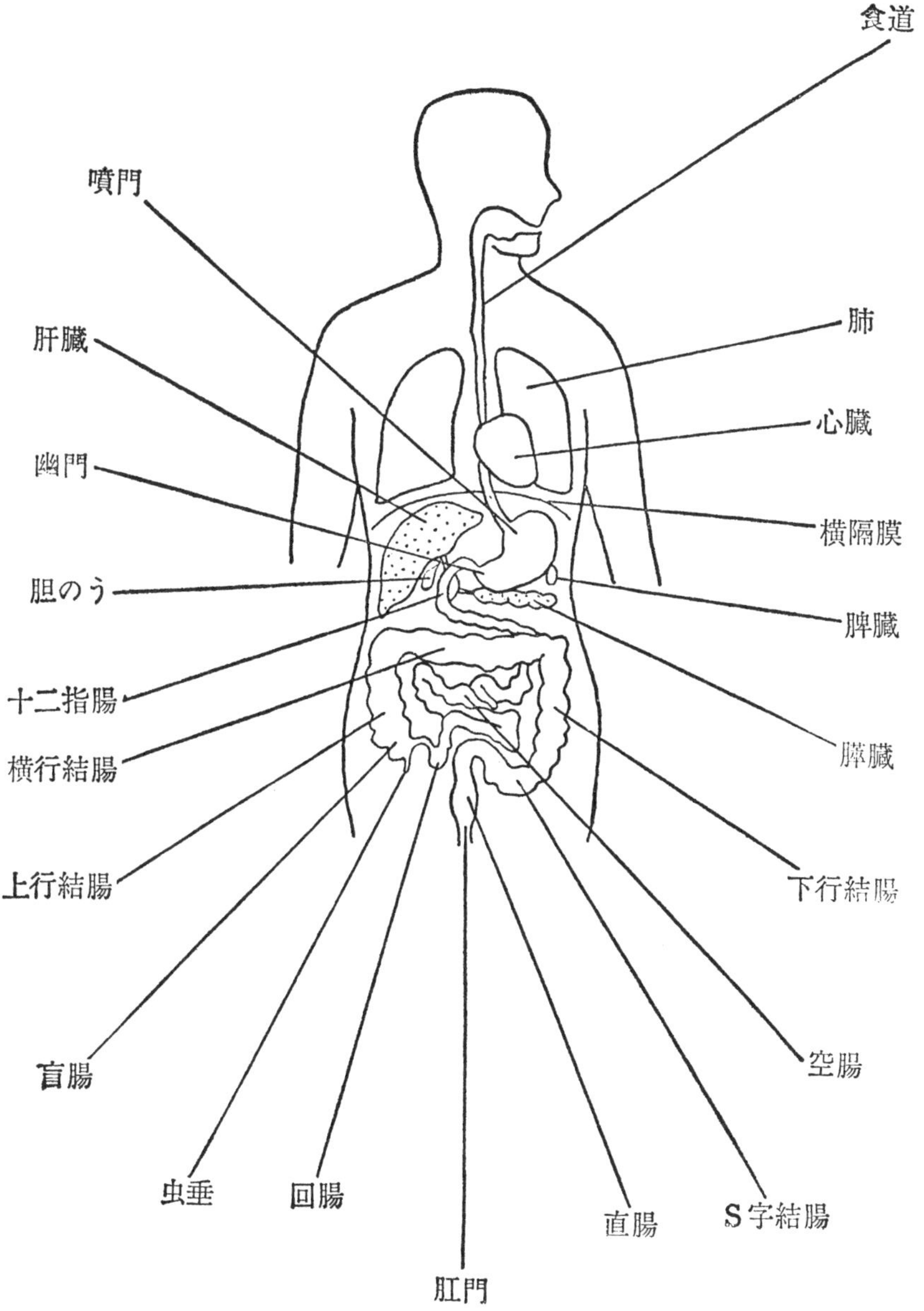

【付録2】 骨格の各部分の名称

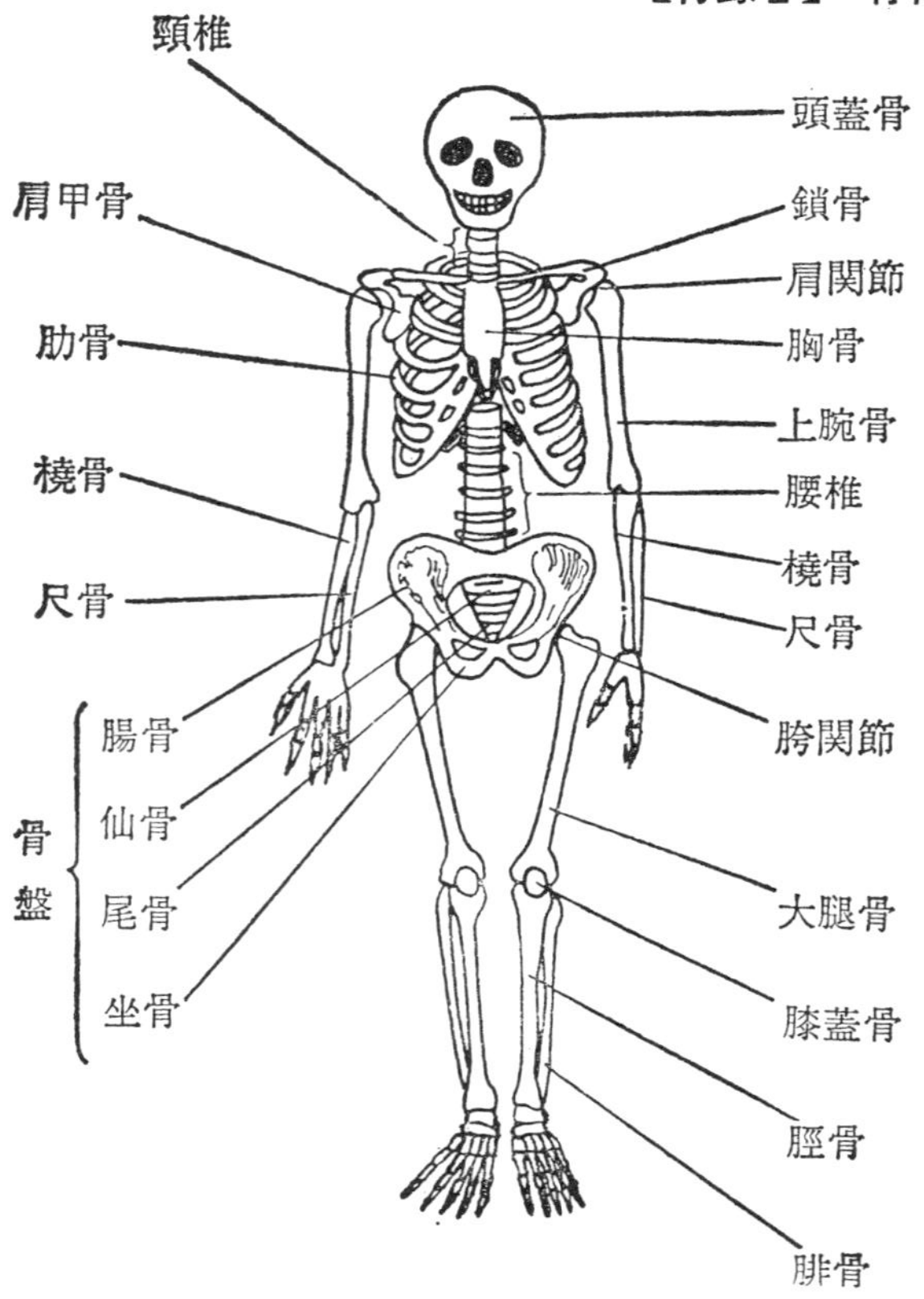

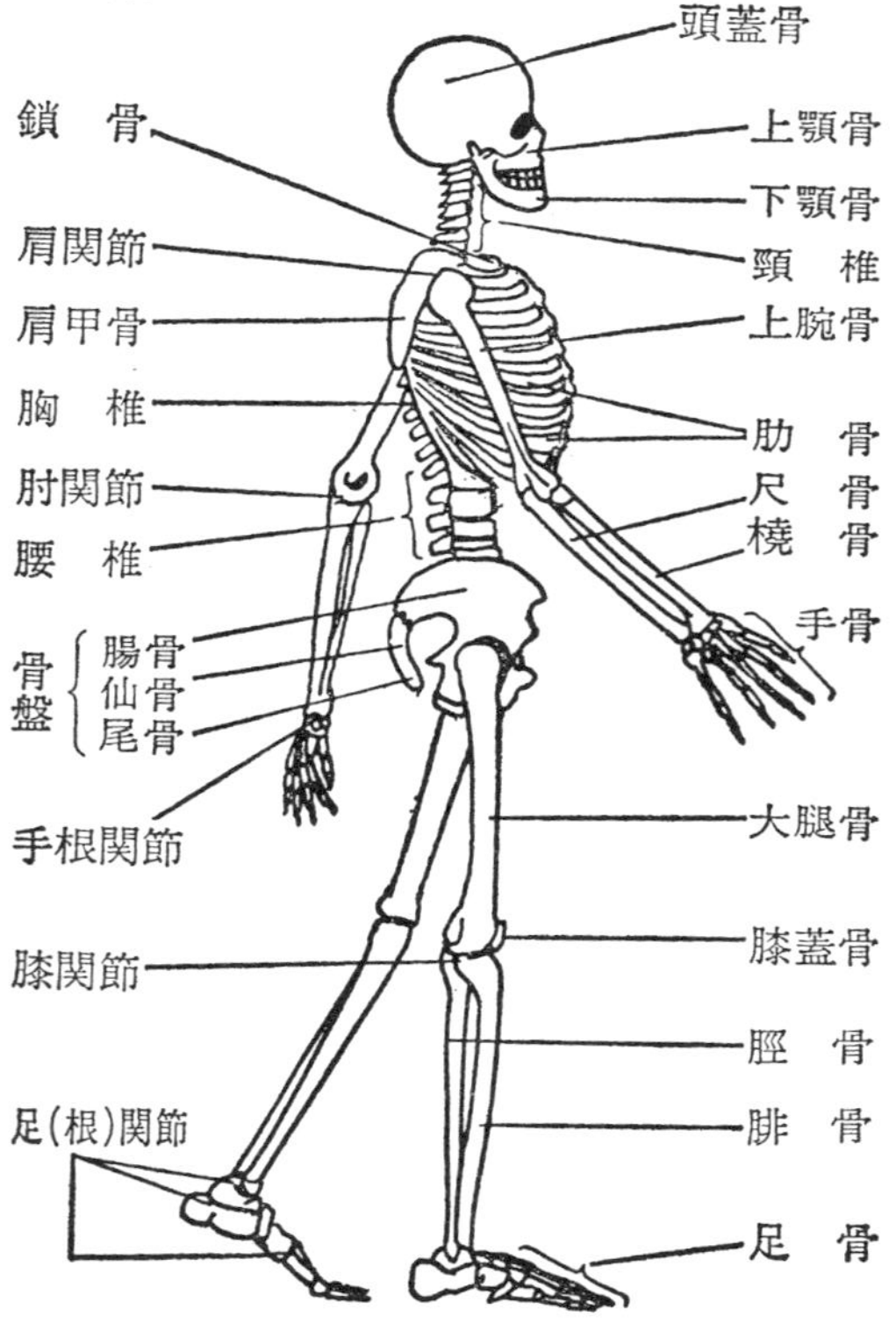

【付録3】 筋肉の各部分の名称

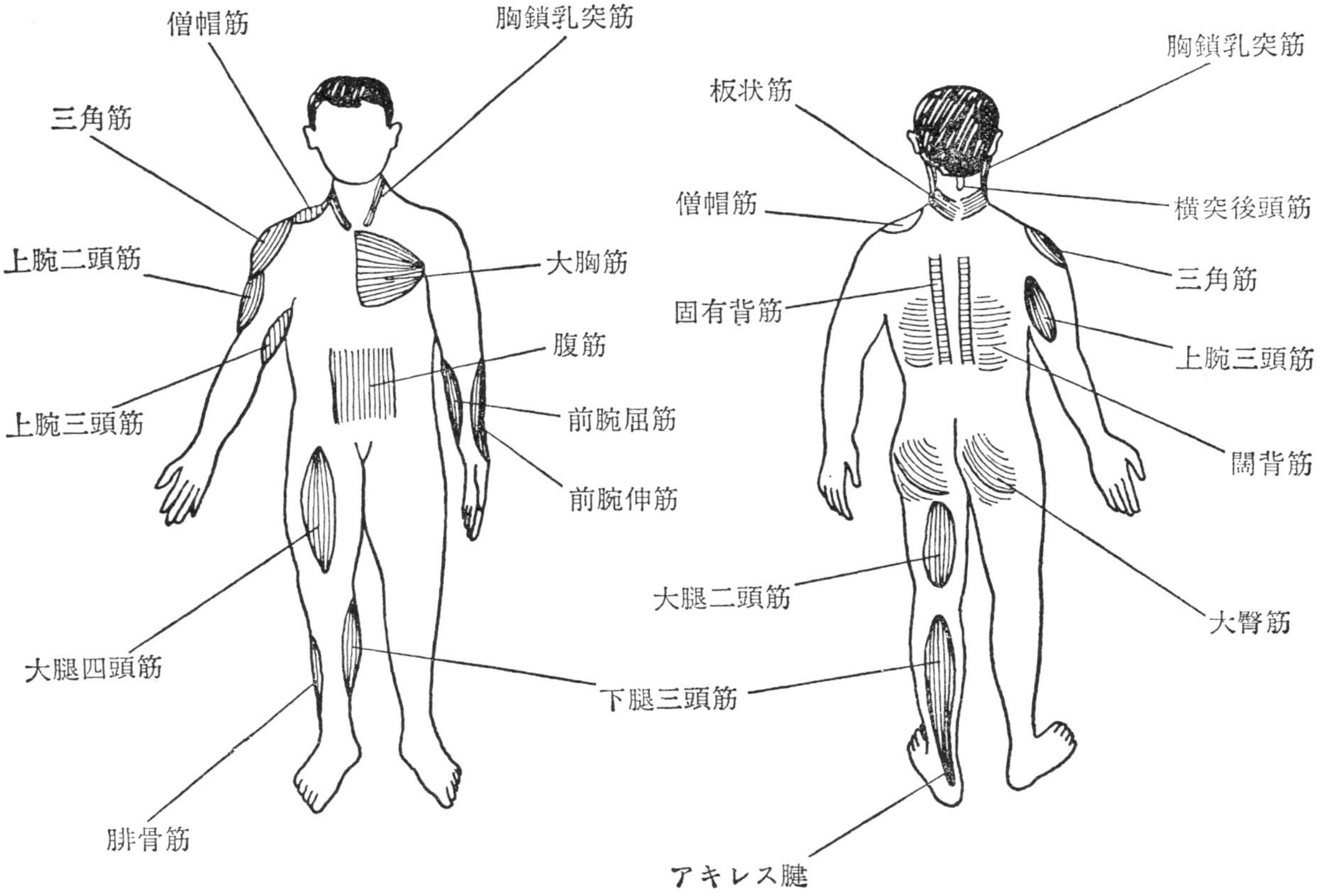

著者略歴

橋本敬三（はしもと　けいぞう）

前世紀の明治30年福島県に生まれる。小学（前半），中学は福島県会津若松。大正10年新潟医専卒。基礎医学にゆき，同15年秋まで東北帝大生理学教室（藤田敏彦教授）に学ぶ。臨床教室を経ず北海道函館市で民間の私立病院に飛込む。頓挫。同市学校衛生に奉職２年。社団法人病院（現在の函館中央病院の前身）勤務５年。同市内に全科で開業５年。昭和12年第１次応召。昭和16年仙台市に移転，温古堂診療所開業。昭和19年再び応召，ソ連に抑留され23年秋帰還。1993年１月没。

著書　『鍼灸による即効療法』（共著，医歯薬出版）『からだの設計にミスはない』（柏樹社）
『写真・図解 操体法の実際』（農文協）
『操体法の医学』（農文協）

万病を治せる妙療法ー操体法ー〔愛蔵版〕
健康双書ワイド版

1977年６月20日　初版第１刷発行
1978年６月20日　改訂新装版第１刷発行
2004年４月30日　改訂新装版第58刷発行
2005年３月31日　愛蔵版第１刷発行
2022年４月20日　愛蔵版第９刷発行

著　者　橋　本　敬　三

発行所　一般社団法人　農山漁村文化協会
郵便番号　107-8668　東京都港区赤坂７丁目６－１
電話　03(3585)1141（代）　振替　00120-3-144478

ISBN978-4-540-04352-9　印刷／藤原印刷
〈検印廃止〉　製本／高地製本所
© 橋本敬三 1978
定価はカバーに表示

食と健康の古典〈健康双書ワイド版〉

☘健康法の原点を伝える名著が大きく読みやすくなりました。

食と健康の古典1
病いは食から
「食養」日常食と治療食
沼田　勇著
1333円＋税
玄米食の勧め、食品の陰陽など「食養」の意義を現代の医学で臨床的に検討し再評価する。

食と健康の古典2
医薬にたよらない健康法
渡辺　正著
1333円＋税
「金魚運動」などで有名な西式健康法にもとづく、薬に頼らぬ日常生活の基本から本格鍛練まで。

食と健康の古典3
健康食入門
酸性体質をかえる
柳沢　文正著
1333円＋税
酸性体質は不健康のもと。毎日の主食・副食でその体質をどう改善するかを具体的に案内。

食と健康の古典4
原本・西式健康読本
西　勝造著
早乙女勝元解題
1300円＋税
その創始者が、原理と実際、由来を体系的に詳述した名著。作家早乙女勝元の解説も明快。

食と健康の古典5
民間療法・誰にもできる
農　文　協編
1333円＋税
副作用なし、おカネいらずの民間伝承の予防・治療法を全国から四〇〇余り集めた家庭常備の本。

食と健康の古典6
食医 石塚左玄の食べもの健康法
自然食養の原点『食物養生法』現代語訳
石塚　左玄著
橋本　政憲訳
丸山　博解題
1429円＋税
わが国食養道の創始者石塚左玄の食医健康法を現代語訳で復刊。食と健康の総元締めの本。

（価格は改定になることがあります）

農文協・健康双書

自分でできる中国家庭医学
〝抗老防衰〟5つの知恵
猪越恭也著　1429円＋税
下の苔を見、おなかの音に耳を傾け…五感を使って不調を測り、病気以前の「未病」から治す。

インドの生命科学 新版 アーユルヴェーダ
上馬場和夫・西川眞知子著　4300円＋税
いま注目の健康法の決定版。体質の自己診断法から食事やハーブの利用、マッサージやヨーガまで。

新版 万病を治す冷えとり健康法
進藤義晴著　1300円＋税
〝冷え〟は万病のもと。その仕組みを解明し、冷えとり法を衣食住にわたって詳しく解説。

自分でできる経絡気功
刑部忠和著　1600円＋税
「痛いところ」めがけて気を補って、痛みをなくし自然治癒力を高める画期的実用気功を図説詳解。

音声指導CD付 自力整体法の実際
矢上裕著　1571円＋税
肩こり、五十肩、腰痛など、病院や整骨院に頼らず「自力」で背骨や関節のすき間を広げて治す。

操体・食・漢方・現代医学 家庭医療事典
橋本行生著　1714円＋税
東洋医学と現代医学の双方に精通した著者が書いた家庭の医療百科。救急処置から慢性病まで。

医食同源の最新科学
－食べものがからだを守る－
飯野久栄・堀井正治編　1429円＋税
食品の抗成人病などの生理的機能性の研究の成果と医食同源の医療の動向を一般向きに集大成。

ソフト断食と玄米植物食
これなら続く食養生
藤城博・藤城寿美子著　1333円＋税
自宅で安全にできる一食抜きから二日間までのソフト断食。ストレスだらけの心身をリセット。

陰陽調和料理で健康
梅崎和子著　1552円＋税
陰性食品、陽性食品、体を冷やす食品、温める食品、その見分け方とバランスのとれた料理を紹介。

改正JAS法で変わった 食品表示の見方・生かし方
増尾清著　1667円＋税
添加物、遺伝子組み換え食品、狂牛病から身を守るには？　添加物と品質表示の読みこなし術。

NHK DVD

DVDビデオ
VHSビデオ

NHKビデオ

操体法

橋本敬三の世界

温古堂診療室から

メイン映像：ＮＨＫ番組「温古堂診療室」(30分)

仙台市で「温古堂診療室」を開業する橋本敬三氏は西洋医学から東洋医学に道を変えて35年。薬や注射を使わずに、身体を曲げたり伸ばしたりするだけで、病を治すという診療の実際とその考えを紹介する。
（1976年7月17日放送）

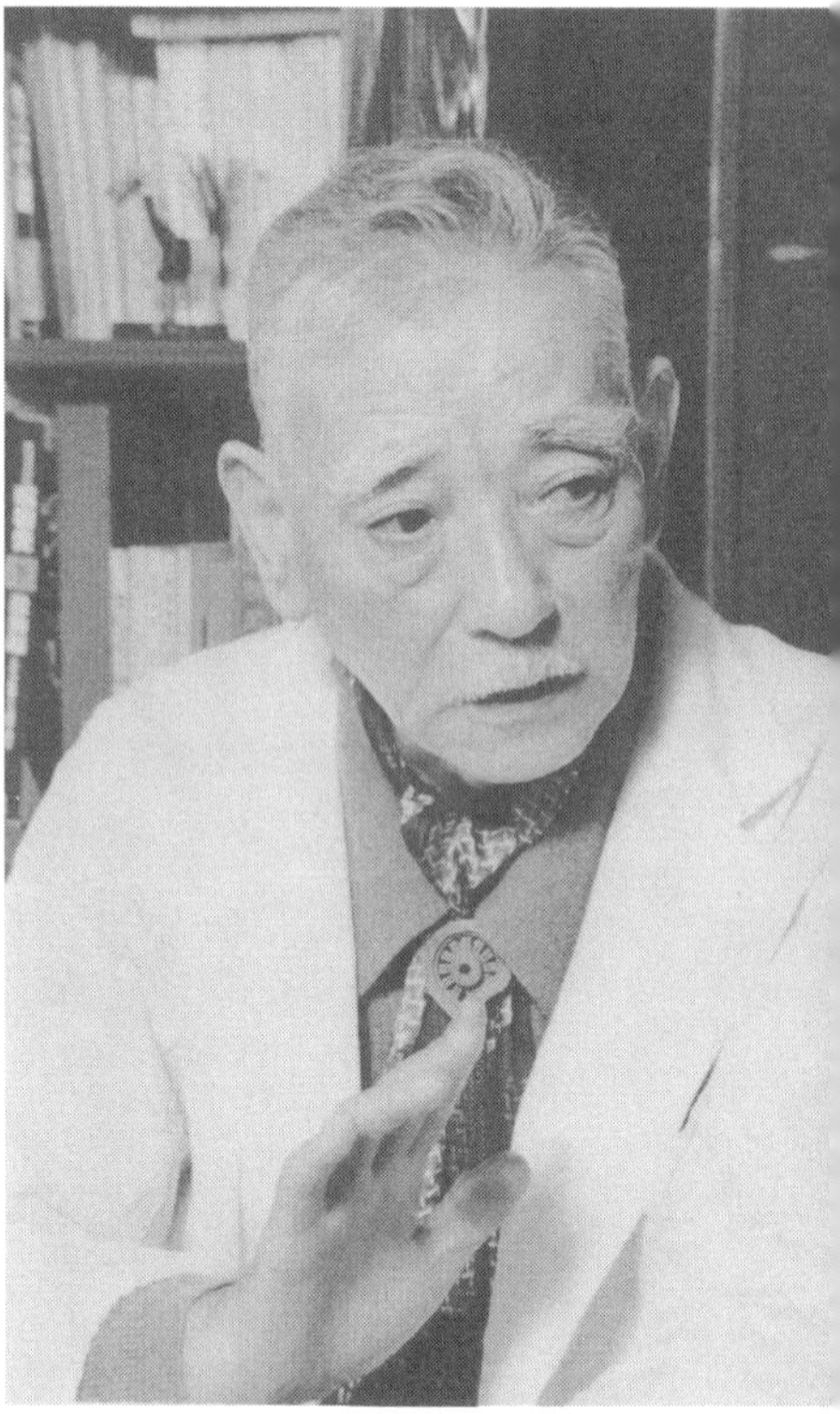

［プロフィール］
明治30年福島県に生まれる。大正10年に新潟医専卒。基礎医学にゆき、同15年秋まで東北帝大生理学教室（藤田敏彦教授）に学ぶ。臨床教室を経ず北海道函館市で民間の病院に飛び込む。頓挫。同市学校衛生に奉職2年。社団法人病院（現在の函館中央病院の前身）勤務5年。同市内に全科で開業5年。昭和12年第1次応召。昭和16年仙台市に移転、温古堂診療所開業。昭和19年再び応召、ソ連に抑留され23年秋帰還。1993年1月没。

特典映像：人生読本「人間の設計」全3話（各15分）

NHK第一放送されたラジオ番組(1981年6月)をもとに、当時の貴重な写真や動画を組み合わせて映像化。
(1) 操体法の極意
(2) 4つの自己責任生活「食・息・動・想」
(3)「般若身経」～ 健康の自然法則 ～

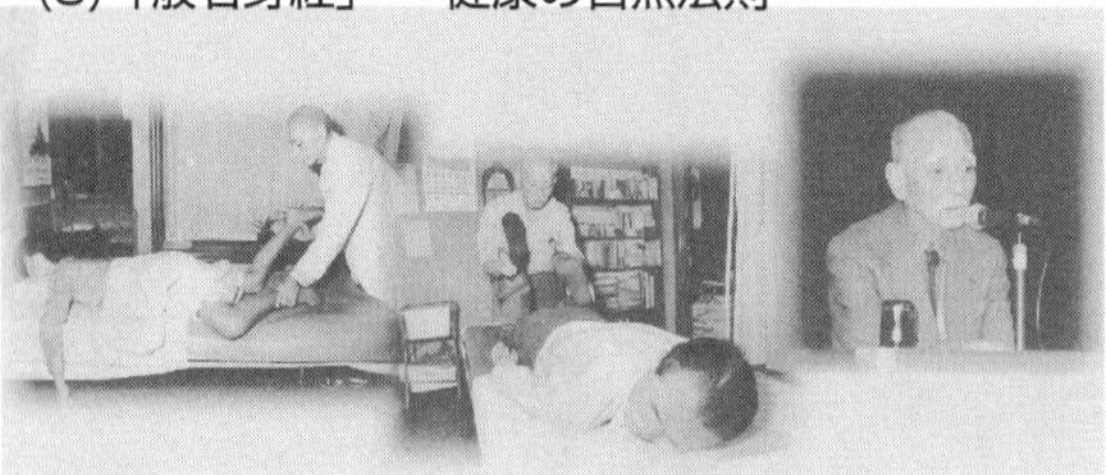

VHS版 全1巻 約75分 **9,000**円＋税
DVD版 全1巻 約75分 **9,000**円＋税

■発行：NHKエンタープライズ

販売元：（社）農山漁村文化協会 〒107-8668 東京都港区赤坂7-6-1 TEL 03-3585-1144 FAX 03-3585-6466
http://mmsc.ruralnet.or.jp/